Jennifer Sieglar und Tim Schreder

Einfach nicht altern?

Jennifer Sieglar und Tim Schreder

Einfach nicht altern?

Die Wissenschaft der Langlebigkeit verständlich erklärt

PIPER

Mehr über unsere Autorinnen, Autoren und Bücher:
www.piper.de

Von Jennifer Sieglar und Tim Schreder liegen im Piper Verlag vor:
Einfach nicht altern?
Das Buch, das (fast) alles erklärt
Umweltliebe (Jennifer Sieglar)
Das neue Geld (Tim Schreder)
Ich versteh die Welt nicht mehr

FSC www.fsc.org MIX Papier | Fördert gute Waldnutzung FSC® C083411
PRODUZIERT MIT VERANTWORTUNG

ISBN 978-3-492-06628-0

Für einen direkten Kontakt und Fragen zum Produkt
wenden Sie sich bitte an: *info@piper.de*
Satz: Eberl & Koesel Studio, Kempten
Gesetzt aus der Caslon Pro
Litho: Lorenz & Zeller, Inning am Ammersee
Druck und Bindung: CPI books GmbH
Printed in the EU

INHALT

EINLEITUNG

Wie lange willst du noch leben? Wie lange willst du gesund bleiben? Und was hast du in den letzten Tagen dafür getan?

Wenn du auf diese Fragen keine Antworten hast, bist du nicht allein. Auch wir hätten bis vor Kurzem keine geben können. Dabei ist unser Leben – und damit unsere Gesundheit – unumstritten das Wichtigste, was wir haben. Spätestens wenn wir krank sind, sagen wir es: »Gesundheit ist das Wichtigste!«

Und doch hat diese Gewissheit kaum Einfluss auf unseren Alltag. Nicht einmal die COVID-19-Pandemie hat daran grundsätzlich etwas geändert. Wir haben heute zwar für fast alles einen Plan: Arbeit, Kinderkriegen, Finanzen, Sport – aber einen Plan, wie wir gesund alt werden wollen, haben wir nicht. Weil wir glauben, dass wir es ohnehin nicht selbst in der Hand haben. Gene, Schicksal, Zufall, es kommt sowieso, wie es kommt – denken wir. Sich hinzustellen und zu sagen: »Ich möchte gern hundert Jahre alt werden, und das hier ist mein Plan, um es zu schaffen!«, kommt uns vermessen vor. Dabei wäre genau das vernünftig!

Bevor du denkst, wir spinnen, und das Buch weglegst, gib uns die Chance, unsere These mit Wissenschaft zu belegen. In den berühmten »Dänischen Zwillingsstudien«[1] konnten Wissenschaftlerinnen und Wissenschaftler zeigen, dass unsere Gene nur zu etwa 20 bis 30 Prozent erklären, wie alt wir werden und wie lange wir gesund bleiben. Neuere Studien gehen sogar nur noch von 15 Prozent oder weniger aus.

Im Jahr 2023 wurde in den USA eine Studie[2] vorgestellt, in der Hunderttausende Menschen über Jahrzehnte beobachtet wurden. In den Daten konnte man sehen, dass Menschen, die simple Gesundheitsfaktoren wie Ernährung, Alkoholkonsum oder Sport beachteten, im Durchschnitt etwa zwanzig Jahre länger lebten als Menschen, die diese Faktoren nicht beachteten.

Die Wissenschaftlerin Becca Levy von der Yale University konnte zudem zeigen, dass Menschen, die den Alterungsprozess positiv und gestaltbar sehen, etwa sieben Jahre länger leben, als Menschen, die das Altern nur mit Krankheit, Tod und Angst verbinden. Ihre Studie[3] zeigte also, dass sich unsere Lebenserwartung allein schon durch die Art und Weise, wie wir auf das Thema Altern blicken, verändert.

Immer mehr Forschungsarbeiten zeigen, dass wir durchaus einhundert Jahre oder älter werden könnten – bei guter Gesundheit! –, wenn wir umsetzen, was wir heute bereits über das Altern wissen.

Als die Menschen noch keine Ahnung von Medizin hatten, dachten sie auch, dass Krankheiten Schicksal seien. Beim Thema Altern ist es aktuell ähnlich. Bis vor wenigen Jahren konnten wir die meisten Prozesse noch nicht genau verstehen. Das ändert sich mittlerweile in rasender Geschwindigkeit, und wir stellen in diesem Buch die neuesten Erkenntnisse für dich zusammen.

Die Jahre, die alles veränderten

Haben wir nun deine Aufmerksamkeit? Wir sind Jennifer Sieglar und Tim Schreder. Wir sind nicht nur verheiratet, sondern arbeiten auch gemeinsam – als Journalisten, Filmemacher und Autoren. Und weil dies ein Buch übers Altern ist, wollen wir unser eigenes Alter auch gar nicht verheimlichen: Jennie ist 42, Tim ist 34 Jahre alt.

Zwischen 2019 und 2023 hatten wir eine ziemliche »Scheißzeit« – verzeih den Ausdruck. Wir verschonen dich mit Details, aber wir hatten gleich mehrere schwere Krankheits- und Todesfälle in unserer Familie. Das wäre schon hart genug gewesen, aber wir hatten zu dieser Zeit auch noch mehrere Fehlgeburten, und Jennie verbrachte ihre freie Zeit neben der Arbeit hauptsächlich bei Ärzten. Nach langer Kinderwunschzeit wurde im Frühling 2023 dann unser Sohn geboren.

Diese Zeit veränderte uns. Jennie hatte wegen der ganzen Erfahrungen angefangen, sich gesünder zu ernähren und sehr viel mehr Sport zu machen. Sie beschäftigte sich mit zyklusgerechtem Training und wollte als über vierzigjährige Mutter für unser Kind fit bleiben. Tim zog mit und baute den Gartenteich gleich mal zu einem Schwimmteich zum Eisbaden um.

Wir fingen an, uns immer mehr mit dem Thema Gesundheit zu beschäftigen. Wir lasen Bücher, schauten Dokumentationen und recherchierten im Internet. Wir tranken weniger Alkohol, wir probierten Meditation und Yoga und scheiterten als Eltern mit Kleinkind am Ziel, mehr zu schlafen. Aber so einen richtigen Plan hatten wir noch nicht. Es ging uns wie vermutlich vielen, die sich mit dem Thema Gesundheit beschäftigen: An jeder Ecke liest man eine andere Theorie. Vieles widerspricht sich dabei sogar diametral.

Bryan Johnson und der Traum der Unsterblichkeit

2024 stolperten wir dann über die Geschichte von Bryan Johnson, einem mehrere Hundert Millionen schweren Unternehmer und Investor aus den USA, der es sich zum Ziel gesetzt hatte, sein Leben so weit zu optimieren, dass er nicht nur hundert Jahre alt, sondern sogar unsterblich würde. Konnte das wirklich sein?

Tim fand das Thema so spannend, dass er es dem ARD-Reportageformat *Y-Kollektiv* vorschlug. Er besuchte Bryan Johnson im Rahmen der Dreharbeiten in Los Angeles. Und da gab es diesen einen Moment, in der Küche von Bryan Johnson. Tim fragte ihn, ob er wirklich daran glaube, unsterblich werden zu können. »Ja, das glaube ich – zu 100 Prozent!«, antwortete er und begründete seinen Glauben anschließend mit neuen Erkenntnissen aus der Wissenschaft. Die unumstößliche Überzeugung, mit der er das erzählte, brachte Tim zum Nachdenken. Konnte das wirklich sein?

Und dann war da noch ein Schlüsselmoment. In Syracuse, nördlich von New York, schaute Tim sich eine große Mausstudie des Biogerontologen Aubrey de Grey an. Der Brite mit dem Rauschebart ist eine Longevity-Ikone und erforscht an Mäusen, wie man die Schäden des Alterns verhindern könnte. Als Tim dort drehte, war die Mausstudie bereits in ihrer Endphase. Viele Boxen waren leer, die Mäuse darin verstorben. Die Mäuse in den anderen Boxen, die noch lebten, hatten eine spezielle Diät und ein Medikament bekommen.

Hier wurden die ganzen abstrakten Zahlen aus den Langlebigkeitsstudien plötzlich real. Eine kleine Veränderung hatte hier über Leben und Tod entschieden. Wir Menschen, so die Überzeugung der Forschenden, seien in dieser Hinsicht doch nichts anderes als diese Mäuse: Wir treffen unterschiedliche Lebensentscheidungen, und der eine stirbt früher, der andere lebt länger. Nur dass wir nicht x Mäuseleben haben, um auszuprobieren, was uns länger leben lässt – sondern nur ein einziges, in dem wir möglichst viel richtig machen sollten.

Der Moment der Wahrheit in Köln

Tim erzählte Jennie natürlich alles von seiner Drehreise, und unser journalistisches Herz war hin- und hergerissen. Einerseits waren wir natürlich sehr skeptisch. Wir hielten viele Versprechungen eher für Marketingtricks, Spinnerei oder sogar Betrug. Klar konnte man mit einem gesunden Lebensstil vielleicht ein paar Jahre länger leben – aber hundert Jahre gesund, fit und munter? Oder gar Unsterblichkeit? Das ist doch Unsinn! Auf der anderen Seite dachten wir: Wenn diese Hoffnungen wirklich wissenschaftlich begründet sind, müssen die Menschen davon erfahren!

Wir sprachen mit Sebastian Grönke vom »Max-Planck-Institut für Biologie des Alterns« in Köln. Man kann wohl behaupten, dass kaum jemand in Deutschland mehr über Altersforschung weiß als er. In der Erwartungshaltung, dass der Experte gleich bestätigen würde, dass das alles unbegründete Versprechungen seien, fragten wir ihn: »Aber jetzt mal ehrlich – kann das, was beispielsweise Bryan Johnson da macht, funktionieren? Oder ist das Quatsch?« Doch seine Antwort lautete: »Bryan Johnson hat bestimmt gute Chancen, älter als hundert Jahre zu werden!« Jeder Mensch, der heute mit dreißig oder vierzig Jahren anfange, sich an die wichtigsten Erkenntnisse der Langlebigkeitsforschung zu halten, habe gute Chancen, hundert Jahre oder älter zu werden, und das bei guter Gesundheit.

Es sei außerdem nur eine Frage der Zeit sei, so Sebastian Grönke weiter, bis Menschen wirklich deutlich älter als hundert Jahre werden könnten. Mit Mäusen ginge das heute schon. Deren Lebenserwartung könne man inzwischen um bis zu 50 Prozent erhöhen. Und selbst das vollkommen irre erscheinende Ziel der Unsterblichkeit halte er wissenschaftlich nicht für ausgeschlossen – im Moment sei das zwar noch Science-Fiction, aber zumindest einzelne Zellen könne man heute sogar schon wieder rückwärts altern, also sich verjüngen lassen. Die Langlebigkeitsforschung sei selbst noch jung – habe aber schon riesige Fortschritte erzielt.

Wie aus vielen Fragen dieses Buch wurde

Nach diesem Gespräch war uns schnell klar, dass wir dieses Buch hier schreiben würden, ein Buch, in dem wir das aktuelle Wissen rund um die Langlebigkeitsforschung einordnen und verständlich erklären. Da wir keine Nahrungsergänzungsmittel oder Sportkurse verkaufen wollen, können wir journalistisch distanziert an das Thema herangehen. Gemeinsam mit Sebastian Grönke und anderen Wissenschaftlerinnen und Wissenschaftlern aus unterschiedlichen Themengebieten haben wir einzelne Lebensbereiche abgesteckt und herausgearbeitet, was uns länger leben lässt – und was nicht.

Mithilfe von KI-Software wie Consensus, die speziell für die Analyse von wissenschaftlichen Studien entwickelt wurde, haben wir zu jeder einzelnen Fragestellung unterschiedliche Studien und Metaanalysen betrachtet und die Essenz daraus gezogen. So konnten wir die Ergebnisse aus den Laboren und über 250 Studien dieser Welt für dich zusammentragen. Das schlägt sich auch im umfangreichen Anmerkungsapparat am Ende des Buches nieder. Aber ganz wichtig: Wir schreiben niemandem vor, was er oder sie zu tun hat. Du kannst aufgrund der Erkenntnisse dein eigenes Leben gestalten und die Veränderungen vornehmen, die du möchtest – oder auch nicht.

Viele Menschen setzen derartige Veränderungen intuitiv mit Beschränkungen oder Verzicht gleich. »Ich will mein Leben doch genießen!« – keine Ahnung wie oft wir diesen Satz gehört haben, als wir im Freundes- und Familienkreis von unserem Projekt erzählt haben. Klar ist Verzicht ein Teil von Langlebigkeit – auf Rauchen solltest du zum Beispiel unbedingt verzichten –, aber der größte Teil der Langlebigkeit ist einfach nur eine Veränderung. Und ehrlicherweise – so ist es zumindest bei uns – führen viele dieser Veränderungen nicht nur zu einem wahrscheinlich gesünderen, längeren Leben, sondern auch zu mehr Energie, Freude und Lebensqualität im Hier und Jetzt.

Was du von diesem Buch erwarten kannst

Dieses Buch ist in drei Teile mit unterschiedlicher inhaltlicher Ausrichtung gegliedert. In Teil 1 wollen wir erst einmal verstehen, was Altern überhaupt bedeutet. Was passiert in unserem Körper, wenn wir älter werden? Was davon können wir beeinflussen und wie? Dieser Teil legt also die theoretischen Grundlagen, aber versprochen: Das ist keine staubtrockene Angelegenheit, sondern hochspannend.

In Teil 2 des Buches geht es dann ab in unseren Alltag. Wir schauen uns einen Lebensbereich nach dem anderen an – Ernährung, Sport, Schlaf etc. – und analysieren dort jeweils, was man tun kann, um das Altern zu verlangsamen beziehungsweise länger zu leben. Ganz praxisnah und mit vielen, vielen Optionen, die wir dir vorstellen. Wer die Theorie in Teil 1 scheut, kann auch direkt mit Teil 2 starten. Dann empfehlen wir, Teil 1 danach zu lesen, wenn du voll im Thema drin bist.

In Teil 3 geht es dann schließlich noch einmal ganz grundsätzlich um das Thema der Umsetzung: Wie fängt man nun an, sein eigenes Leben zu verändern, und wie kombiniert man die unterschiedlichen Maßnahmen in den Alltag? Dabei verraten wir dir auch, wie wir persönlich die Sache angehen.

Während wir dieses Buch hier geschrieben haben, haben wir

unser Leben ziemlich auf den Kopf gestellt. Das war nicht immer einfach. Aber es hat sich gelohnt. Kurz vor Abgabe dieses Manuskripts zeigen epigenetische Tests und Gesundheits-Tracker, dass wir beide biologisch mehrere Jahre jünger sind als chronologisch. Und sie zeigen auch, dass wir beide jedes Jahr um deutlich weniger als ein Jahr altern.

Es funktioniert also. Wir sind heute der festen Überzeugung, dass jeder, der auch nur Bruchstücke aus diesem Buch umsetzt, mehrere Jahre gesunde Lebenszeit hinzugewinnen kann.

Also, legen wir los.

Teil 1: Altern verstehen

1.1 WAS IST ALTERN – UND WARUM WOLLEN WIR ES STOPPEN?

Während die meisten Menschen auf dieser Welt pro Jahr um etwa ein Jahr altern, altert Bryan Johnson – laut eigener Angaben – beispielsweise nur um etwas mehr als ein halbes Jahr. Johnson altert also langsamer als wahrscheinlich die allermeisten von uns. Er ist momentan 48 Jahre alt, aber sein biologisches Alter liegt bei 37 Jahren. Diese Verlangsamung hat er in nur wenigen Jahren geschafft.

Die meisten von euch werden im Laufe der Lektüre wahrscheinlich ihr bisheriges Verständnis von »Alter« und »Altern« über Bord werfen müssen. Das wird dem einen oder anderen schwerfallen, doch nur mit einem neuen Verständnis dieser Begriffe lassen sich viele der neuen Langlebigkeitserkenntnisse verstehen und umsetzen. Wir müssen beginnen, Altern als etwas zu verstehen, was wir kontrollieren können, und nicht als etwas, dem wir schicksalhaft ausgeliefert sind. Deshalb wird es in diesem ersten Kapitel genau darum gehen, ein neues Verständnis von Alter zu schaffen.

Der Begriff »Alter« beschreibt nicht nur die Zahl der gelebten Jahre, sondern auch den Zustand eines Menschen heute, im Hier und Jetzt. Der Begriff »Altern« beschreibt die Veränderung dieses Zustandes in einem gewissen Zeitrahmen, zum Beispiel von einem Tag auf den anderen oder von einem Jahr zum nächsten. Aber von vorn.

Warum sehen wir Altern überhaupt als etwas Negatives?

Gleich zu Beginn unserer Recherchen stießen wir auf diese spannende Frage, die wir im Trubel des Alltags – und erst recht in der Rushhour des Lebens – meist ausblenden. Woher kommt dieser Impuls, das Altern verlangsamen oder gar aufhalten zu wollen? Ist

Altern nicht einfach der natürliche Lauf der Dinge – unausweichlich, wie Ebbe und Flut? Und ist es nicht überheblich, ja vielleicht sogar narzisstisch, diesen Prozess beeinflussen zu wollen?

Aubrey de Grey, der vielleicht bekannteste Altersforscher der Welt, bekommt diese Frage oft gestellt. Und jedes Mal, sagt er, versteht er sie nicht. Für ihn ist Altern schlicht die häufigste Todesursache der Welt – entscheidend mitverantwortlich für die meisten Krankheiten, das meiste Leid. Für Krebs. Für Alzheimer. Für Herz-Kreislauf-Erkrankungen. Für Schmerz, Hilflosigkeit, Trauer.

»Alt und krank werden gehört eben dazu.« Das sagen viele – bis sie selbst betroffen sind. Bis ein geliebter Mensch stirbt. Bis sie sich wünschen, einfach noch ein paar Jahre mehr zu bekommen. Im Alltag blenden wir die Endlichkeit oft aus. Die langsamen körperlichen Veränderungen sind zu subtil, die Einschläge im Umfeld zu leicht verdrängt. Doch die Wahrheit ist: Wir alle altern. Jeden Tag. Und mit jedem Tag rücken Krankheit und Tod ein Stück näher. Das klingt hart – aber es ist auch der Grund, warum sich Menschen mit Langlebigkeit beschäftigen. Nicht aus Eitelkeit, sondern aus einem zutiefst humanistischen Antrieb: Sie wollen Leid verringern, Zeit gewinnen, Lebensqualität bewahren.

Aubrey de Grey geht sogar so weit zu sagen: Die Frage, wie wir dem Altern ein Ende setzen können, sei die wichtigste aller Fragen. Und er versteht nicht, warum wir dieser Forschung nicht mehr Aufmerksamkeit und Mittel widmen. Denn eines ist klar: Wenn man irgendwo fragt, wer gern krank sein oder früher sterben möchte – hebt niemand die Hand.

Und trotzdem tun die meisten erstaunlich wenig, um das zu verhindern. Oft nicht nur aus »Faulheit«, sondern auch einfach, weil sie es nicht besser wissen. Sie sagen: »Man kann ja eh nichts machen.« Oder: »Es liegt doch hauptsächlich an den Genen.« Doch genau das stimmt nicht. Sebastian Grönke vom Max-Planck-Institut bestätigte uns: Unsere Gene bestimmen nur zu etwa 15 Prozent, wie schnell wir altern. Der Rest liegt an uns.

Healthspan versus Lifespan

Wenn wir von Alter sprechen, sollten wir nie aus dem Blick verlieren, dass es dabei nicht um einen Selbstzweck, sondern in erster Linie um die Vermeidung von Krankheit und Leid und um den Erhalt von Freude, Zeit und Lebensqualität geht. Im Englischen gibt es in diesem Zusammenhang die schönen Begriffe »Lifespan« und »Healthspan«. Der erste Begriff, »Lifespan«, meint nichts anderes als die Menge an Zeit zwischen Geburt und Tod, die man auf diesem Planeten lebt – ganz egal, in welchem Zustand. Diese Zeit zu verlängern wird in den meisten Fällen nicht das sein, was Menschen wirklich wichtig ist. Vermutlich werden die wenigsten Menschen bereit sein, in ihrem Leben etwas zu verändern, nur damit sie am Ende ihres Lebens noch zwei Jahre länger allein in einem Bett im Pflegeheim liegen können.

Der Begriff »Healthspan« ist deshalb der entscheidendere. Er meint die Zeit, die man auf diesem Planeten verbringt und dabei gesund und fit ist. Das ist es doch, worum es uns geht. Viele Menschen werden heute schon mehr als achtzig Jahre alt. Aber viele von ihnen leiden die letzten zehn oder sogar zwanzig Jahre davon unter so massiven gesundheitlichen Einschränkungen, dass sie einen großen Teil ihrer Lebenszeit nicht wirklich genießen können. Man hat dann zwar 85 Jahre »Lifespan«, aber vielleicht nur 65 Jahre »Healthspan«.

Die Zeit zu verlängern, in der wir gesund und aktiv leben können, ist also das, worum es in der Langlebigkeit immer gehen sollte. Langlebigkeit ist dann erfolgreich, wenn sie die »Lifespan« verlängert und gleichzeitig den Anteil der »Healthspan« darin maximiert. Chris Mirabile, Gründer von NOVOS, einer innovativen Longevity-Supplement-Firma, sagte in New York zu Tim, dass er unbedingt älter als hundert Jahre werden wolle – aber nur, wenn er mit Ende neunzig auch noch auf der Hochzeit seiner Urenkel tanzen und am nächsten Tag ein paar Bahnen im Hotelpool schwimmen könne. Darum geht es.

Chronologie versus Biologie

Stell dir zwei sechzig Jahre alte Menschen vor. Der eine topfit, wirkt wie fünfzig – der andere schwach, kränkelnd, wirkt mindestens wie siebzig. Solche Beobachtungen kennen wir alle, und sie zeigen wunderbar den Unterschied zwischen »chronologischem« und »biologischem« Alter. Beginnen wir mit dem einfacheren von beiden, dem chronologischen Alter. Das chronologische Alter misst schlicht, wie viele Jahre seit unserer Geburt vergangen sind – analog zur »Lifespan«.

Doch wie alt wir uns fühlen – und wie gut unser Körper funktioniert –, darüber sagt das chronologische Alter allein natürlich nichts. Trotzdem sind unsere gesellschaftlichen Vorstellungen von »jung« und »alt« ziemlich stark durch dieses chronologische Alter geprägt. Einfach ausgedrückt: Mit zwanzig ist man jung, ab sechzig zählt man (mehr oder weniger langsam) zu den Alten. Mit dreißig sollte man eine Familie gründen, wenn man Kinder haben möchte, mit spätestens siebzig sollte man nicht mehr Ski fahren – über achtzig ist es »schon in Ordnung«, wenn man stirbt.

Das chronologische Alter ist einfach zu begreifen, einfach zu bestimmen, hilft uns aber eigentlich nur wenig weiter. Es gibt nur einen sehr groben Überblick über den realen »Zustand« eines Menschen. Außerdem werden die Unterschiede mit fortschreitendem Alter immer größer.

An dieser Stelle kommt das biologische Alter ins Spiel. Biologisches Alter beschreibt, wie stark unser Körper bereits verschlissen ist: jedes einzelne Organ, jede einzelne Zelle. Das biologische Alter ist wesentlich aussagekräftiger als das chronologische, kann von diesem massiv abweichen, ist allerdings auch viel schwerer zu bestimmen. Wir kommen später noch genauer dazu.

Wie alt wir biologisch sind, hängt von vielen Faktoren ab. Lange Zeit galt es in der Wissenschaft als eine nahezu unlösbare Aufgabe, all die unterschiedlichen Faktoren des menschlichen Alterns zu verstehen, doch mittlerweile hat man aussagekräftige Modelle entwickelt.

Zur Veranschaulichung stell dir ein Auto vor. Ein Auto besteht aus verschiedenen Komponenten: die Karosserie, die Reifen, der Motor etc. Der Gesamtzustand, also quasi das biologische Alter des Autos, hängt nun vom Zustand all dieser einzelnen Komponenten ab. Und dieser hängt wiederum davon ab, wie gut oder schlecht du als Besitzer dein Auto gepflegt hast. Wenn du höherwertigen Sprit tankst, wird der Motor vermutlich langsamer verschleißen, als wenn du immer nur das billigste Zeug hineinkippst. Wenn du immer pünktlich einen Ölwechsel machst, wird dein Motor ebenfalls länger halten, als wenn du ihn ständig mit altem Öl laufen lässt. Dem Lack tut es gut, wenn du Schmutz nicht zu lange in ihn eintrocknen lässt und ihn vielleicht ab und zu mal wachst.

Und dann ist natürlich auch noch entscheidend, wie viel du fährst, ob du ständig Vollgas gibst oder eher gemütlich unterwegs bist. Das Prinzip ist klar: Ein Auto, das »chronologisch« fünf Jahre alt ist, kann »biologisch«, je nach Pflege und Benutzung, völlig unterschiedlich »alt« sein.

Die Analogie zum Menschen liegt auf der Hand. Unser Alter ist in Wirklichkeit nichts anderes als die Akkumulation von Verschleiß über Zeit – das ist das, was wir als biologisches Alter bezeichnen. Nur dass wir Menschen immer noch um ein Vielfaches komplizierter sind als jedes Auto.

Also: Chronologisches und biologisches Alter haben gemeinsam, dass wir im Laufe der Zeit älter werden. Aber das biologische Alter berücksichtigt, dass wir unterschiedlich schnell oder langsam altern. Es zeigt uns den wirklichen Zustand unseres Körpers. In unserem Beispiel vom Anfang sind beide Personen chronologisch sechzig Jahre alt – die eine Person biologisch aber deutlich älter als die andere.

Alter versus Altern

Und jetzt kommst du ins Spiel. Das biologische Alter zeigt dir, wie viel Verschleiß sich bis heute in deinem Körper angesammelt hat. In welchem Zustand du heute bist. Je mehr Schaden der Körper angesammelt hat, desto höher ist das biologische Alter. Wenn du gut gelebt hast, wird dein biologisches Alter vermutlich etwas niedriger sein als dein chronologisches Alter. Hast du eher schlecht gelebt, kann dein biologisches Alter entsprechend auch höher sein als dein chronologisches Alter.

Das Schwierige am biologischen Alter: Es lässt sich – Stand heute – eigentlich nicht mehr zurückdrehen, selbst wenn du ab morgen alles richtig machst. Doch mit einem kleinen n ändert sich alles: Aus dem Alter wird das Altern – und das ist der Teil, den du beeinflussen kannst.

Je besser du lebst, desto langsamer alterst du, biologisch gesehen. Auf diesen Wert hast du massiven Einfluss. Wer mit Langlebigkeitsprinzipien lebt, kann seinen biologischen Alterungsprozess verlangsamen – zum Beispiel kannst du dann biologisch nur noch um 0,8 Jahre pro Jahr altern. Deine Aussichten auf ein langes, gesundes Leben steigen dadurch deutlich. Umgekehrt, wenn du morgen damit beginnst, jeden Tag exzessiv zu rauchen, Alkohol zu trinken und übermäßig zu essen, wirst du vermutlich biologisch um mehr als ein Jahr pro Kalenderjahr altern – zum Beispiel mit einem Faktor von 1,3 und mit allen gesundheitlichen Konsequenzen.

Wie wichtig der Unterschied zwischen biologischem Alter und Altern ist, zeigt dieses Beispiel: Zwei Freunde, beide vierzig Jahre alt, lassen ihr biologisches Alter messen. Freund A hat seit einem Jahr nach den Prinzipien der Langlebigkeit gelebt, Freund B nicht. Das Ergebnis zeigt bei beiden ein biologisches Alter von 42 – ein demotivierendes Ergebnis für Freund A, da sein veränderter Lebensstil scheinbar keinen Unterschied gemacht hat.

Doch der Blick auf die Geschwindigkeit des Alterns, die sogenannte »Pace of Aging«, erzählt eine andere Geschichte: Während Freund B jedes Jahr biologisch 1,05 Jahre altert, liegt Freund A dank seines neuen Lebensstils bei nur noch 0,8 Jahren pro Jahr. Er altert also deutlich langsamer durch seinen neuen Lebensstil. Kurzfristig mag sich das kaum bemerkbar machen, aber mittel- und langfristig trennen A und B womöglich noch Welten an Lebensdauer *und* -qualität.

1.2 DAS NEUE VERSTÄNDNIS DES ALTERNS

Warum altern wir überhaupt? Warum kommen wir nicht alle auf diese Welt, wachsen körperlich aus und bleiben dann einfach in diesem Zustand, bis wir irgendwann an irgendeiner Krankheit oder durch einen Unfall versterben?

Die Erklärung liegt in unseren Zellen. Wir alle sind irgendwann mal aus nur einer einzigen Zelle entstanden, einer befruchteten Eizelle. Doch daraus wurden schnell mehr. Ein ausgewachsener, 70 Kilogramm schwerer Mann besteht aus etwa 36 Billionen Zellen, eine 60 Kilogramm schwere Frau aus etwa 28 Billionen Zellen. Die Zellen formen Organe und interagieren auf unzählige unterschiedliche Arten und Weisen miteinander. Oder anders gesagt: Wir sind ein verdammt kompliziertes Lebewesen.

Dementsprechend schwierig ist es, zu verstehen, welche dieser Prozesse uns Menschen am Ende altern, krank werden und sterben lassen, und noch schwieriger ist es, zu sagen, wie man diese Prozesse beeinflussen kann. Menschen wollten eigentlich schon immer verstehen, was Altern ist, und Unsterblichkeit war schon immer ein Traum. Doch selbst bis Anfang der 2000er-Jahre blieb der Alterungsprozess für die Wissenschaft noch ein Rätsel. Zwar gab es immer wieder einzelne Mechanismen, die man verstand – aber die Suche nach einem vollständigen Verständnis des Alterns galt als aussichtslos. Es gab um die 2000er-Jahre durchaus Stimmen aus der Forschung, die sagten, dass man die Suche doch aufgeben solle.

Doch dann kam 2013 der Wendepunkt. In einem wegweisenden Papier[1] stellten die Wissenschaftler Carlos López-Otín, Maria Blasco, Linda Partridge, Manuel Serrano und Guido Kroemer zum ersten Mal eine einheitliche Theorie zum Thema »Altern« auf. Im Grunde machten sie aus der Not eine Tugend. Sie erkannten, dass es eben nicht den einen Grund dafür gibt, dass unsere Zellen und damit unsere Organe und unser ganzer Körper altern, sondern dass der menschliche Alterungsprozess vielmehr von verschiedenen Faktoren gleichzeitig abhängt und auf mehreren unterschiedlichen Wegen abläuft. Sie bündelten das Wissen der Altersforschung in einem neuen, übergreifenden Modell: den »Hallmarks of Aging« – auf Deutsch: den Kennzeichen des Alterns.

Die »Hallmarks of Aging«

Mittlerweile hat man zwölf dieser Kennzeichen identifiziert, die erklären, wie und warum wir Menschen altern. Wenn wir in sie eingreifen können, können wir das Altern verlangsamen oder aufhalten – so die Idee. Diese Kennzeichen sind nicht trennscharf voneinander abzugrenzen, im Gegenteil: Die Prozesse beeinflussen sich zum Teil gegenseitig und sind eng miteinander verwoben.

Sie zumindest bis zu einem gewissen Punkt zu verstehen, ist entscheidend, um im weiteren Verlauf dieses Buches nachvollziehen zu können, welche Maßnahmen sie eventuell wie beeinflussen können. Wer die biologischen Grundlagen des Alterns nicht kennt, muss Empfehlungen (beziehungsweise Marketingversprechen) zur Langlebigkeit glauben – oder ignorieren. Nur mit einem guten Grundverständnis kann man eigenständige Entscheidungen treffen.

Was also sind die zwölf biologischen Prozesse, die unser Altern bestimmen? Wir werden uns die zwölf Hallmarks of Aging im Folgenden gemäß ihrer aktuellen wissenschaftlichen Definition genauer anschauen und sie so verständlich wie möglich erklären.

1 – Instabiles Erbgut

In nahezu jeder Zelle unseres Körpers befindet sich im Zellkern unsere DNA. Vereinfacht gesagt enthält die Desoxyribonukleinsäure (englisch *deoxyribonucleic acid*, daher das A in DNA) alle Informationen, die unseren Körper ausmachen – wie ein individueller Bauplan. Bei der Befruchtung der Eizelle kommt die Hälfte der DNA von der Mutter und die andere Hälfte der DNA vom Vater. Aus dieser einen befruchteten Eizelle heraus entwickelt sich durch

Zellteilung unser ganzer Körper mit all seinen Billionen Zellen. Der Bauplan, die DNA, wird dabei an jede einzelne Zelle weitergegeben.

Die DNA legt für jede einzelne Zelle fest, wie sie aufgebaut ist – und auch, was sie zu tun hat. Sie sagt zum Beispiel, wie das Herz schlagen, wie die Haut heilen oder wie Muskeln wachsen sollen. Wenn wir als Metapher einmal an ein Haus denken, ist die DNA noch viel mehr als ein gewöhnlicher Bauplan. Sie regelt nicht nur, wo die Wände, Türen und Fenster des Hauses sind. Sie regelt auch nicht nur, welche Möbel wo stehen – dieser spezielle Bauplan regelt sogar bis ins kleinste Detail, welche Temperatur beim Kühlschrank in der Küche eingestellt ist, wann die Heizung anspringt, wie Eindringlinge abgewehrt werden und vieles mehr. Unsere DNA ist ein lebendiger Bauplan, der winzig klein in jedem einzelnen Stein, Rohr und Möbelstück des Hauses steckt und quasi permanent »mitdenkt«.

Die DNA wird im Laufe des Lebens durch viele Faktoren geschädigt. Einige von ihnen kommen von außen – zum Beispiel UV-Strahlen, Umweltgifte oder radioaktive Strahlung. Andere Schäden kommen aus uns selbst heraus. Vor allem, weil bei der Zellteilung Fehler passieren. Jedes Mal, wenn sich eine Zelle teilt, muss die DNA kopiert werden. Dabei treten zunehmend auch Fehler auf, die sich mit der Zeit immer weiter anhäufen. Stell dir vor, du würdest einen Bauplan immer wieder von Hand abschreiben – und zwar von der jeweils letzten Kopie. Das geht nicht ewig gut. Auch freie Radikale – instabile Teilchen, die beim Stoffwechsel entstehen – schädigen unsere Erbinformation.

Warum instabiles Erbgut uns alt und krank macht, kann man sich ganz einfach wieder mit dem Hausvergleich verdeutlichen. Wenn der Bauplan des Hauses immer schlechter lesbar oder sogar fehlerhaft wird, wird es zu Funktionsstörungen kommen. Manche Fehler sind nicht so schlimm. Vielleicht hat eine Wand nun eine falsche Farbe. Vielleicht steht ein Möbelstück nur ein paar Zentimeter neben der richtigen Stelle.

Andere Fehler dagegen können wirklich problematisch werden. Wenn das Fenster beispielsweise nicht mehr richtig dicht in der Wand sitzt, regnet es irgendwann rein. So ist das auch bei unserem Körper. Zwar kann der Körper viele DNA-Schäden reparieren –

aber mit zunehmendem Alter häufen sich die Fehler, und die Reparaturmechanismen kommen nicht mehr hinterher. Je länger wir leben, desto mehr Schäden sammeln sich an, desto sichtbarer werden sie und zu umso mehr Problemen führen sie.

Zellen mit DNA-Fehlern teilen sich natürlich weiterhin und tragen dadurch den Fehler immer weiter. Dann entstehen Mutationen – also dauerhafte Veränderungen im Erbgut. Es kann gut- und bösartige Veränderungen geben. Bösartige Veränderungen führen zum Beispiel zu Krebs oder zu Fehlfunktionen von Organen. Dass unser Erbgut im Alter instabiler wird, ist einer der Hauptgründe für das steigende Krebsrisiko mit zunehmendem Alter.

Doch nicht jeder DNA-Schaden führt sofort zu Krebs. Manche Zellen stoppen ihre Teilung und wechseln in einen sogenannten Ruhemodus – eine Art Notbremse. Doch auch das hat Folgen: Diese Zellen senden entzündungsfördernde Signale aus und stören das umliegende Gewebe. Ein instabiles Erbgut kann also nicht nur Mutationen, sondern auch schleichende Entzündungsprozesse im Körper auslösen.

Instabiles Erbgut ist deshalb eines der zentralen Kennzeichen des Alterns – denn es ist wie ein fehlerhafter Quellcode, der alles beeinflusst, was im Körper geschieht.

2 – *Verkürzte Telomere*

Um zu verstehen, was Telomere sind – und warum sie so wichtig fürs Altern sind –, müssen wir kurz auf die Chromosomen schauen. Unsere DNA ist ein etwa zwei Meter langer Faden – fein, empfindlich und unübersichtlich. Ohne Ordnung würde sie wie ein wirres Knäuel im Zellkern liegen. Hier kommen die Chromosomen ins Spiel: Sie sind die kompakte Verpackung der DNA, die Träger des Genoms beziehungsweise Erbguts. Man kann sich ein Chromosom wie einen Schnürsenkel vorstellen: In der Mitte liegt das aufgewickelte Erbgut – die berühmte Doppelhelix –, und an den Enden sitzen kleine Schutzkappen, vergleichbar mit den Plastikhüllen an Schnürsenkeln. Diese nennt man Telomere. Aber wofür braucht es diese Schutzkappen?

Beim Kopieren der DNA, also beim Prozess der Zellteilung, geht jedes Mal ein winzig kleines Stückchen Information am Rand verloren. Das sogenannte »End Replication Problem«. Gegen dieses Problem hat unser Körper die Telomere erschaffen. Sie sind eine Art Pufferzone. In ihnen ist keine wichtige Information des Erbguts gespeichert, beim Teilen der Zelle und dem Kopieren der DNA geht also anstatt eines Stücks des wichtigen Erbguts nur ein Stückchen des irrelevanten Telomers verloren. Als würde man jedes Mal ein Stück von einem Schnürsenkel abschneiden – aber man schneidet anstatt des Schnürsenkels selbst immer nur ein Stück der Schutzkappe außen ab.

Ein cleverer Trick der Natur – aber er funktioniert nur so lange, bis die Telomere zu kurz geworden sind, um das Erbgut zu schützen. Wenn die Schutzkappe weg ist, wird bei der Zellteilung doch noch wichtiges Erbgut zerstört. Was dann passiert, kennen wir schon: instabiles Erbgut, Mutationen, Funktionsverlust – wie im ersten Alterskennzeichen beschrieben.

Je älter wir sind, desto kürzer sind in der Regel die Telomere. Andersherum gilt die Länge der Telomere als guter Marker für das biologische Alter. Die Abnutzung der Telomere bei der Teilung lässt sich nach heutigem Stand der Wissenschaft nicht vermeiden, aber durchaus beeinflussen. Stress, Rauchen, Alkohol, schlechte Ernährung, Bewegungsmangel oder schlechter Schlaf können die Verkürzung der Telomere beschleunigen. Andere Dinge können sie verlangsamen – dazu später mehr.

3 – Epigenetische Veränderung

»Epi« stammt aus dem Griechischen und bedeutet »über« – das ist schon der erste Hinweis: Epigenetik wirkt »von außen« auf die Genetik. Epigenetische Mechanismen bestimmen, wann, wo und wie stark welche Gene unseres Erbgutes abgelesen und aktiviert werden. Noch klingt das abstrakt – aber ein Vergleich hilft: Stell dir die DNA wie eine Fußballmannschaft vor. Die Spieler (Gene) bleiben gleich, aber der Trainer entscheidet, wer heute spielt. Er richtet die Mannschaft entweder offensiv oder defensiv aus. Diese taktischen Entscheidungen – was ist aktiv, was passiv – übernimmt die Genexpression.

Natürlich ist ein Trainer nicht fehlerfrei. Er hat mal einen guten Tag, durch Stress, Überforderung oder andere Einflüsse aber auch mal einen richtig schlechten. So in etwa kann man sich auch epigenetische Mechanismen vorstellen. Jede Zelle trägt exakt die gleiche DNA – aber nicht in jeder Zelle sind die gleichen Gene aktiv. Das Epigenom entscheidet, welche aktiv sind, und gibt damit jeder Zelle in unserem Körper ihre individuelle Identität und Funktion.

Im Alter gerät dieses Steuerungssystem immer mehr aus dem Gleichgewicht. Gene werden fehlreguliert: Nützliche Programme werden abgeschaltet, schädliche aktiviert. DNA-Abschnitte, die eigentlich still sein sollten, werden aktiv – und stören die Zellfunktion. Andersherum werden wichtige Gene, die zum Beispiel Tumore verhindern könnten, stillgelegt. Sogar die epigenetische Programmierung, die festlegt, welche Gene in welcher Zelle aktiv sind und welche nicht, wird instabil. Zellen verlieren ihre Identität – etwa wenn sich Leberzellen plötzlich nicht mehr wie Leberzellen verhalten. Diese typischen Probleme der Epigenetik können zu Krebs, Alzheimer, Parkinson und Immunschwäche führen – außerdem fördern sie chronische Entzündungen im ganzen Körper.

4 – Proteostaseverlust

Klingt erst mal sperrig: Proteostaseverlust. Aber eigentlich geht es um etwas ganz Grundlegendes: um Proteine und wie der Körper mit ihnen umgeht. Proteine sind die wichtigsten Werkzeuge und Bausteine unseres Körpers. Fast jede Zelle unseres Körpers kann und muss eigene Proteine herstellen, um Aufgaben zu erfüllen. Dafür betreibt jede Zelle ihre eigene Proteinfabrik. Dort werden Proteine produziert, gefaltet – also in ihre funktionierende Form gebracht –, repariert und, wenn nötig, entsorgt. Ohne Proteine läuft nichts: Sie lassen Muskeln arbeiten, Wunden heilen, Gedanken fließen – und schützen uns vor Erkrankungen.

Proteostase ist die Fähigkeit der Zelle, ihre Proteinfabrik im Gleichgewicht zu halten – eine ihrer zentralen Funktionen. Es gibt dort, um im Bild der Fabrik zu bleiben, Maschinen, die neue Proteine herstellen, Qualitätskontrolleure, die überprüfen, ob sie auch richtig funktionieren, und ein Team, das beschädigte Teile recycelt. Aber je älter wir werden, desto mehr gerät diese Fabrik aus dem Takt. Die Maschinen werden unzuverlässiger, die Qualitätskontrolle übersieht Fehler, und der Müll stapelt sich.

Diesen Kontrollverlust nennt man Proteostaseverlust – und er ist ein zentrales Kennzeichen des Alterns. Wenn die Proteostase nicht mehr funktioniert, führt das dazu, dass immer mehr Proteine falsch zusammengebaut werden. Fehlgefaltete Proteine verlieren ihre Funktion – und bleiben liegen. In jungen Jahren sorgen spezialisierte Helferproteine für Ordnung, im Alter jedoch versagen diese Reparatursysteme zunehmend. Fehlerhafte oder fehlgefaltete Proteine verklumpen schließlich zu schädlichen Ablagerungen, die die Zelle blockieren und toxisch wirken können.

Gleichzeitig wird auch das Abbausystem in der Fabrik – die Recyclingabteilung – immer langsamer. Beschädigte Proteine und andere Abfälle, die eigentlich rechtzeitig entsorgt werden sollten, bleiben liegen und stören die Abläufe in der Zelle. Und das sorgt im Alter für immer größere Schwierigkeiten. Wenn die Zellen nicht mehr richtig arbeiten können, verlieren auch Gewebe und Organe ihre Funktionsfähigkeit. In den Muskeln zeigt sich das dann beispielsweise an schwindender Stärke und Belastbarkeit, im Gehirn durch Gedächtnisverlust (das lässt sich zum Beispiel bei Alzheimerpatienten beobachten) und in anderen Organen durch eine eingeschränkte Regeneration.

5 – Verminderte Autophagie

Autophagie ist das Recyclingsystem unseres Körpers – oder auch seine innere Reinigungskolonne. Wörtlich übersetzt bedeutet das Wort »Selbstverdauung«. Durch Autophagie bauen Zellen in unserem Körper beschädigte oder überflüssige Bestandteile ab und recyceln diese. Wir haben diesen Prozess für Proteine bereits beim Proteostaseverlust beschrieben – wie erwähnt, sind die Kennzeichen des Alterns nicht hundertprozentig trennscharf. Vereinfacht gesagt, räumen die Zellen durch Autophagie ihre eigenen vier Wände auf.

Dieser Prozess erfüllt zwei wichtige Funktionen. Zum einen stellt Autophagie sicher, dass weggeworfen wird, was in der Zelle nicht mehr richtig funktioniert – dadurch wird langfristiger Schaden verhindert, und die Funktionalität der Zelle bleibt erhalten. Zum anderen ist Autophagie wichtig, um in Stresssituationen, wie zum Beispiel bei Hunger oder Sauerstoffmangel, Energie bereitzustellen.

Hier kommt der Begriff »Selbstverdauung« wieder ins Spiel. Wenn die zugeführten Nährstoffe nicht ausreichen, recycelt der Körper überflüssige Zellbestandteile – so entsteht Energie aus bereits vorhandenem, aber überflüssigem Material. Autophagie findet in jeder Zelle unseres Körpers statt.

Je älter wir werden, desto schlechter funktioniert die Autophagie. Der zentrale Grund dafür ist der mTOR-Signalweg. mTOR ist so etwas wie der Schalter der Zelle. mTOR sagt der Zelle entweder: »Wachse!« oder »Halt, wechsle in den Autophagie-Modus, räum auf und verdau dich selbst!« Im Alter ist dieser Signalweg häufig fehlreguliert, mTOR ist überaktiviert, die Zelle bekommt ständig »Wachse!« gesagt, und dadurch findet in den Zellen zu wenig Autophagie statt.

Ein weiterer Grund dafür, dass Autophagie im Alter immer schlechter funktioniert, ist schlicht und ergreifend, dass sich immer mehr Müll in den Zellen ansammelt, je älter wir werden. Je größer die Müllberge, desto schwieriger wird es, sie wieder loszuwerden.

Eine gestörte Autophagie führt zu einer ganzen Reihe von altersbedingten Krankheiten und Problemen. Bei Alzheimer etwa lagern sich schädliche Proteine im Gehirn ab. Das Gleiche gilt für Parkinson. Je schlechter die Autophagie funktioniert, je mehr Müll sich im Körper ablagert, desto mehr wird unser Immunsystem aktiviert, was wiederum zu einer chronischen Entzündung im Körper, dem sogenannten Entzündungsaltern oder Inflammaging führt – einer Wortschöpfung aus inflammation (englisch für »Entzündung«) und aging (englisch für »Altern«).

Schließlich und endlich kann schlechte Autophagie auch irgendwann einfach zum Zelltod führen – nämlich dann, wenn sich in der

Zelle so viel Müll angesammelt hat, dass grundlegende Funktionen nicht mehr richtig ausgeführt werden können. Zum Glück ist gestörte Autophagie eines der besser erforschten Kennzeichen des Alterns, und es gibt bereits viele Ansätze, um sie gezielt zu verbessern – vor allem über die Ernährung.

6 – Gestörte Nährstoffwahrnehmung

Jede Zelle muss erkennen können, welche Nährstoffe verfügbar sind – und auf dieser Basis entscheiden, was zu tun ist. Es gibt vier zentrale Signalwege, die dabei entscheidend sind. Den ersten Signalweg kennen wir bereits: mTOR. Er wird aktiviert, wenn viele Nährstoffe verfügbar sind. Wird mTOR aktiviert, wächst die Zelle und teilt sich weiter, gleichzeitig werden regenerative Prozesse in der Zelle gebremst. Der zweite Signalweg wirkt entgegengesetzt: AMPK. Er wird durch Energiemangel aktiviert. Dadurch werden dann Energiesparmaßnahmen wie die Autophagie eingeleitet. Wachstumsprozesse werden gestoppt.

Der dritte Weg ist der Insulin-/IGF-1-Signalweg, welcher auf Zucker reagiert. Ist Zucker vorhanden, speichert die Zelle Energie, wächst und teilt sich. Und schließlich noch der vierte Signalweg: die Sirtuine, die ebenfalls Reparatur- und Überlebensmechanismen innerhalb der Zelle aktivieren, insbesondere in Hungerphasen. Die einzelnen Mechanismen sind sehr komplex – aber für unseren Zweck reicht es zu wissen: Zellen erkennen, ob Nährstoffe da sind, und passen ihr Verhalten entsprechend an.

Man kann sich die Nährstoffwahrnehmung der Zelle ein bisschen wie eine Küchenhilfe in einer Großküche vorstellen. Sie schaut regelmäßig im Vorratsraum nach, welche Zutaten noch vorhanden sind. Je nachdem, was sie vorfindet, entscheidet der Koch, was gekocht wird. Wenn die Küchenhilfe sich irrt – etwa, weil sie glaubt, es gäbe noch genug von einer Zutat, obwohl sie längst aufgebraucht ist, gerät der Ablauf in der Küche durcheinander: Es werden unvollständige Gerichte gekocht, Vorräte verschwendet, während andere verderben.

Je älter wir werden, desto schlechter funktioniert die Nährstoffwahrnehmung der Zellen. Der mTOR-Signalweg ist beispielsweise häufig viel zu stark aktiviert, wodurch es in den Zellen zu mehr Wachstum kommt als nötig – außerdem fehlt der Zelle dadurch Zeit, um ihren Müll zu recyceln. Hier sind wir wieder bei der Autophagie. Diese Entwicklung begünstigt dann beispielsweise die Entwicklung von Krebs. Ein weiteres Problem: Zellen reagieren schlechter auf Insulin – der Blutzucker bleibt dauerhaft erhöht. Das Ergebnis davon kennst du vermutlich unter dem Namen Diabetes Typ 2.

7 – Fehlfunktion der Zellkraftwerke

Zellen erledigen viele Aufgaben, sie wachsen, teilen sich, reparieren, entsorgen – und brauchen für all das eines: Energie. Diese Energie liefern die Mitochondrien – kleine Zellkraftwerke, die in fast jeder Zelle stecken. Die Mitochondrien schwimmen frei in einem Plasma, das den Zellkern umgibt. Sie sind nicht Teil des Zellkerns, arbeiten allerdings eng mit ihm zusammen, da sie wissen müssen, was gerade so in der Zelle los ist, um die benötigte Energie zu produzieren.

Die Energie der Zelle nennt man ATP, was für Adenosintriphosphat steht. Und genau dieses ATP wird von den Mitochondrien produziert. Die Zelle nutzt es, um zu wachsen, Bewegungen auszuführen oder sich zu teilen. ATP ist quasi der Strom für unsere Zellen.

Eine zentrale Rolle bei der Energieproduktion spielt NAD+ (Nicotinamidadenindinukleotid), das ist ein Elektronentransporter, der Energie aus der Nahrung in die Mitochondrien bringt, um ATP zu produzieren. NAD+ ist also so etwas wie der Laster, der die Kohle vom Lager ins Kraftwerk fährt. Das Kraftwerk produziert dann Energie, ATP, und diese wird zu den Zellen geleitet, die sie verbrauchen, um zu funktionieren.

Auch unsere Mitochondrien altern. Ein Grund: Die NAD+-Spiegel sinken mit dem Alter – die Mitochondrien können dadurch weniger effektiv ATP produzieren. Gleichzeitig steigt mit dem Alter der Energiebedarf, weil der Körper weniger effizient wird – die Energieproduktion allerdings sinkt.

Ein klassischer Teufelskreis. Die Mitochondrien produzieren immer weniger ATP, während die Zelle immer mehr ATP braucht. Durch die fehlende Energie funktionieren unterschiedlichste Prozesse in der Zelle nicht mehr korrekt. Wenn die Zellkraftwerke versagen, leidet der ganze Organismus. Die Folge: Muskelschwäche, Erschöpfung, Gebrechlichkeit – typische Zeichen des Alters.

8 – Zelluläre Seneszenz

»Seneszenz« kommt aus dem Lateinischen (senescere) und bedeutet »alt werden«. In einer idealen Welt würden die Zellen in unserem Körper so lange reibungslos funktionieren, bis sie eines Tages sterben und abgebaut werden. Dieser programmierte Zelltod heißt Apoptose: Die Zelle zerfällt in Einzelteile und wird vom Immunsystem entsorgt. Doch nicht alle Zellen enden im Laufe des Alterns auf diese Art und Weise.

Hier greift ein Schutzmechanismus: die Seneszenz. Wenn eine Zelle irreparabel geschädigt ist – durch verkürzte Telomere, DNA-Schäden oder chronische Entzündungen –, wird sie in einen Ruhemodus versetzt. Dieser Modus soll den Körper kurzfristig davor schützen, dass sich defekte Zellen weiter teilen und dadurch noch größeren Schaden, wie zum Beispiel Krebs, anrichten. Anstatt zu versuchen, die problematischen Zellen abzubauen, hören die Zellen einfach auf, sich zu teilen.

Doch langfristig wird aus dem Schutzmechanismus ein neues Problem. Die ruhiggestellten Zellen verharren nämlich weiterhin in unserem Körper, ohne eine korrekte Funktion auszuführen. Im Laufe der Zeit richten diese Zellen sogar ernsthafte Schäden an, weil sie falsche Signale aussenden, Entzündungen begünstigen, benachbarte Zellen stören und langfristig sogar krebserregend wirken können. Man spricht deshalb auch von »Zombiezellen« – sie sind lebendig, aber funktionslos und potenziell schädlich. Und mit dem Alter steigt die Zahl dieser funktionslosen Zombies – und mit ihr die Belastung für den Körper.

9 – Erschöpfte Stammzellen

Wenn Zellen sterben, braucht der Körper Ersatz – und genau dafür gibt es Stammzellen. Stammzellen sind unspezialisierte Zellen, die sich bei Bedarf in Muskel-, Haut-, Blutzellen etc. verwandeln können. Sie sind also so etwas wie ein allgemeiner Bausteinvorrat unseres Körpers. Es gibt verschiedene Arten von Stammzellen, und einige davon spielen eine wichtige Rolle im Alterungsprozess. Beispielsweise embryonale Stammzellen, die sich in jeden Zelltyp entwickeln können, oder adulte Stammzellen, die bereits spezialisiert sind, zum Beispiel auf bestimmte Gewebe.

Stammzellen sind deshalb wichtig, weil sie beschädigte oder abgestorbene Zellen in unserem Körper ersetzen können. Dadurch sichern sie langfristig den Erhalt und die Funktionalität unserer Organe. Ohne sie könnten wir keine Wunden heilen – viele Reparaturprozesse im Körper würden schlicht zum Stillstand kommen.

Je älter wir werden, desto weniger Stammzellen haben wir im Körper und desto weniger aktiv sind sie. Je weniger Stammzellen wir zur Verfügung haben, desto schlechter für uns. Dabei ist es nicht so, dass wir bei der Geburt einen festen Vorrat an Stammzellen haben, der einfach Jahr für Jahr schrumpft. Man kann sich Stammzellen eher wie Pflanzensprösslinge in einem Gewächshaus vorstellen. Stammzellen können sich teilen, differenzieren und aus sich selbst heraus vermehren.

Mit zunehmendem Alter verlieren sie jedoch diese Fähigkeiten nach und nach. Zum einen funktionieren Stammzellen nicht mehr so gut, das heißt, sie reagieren nicht mehr so schnell auf Verletzungen oder Schäden wie in jungen Jahren. Deshalb brauchen wir im Alter länger, um eine einfache Wunde zu heilen. Zum anderen teilen sie sich nicht mehr so schnell, wodurch ihre Anzahl zusätzlich abnimmt. Wie ein vernachlässigtes Gewächshaus, in dem mit den Jahren immer weniger kräftige Sprösslinge wachsen. Manche wachsen irgendwann gar nicht mehr richtig. Für uns kann sich das in Alterserscheinungen wie dünner Haut, brüchigen Knochen, einem schwächeren Immunsystem, Blutbildungsstörungen oder einem schlechter funktionierenden Gehirn äußern.

10 – Nachlassende Zellkommunikation

Die Zellen in unserem Körper »reden« miteinander. Sie tun das über chemische Signale, elektrische Impulse, Immunantworten und Gewebeinteraktionen – die Zellen in unserem Körper interagieren also auf ganz unterschiedliche Arten und Weisen miteinander. Ohne diese Kommunikation wüssten Zellen nicht, wie sie auf Umweltreize, Verletzungen oder alltägliche Abläufe reagieren sollen. Man kann es sich vorstellen wie ein Arbeitsteam: Ohne Meetings, Mails und Absprachen läuft nichts – keiner wüsste sonst, was der andere tut.

Im Alter gerät diese Kommunikation zunehmend aus dem Takt. Wie in einem Großraumbüro mit schlechtem WLAN, lärmender Umgebung und müden Mitarbeitenden: Informationen kommen zu spät oder gar nicht an, Aufgaben bleiben liegen – Chaos entsteht. Und genau so läuft es im Körper, wenn die Zellkommunikation nachlässt. Signale kommen gar nicht mehr oder viel zu spät an – die Zellen können sich untereinander immer schlechter koordinieren.

Gestörte Zellkommunikation ist ein übergreifendes Kennzeichen des Alterns – die interzelluläre Kommunikation ist wie das Netzwerk, das sich zwischen den anderen Kennzeichen des Alterns spannt. Sie wird einerseits durch andere Alterungsprozesse ausgelöst – andererseits verstärkt sie diese zugleich. Die Folgen sind vielfältig, denn die Kommunikation betrifft im Grunde alle Systeme im Körper. Chronische Entzündungen, Insulinresistenz, ein geschwächtes Immunsystem – die Folgen reichen weit.

11 – Mehr chronische Entzündungen

Entzündungen sind die natürliche Reaktion unseres Körpers auf Verletzungen, Infektionen oder andere Gefahren. Sie sind Teil des Immunsystems und helfen dabei, Eindringlinge wie Bakterien oder Viren zu bekämpfen, Gewebe zu reparieren und Heilungsprozesse einzuleiten. Wir alle haben das schon gesehen: Rötung, Schwellung, Wärme oder Schmerz – Zeichen dafür, dass der Körper arbeitet. Ohne Entzündung könnten wir keine Wunde schließen.

Ein Vergleich macht das greifbarer: Man kann sich Entzündungen, sehr vereinfacht gesagt, wie eine Baustelle im Straßenverkehr vorstellen. Die Baustelle wird eingerichtet, um einen Schaden an einer bestimmten Stelle in der Straße zu reparieren. Kurzfristig stört sie den Verkehr – vielleicht sogar mehr als das kleine Schlagloch selbst –, aber langfristig wird sie dafür sorgen, dass der Verkehr dort wieder fließen wird. »Gute« Entzündungen, um zum Beispiel Wunden zu schließen, nennt man akute Entzündungen. Sie sind nicht das Problem. Das Problem sind chronische Entzündungen.

Wenn wir älter werden, sammeln sich in unserem Körper überall kleine chronische Entzündungen an. Unser Körper ist also permanent in einer Art »Alarmzustand«, obwohl es kein echtes Problem gibt. Man kann es sich so vorstellen wie im Straßenverkehr: Überall im Körper werden Baustellen eingerichtet – auch wenn die Straßen dort gar nicht beschädigt sind. Auf den Baustellen wird auch nicht wirklich gearbeitet. Sie bleiben einfach dort, behindern den Straßenverkehr dauerhaft, weil niemand kommt und sie wieder auflöst.

Chronische Entzündungen werden in unserem Körper durch unterschiedliche Faktoren ausgelöst. Zwei Beispiele: Seneszente Zellen, also die funktionslosen »Zombiezellen«, über die wir bereits gesprochen haben, können chronische Entzündungen auslösen. Aber auch das Immunsystem kann Schäden verursachen. Weil es im Alter immer »blinder« und schlechter reagiert, kann es echte Bedrohungen von unechten Bedrohungen nicht mehr unterscheiden und überreagiert auf eigentlich harmlose Reize – man kennt das, in extremen Fällen, von Autoimmunkrankheiten.

Diesen Zustand – er ist uns schon bei der verminderten Autophagie begegnet – nennt man auch Inflammaging oder Entzündungsaltern. Inflammaging ist eines der wichtigsten Kennzeichen des Alterns und spielt eine zentrale Rolle bei vielen Alterserkrankungen. Dauerhafte Entzündungen in den Gelenken führen beispielsweise zu Arthritis, im Gehirn führen sie zu Neurodegeneration. Auch typische altersbedingte Krankheiten wie Krebs, Alzheimer oder Diabetes Typ 2 werden vermutlich durch chronische Entzündungen verstärkt.

Chronische Entzündungen entstehen durch andere Alterungsprozesse und beschleunigen diese zugleich, sie wirken wie ein Katalysator, also Beschleuniger des Alterns. Das ist ein Grund dafür, warum sie in der Altersforschung besonders im Fokus stehen – ihre Kontrolle ist entscheidend für ein gesundes, langsames Altern.

12 – Gestörte Darmflora und Mikrobiom

Bevor wir uns mit diesem Thema beschäftigt haben, war uns nicht klar, wie viele Mitbewohner wir eigentlich haben – in uns und auf uns. Wir reden vom sogenannten Mikrobiom. Auf und in unserem Körper leben unzählige Mikroorganismen, also Kleinstlebewesen wie Bakterien, Viren und Pilze. Was vielleicht ein wenig befremdlich oder für den einen oder anderen auch eklig klingen mag, ist für uns überlebenswichtig. Eine besonders wichtige Rolle spielt dabei das Mikrobiom im Darm – vor allem, wenn es um gesundes Altern geht. Die Mikrobiomforschung hat in den letzten Jahren enorme Fortschritte gemacht. Immer deutlicher wird: Unsere Darmflora beeinflusst unsere Gesundheit und Lebenserwartung stärker als lange gedacht.

Jeder Mensch hat eine unterschiedliche Mischung aus Mikroorganismen im Darm. Die meisten davon sind Bakterien – und genau die sind besonders wichtig. Es gibt Hunderte verschiedene Arten von Darmbakterien, und sie alle haben unterschiedliche Aufgaben. Sie helfen beim Verdauen, produzieren Vitamine, regulieren den Stoffwechsel und unterstützen unser Immunsystem, indem sie helfen zu unterscheiden, wer Freund und wer Feind ist.

In unserem Darm gibt es gute (also förderliche) und schlechte (potenziell schädliche) Bakterien, aber selbst gute Bakterien in zu großer Menge können negative Auswirkungen haben – es kommt auf die richtige Balance an. Das Mikrobiom ist wie ein großes, vielschichtiges Team, in dem jeder Spieler eine andere Aufgabe hat. Wie gut das Team funktioniert, hängt von der Zusammensetzung ab.

Jeder Mensch hat ein individuelles und einzigartiges Mikrobiom, und es wird durch eine Vielzahl von Faktoren beeinflusst: Ernährung, Bewegung, Schlaf, Stress, Umwelteinflüsse, unser Genom – all das hat entscheidenden Einfluss auf unser Mikrobiom. Und das ist längst nicht alles: Medikamente, zum Beispiel Antibiotika, können unser Mikrobiom für Monate aus dem Gleichgewicht bringen.

Und ja, auch das Alter wirkt sich spürbar auf unser Mikrobiom aus. Je älter wir werden, desto mehr nimmt nämlich die Vielfalt unserer Darmbakterien ab und desto mehr potenziell schädliche Bakterien sammeln sich an. In der Tendenz wird unser Mikrobiom im Alter also immer schlechter. Wenn wir alt werden und gesund bleiben wollen, sollten wir also dafür sorgen, dass wir ein möglichst gutes Mikrobiom haben.

Ein aus dem Gleichgewicht geratenes Mikrobiom kann unseren gesamten Organismus belasten. Es kann zu lokalen Entzündungen oder sogar einem durchlässigen, also quasi tropfendem Darm (»Leaky Gut«) kommen. Auch Verdauungsprobleme wie Blähungen, Durchfall oder Verstopfung sind häufige Folgen. Außerdem kann es die Aufnahme wichtiger Nährstoffe wie Vitamine und Mineralstoffe aus der Nahrung behindern. Ein gutes Mikrobiom ist ein Schlüsselthema, wenn es darum geht, gesund zu altern.

Was folgt nun aus alldem?

Ganz schön viel, oder? Das dachten wir zumindest, als wir uns das erste Mal mit den zwölf Kennzeichen des Alterns beschäftigt haben. Die Forschung ist noch längst nicht abgeschlossen. Gut möglich, dass in Zukunft noch weitere »Hallmarks of Aging« hinzukommen, und mit Sicherheit wird die Wissenschaft von Jahr zu Jahr besser verstehen, wie genau diese Prozesse ablaufen – und wie wir sie gezielt beeinflussen können.

Die Forschung zeigt aber heute schon sehr gut, warum die Suche der Menschheit nach dem *einen* Jungbrunnen seit Jahrhunderten gescheitert ist. Altern hat nicht eine Ursache, sondern viele. Es gibt keinen einzelnen Mechanismus, den man mit einer Pille stoppen könnte. Altern ist ein höchst komplexer Prozess in unserem Körper. Verschiedene Systeme verschleißen – langsam, aber stetig. Und alle diese Systeme, die von den zwölf Kennzeichen des Alterns betroffen sind, hängen wiederum miteinander zusammen und beeinflussen sich gegenseitig. Das bedeutet: Wer Altern verlangsamen will, muss viele kleine Stellschrauben gleichzeitig bewegen.

Was die zwölf Kennzeichen des Alterns sehr deutlich zeigen, ist auch noch mal, wie Langlebigkeit mit Gesundheit zusammenhängt. Das klingt im ersten Moment banaler, als es tatsächlich ist. Die unterschiedlichen Kennzeichen des Alterns führen in den meisten Fällen nicht einfach nur zu einem »Älterwerden«, sondern häufig zu irgendeiner Art von Erkrankung. Die Wahrheit ist: Kaum jemand stirbt an »Altersschwäche« – die allermeisten Menschen sterben an irgendeiner Erkrankung. Wer etwas für seine Langlebigkeit tut, tut also nicht nur etwas dafür, dass er oder sie potenziell länger lebt, sondern auch etwas dafür, sich Krankheiten und das mit ihnen verbundene Leid länger vom Leib zu halten.

Altersbedingte Erkrankungen wie Demenz, Parkinson, Bluthochdruck, Herzinfarkte, Osteoporose, Diabetes Typ 2 und auch Krebs lassen sich häufig nur schwer behandeln. Stattdessen könnte es in der Zukunft in den Vordergrund rücken, ihre Entstehung zu vermeiden, indem man präventiv versucht, die zwölf Kennzeichen des Alterns zu verlangsamen. In den Großstädten der USA wie New York boomen bereits Longevity-Zentren, so etwas wie supermoderne Arztpraxen, die genau das machen. Man untersucht dort Werte wie Blutzucker, Körperfett oder die Sauerstoff-Aufnahmekapazität und überlegt anschließend Maßnahmen, um diese Werte zu verbessern. Manche der dort angebotenen Behandlungen sind seriös, andere noch eher spekulativ. Wir blicken später noch genauer darauf.

Die gute Nachricht ist: Nicht alle, aber die meisten der zwölf Kennzeichen des Alterns lassen sich beeinflussen. Je nachdem, wie wir uns verhalten, können wir unseren Alterungsprozess verlangsamen oder beschleunigen. Welche Verhaltensweisen genau welchen Einfluss haben, schauen wir uns im Hauptteil dieses Buches für die unterschiedlichen Lebensbereiche ganz genau an. An dieser Stelle wollen wir jetzt erst mal die Frage klären, woher die Wissenschaft überhaupt weiß, was das Altern beschleunigt und was es verlangsamt? Wie läuft Langlebigkeitsforschung ab, und woher kommen die Erkenntnisse, auf die wir uns in diesem Buch immer wieder berufen?

1.3 WARUM LANGLEBIGKEITSFORSCHUNG SO SCHWIERIG IST

Wenn man wirklich wissen möchte, welche Veränderungen das Leben eines Menschen verlängern, müsste man eigentlich die Leben von Zigtausenden von Menschen in einer repräsentativen Studie unter die Lupe nehmen. Angenommen, wir wollten untersuchen, ob weniger als sechs Stunden Schlaf die Lebenserwartung beeinflusst. Man müsste dann eine Testgruppe haben, die ihr Leben lang weniger als sechs Stunden schläft, und eine Kontrollgruppe, die schlafen kann, so viel sie möchte. Dann müsste man die Gesundheitsdaten dieser Menschen genauestens beobachten und warten, bis sie alle gestorben sind. Anschließend könnte man sich die Verläufe der Leben anschauen und Rückschlüsse darauf ziehen, ob mehr als sechs Stunden Schlaf einen tatsächlich länger und gesünder leben lassen oder nicht. Theoretisch.

Hierbei gibt es nämlich gleich mehrere Probleme. Erstens ist die Studie moralisch hochgradig problematisch – schließlich müsste die Testgruppe dafür sehr viel opfern, denn sie wäre wahrscheinlich dauerhaft müde, weniger leistungsfähig und womöglich auch früher tot. Was die Sache noch fragwürdiger macht, ist, dass jeder, der heute lebt, von dieser Studie nichts mehr hätte. Denn eine lebenslange Menschenstudie dauert nun mal ein Leben lang – also zwischen siebzig und hundert Jahren.

Deshalb ein kleiner Spoiler: Die Studien, die man eigentlich bräuchte, um 100 Prozent sichere Aussagen zur Langlebigkeit zu treffen – nämlich lebenslange Vergleichsstudien im Menschen –, gibt es eigentlich nie. Das ist auch der Grund, warum es im gesamten Bereich Langlebigkeit und Gesundheit so viel Verwirrung und Widerspruch gibt. Man kann nur versuchen, sich mithilfe von anderen Studien einer Antwort zu nähern. Bis zu einem gewissen Grad ist das in der Forschung immer so – aber in der Welt der Langlebigkeit ist das Problem wegen der fehlenden lebenslangen Studien, die es aber eigentlich bräuchte, besonders präsent.

Was Langlebigkeit mit Mäusen zu tun hat

Die wichtigsten Erkenntnisse in der Altersforschung kommen heutzutage aus Mausstudien. Mäuse sind bekanntlich Säugetiere, und viele biologische Studien kann man mit ihnen stellvertretend für den Menschen durchführen. Auch bei Medikamenten und Ernährung werden deshalb Studien mit Mäusen durchgeführt. Trotzdem hat die Langlebigkeitsforschung es sogar mit den kleinen Nagetieren schwerer als beispielsweise bei Medikamentenstudien. Studien zu neuen Medikamenten laufen meist nur über wenige Wochen oder Monate. Die meisten repräsentativen Studien in der Langlebigkeit sind sogenannte »Lifespan Studies«, also Studien über ein ganzes Leben hinweg. Eine Labormaus lebt etwa zwei bis drei Jahre – dementsprechend langsam, teuer und aufwendig sind solche Studien.

Konkret laufen Mausstudien dann zum Beispiel so ab: Man hat 1000 Mäuse, die man von Beginn ihres Lebens an bis zu ihrem Tod im Labor beobachtet. Man prüft in festgelegten Intervallen ihre Gesundheit und Vitalität, und nach ihrem Tod untersucht man, woran sie gestorben sind.

Die Mäuse werden zu Beginn der Studie in unterschiedliche Gruppen eingeteilt. Es gibt immer eine Gruppe, die keine Interventionen erhält. Sie lebt also unter »normalen Bedingungen«. Diese Gruppe nennt man Kontrollgruppe. Dann gibt es zum Beispiel eine Gruppe, die ein bestimmtes Medikament bekommt, von dem man denkt, dass es das Leben verlängern könnte. Eine andere Gruppe bekommt zum Beispiel eine besondere Ernährung. Wieder eine andere Gruppe könnte ein bestimmtes Nahrungsergänzungsmittel bekommen.

Nach Abschluss der Studie schaut man sich dann an, welche Interventionen das Leben der Mäuse verlängert haben. Man kann bei Mäusen auch einzelne Gene verändern und so den Einfluss bestimmter Genaktivitäten oder Signalwege auf die Langlebigkeit herausfinden.

In solchen Mausstudien konnte zum Beispiel gezeigt werden, dass das Immunsuppressivum Rapamycin (auch Sirolimus genannt) das Leben von Mäusen ab Einnahme um 20 bis 30 Prozent verlängern kann. Wir kommen später noch darauf zurück. Es konnte außerdem gezeigt werden, dass eine Reduktion der Kalorienzufuhr das Leben der Mäuse um bis zu 50 Prozent verlängern kann.

Bei dem Nahrungsergänzungsmittel NMN (Nicotinamidmononukleotid) konnte man herausfinden, dass es die Gesundheit und Energie der Mäuse bis ins hohe Alter besser erhalten kann. Sie liefen zum Beispiel fast so weit wie deutlich jüngere Mäuse und hatten eine bessere Gedächtnisleistung. Diese misst man, indem man sie in einem Labyrinth beobachtet. Mäuse mit guter Hirnleistung wählen nicht mehrmals den falschen Weg.

Bei alldem gibt es einen entscheidenden Haken: Viele der Forschungsergebnisse lassen sich von der Maus auch auf den Menschen übertragen – aber nicht immer und nicht eins zu eins. Denn in der Biologie gibt es durchaus auch immer wieder den Fall, dass Interventionen in der Maus funktionieren, im Menschen aber nicht, denn – wie man in der Wissenschaft gern sagt – der Mensch ist eben keine Maus.

Dass Dinge, die in der Maus funktionieren, im Menschen komplett wirkungslos sind, ist nur selten der Fall. Aber es ist häufig der Fall, dass eine Intervention, die eine Maus vielleicht um 20 Prozent länger leben lässt, bei einem Menschen einen geringeren Effekt, zum Beispiel nur 10 Prozent, hat.

Doch es sind auch dramatischere Fehlschlüsse möglich. So hat eine Studie[2] aus dem Jahr 2012 beispielsweise gezeigt, dass man die Verlängerung der Telomere in Mäusen aktivieren kann, wodurch sie bis zu 20 Prozent länger leben. Auf den Menschen ließen sich diese Ergebnisse allerdings nicht übertragen, weil die Telomerase-Aktivierung (mehr dazu später) beim Menschen offenbar das Krebsrisiko erhöht[3]. Vermutlich blieb dieser Effekt in der Maus unbemerkt – einfach, weil sie nicht lange genug lebte.

Dass wir vieles bis heute nur in der Maus nachweisen können und beim Menschen noch im Dunkeln tappen, hat in der Wissenschaft sogar seinen eigenen Namen. Forscher aus der Szene sprachen uns gegenüber in diesem Zusammenhang gern vom »Maus-Gap«, also der Maus-Lücke. Sie erklärt auch, warum bei vielen Erkenntnissen im Bereich Langlebigkeit so etwas steht wie »durch Studien belegt«, obwohl es eigentlich gar keine Studien mit Menschen gibt.

Das ist kein Makel. Aus den genannten Gründen kann es heute noch gar keine lebenslangen Menschenstudien geben. Mausstudien bleiben das Maß aller Dinge – solange wir ihre Grenzen nicht aus den Augen verlieren.

Würmer, Fliegen und Fische

In der Langlebigkeitsforschung werden nicht nur Studien an Mäusen durchgeführt, sondern auch an anderen Tieren. Im Regelfall werden neue Erkenntnisse zunächst in Fliegen- und Wurmstudien gewonnen. Weil Würmer und Fliegen nur wenige Tage leben und leicht zu halten sind, lassen sich mit ihnen schnell erste Ergebnisse erzielen – in großer Zahl und zu geringen Kosten. Erst wenn sich eine Theorie in Würmern und Fliegen bestätigt, geht man in der Regel den nächsten Schritt und macht eine Studie mit Mäusen oder auch anderen Tieren wie Fischen.

Je weniger komplex der Organismus, desto einfacher ist es, Wirkungen in der Langlebigkeit zu erzielen. Dementsprechend ist die Forschung heute bei Würmern schon viel weiter als bei Mäusen oder Menschen. Die Zahlen zeigen das sehr deutlich. Das Leben von Würmern konnte man in einer Studie[4] durch eine Genmutation bereits bis auf das Zehnfache verlängern. Das Leben von Fruchtfliegen konnte man auf das Dreifache verlängern[5]. Bei Mäusen und Fischen schafft man derzeit eine Verlängerung von maximal 50 Prozent.

Es spricht jedoch vieles dafür, dass sich manche Erkenntnisse aus Würmern und Fliegen irgendwann auch auf Menschen übertragen lassen – nur dauert die Forschung dazu deutlich länger. Denn je komplexer ein Organismus ist, desto geringer ist die Wirkung, die man mit einer einzelnen Intervention erzielen kann.

Warum man trotzdem auch am Menschen forschen muss und kann

Es gibt Dinge, die kann man an Tieren nicht testen. Manche Dinge lassen sich an Tieren schlicht nicht untersuchen – etwa die Effekte von regelmäßigem Krafttraining. Soziale Faktoren wie zwischenmenschliche Beziehungen lassen sich bei Tieren ebenso wenig simulieren wie komplexe Ernährungsgewohnheiten. Tierstudien sind in der Langlebigkeitsforschung von großem Wert, aber man kann in ihnen längst nicht alle Aspekte eines menschlichen Lebens nachbilden und stößt dadurch an Grenzen.

Deshalb muss der Mensch manchmal doch wieder selbst ins Zentrum der Forschung rücken. Wie wir bei den »Hallmarks of Aging« gelernt haben – und wie wir im nächsten Kapitel auch noch vertiefen werden –, muss man nicht bis zum Tod eines Menschen warten, um zu erkennen, wie schnell oder langsam dieser altert. Wenn man sich bestimmte Kennzeichen des Alterns, wie zum Beispiel die Länge der Telomere oder auch das Epigenom genauer anschaut, kann man Rückschlüsse darauf ziehen, wie schnell oder langsam dieser Mensch aktuell altert.

Ein Beispiel, wie Studien mit Menschen aussehen können: Man nimmt 100 Menschen und teilt diese in eine Gruppe A und eine Gruppe B auf. Zu Beginn der Studie bestimmt man das biologische Alter dieser 100 Probanden. Anschließend lebt Gruppe A als Kontrollgruppe einfach weiter wie bisher. Gruppe B dagegen verordnet man eine Diät, von der man ausgeht, dass sie besonders förderlich für die Langlebigkeit ist. Nach fünf Jahren vergleicht man die Ergebnisse beider Gruppen. Nun kann man feststellen, ob Gruppe B biologisch langsamer gealtert ist als Gruppe A. Wenn ja, könnte das ein Anzeichen dafür sein, dass die untersuchte Ernährungsweise für die Langlebigkeit förderlich ist.

Eine weitere Methode der Langlebigkeitsforschung im Menschen ist es, sich nur auf das höhere Alter zu konzentrieren. So hat man zum Beispiel Studien mit sehr alten Menschen durchgeführt, denen man NMN als Nahrungsergänzungsmittel gegeben hat, um damit eventuell die Energieproduktion der Mitochondrien zu verbessern.

In Deutschland liegt die durchschnittliche Lebenserwartung eines Mannes derzeit bei 78,2 Jahren. Wenn man nun eine Studie mit Siebzigjährigen beginnt und bei ihnen unterschiedliche Interventionen ausprobiert, wird man vermutlich innerhalb von zehn bis zwanzig Jahren erste Erkenntnisse darüber haben, welche Interventionen das Leben und die Gesundheit verlängert haben. Problematisch dabei ist: Manche Interventionen müssen früh im Leben beginnen, andere wirken auch später – daher lassen sich Ergebnisse bei Misserfolg schwer einordnen.

Und dann gibt es noch eine dritte Möglichkeit, Erkenntnisse direkt aus dem menschlichen Leben zu gewinnen: sogenannte Rückwärtsstudien. Bisher haben wir nur über prospektive Studien gesprochen, also Studien, die nach vorne blicken: Man nimmt zwei Gruppen, macht in der einen Gruppe eine Intervention, in der anderen nicht, und schaut nach einem gewissen Zeitraum, welche Unterschiede sich dabei ergeben haben.

Es geht aber auch andersherum, also retrospektiv. Nämlich indem man auf das Leben von Menschen zurückblickt und versucht, daraus etwas zu lernen. Das bekannteste Beispiel dafür sind sicherlich die sogenannten »Blue Zones«. Die Blauen Zonen sind bestimmte Gebiete auf der Welt, in denen die Menschen überdurchschnittlich alt werden und gesund bleiben.

Eine der Blauen Zonen ist Okinawa in Japan, wo viele Menschen gesund über neunzig oder sogar hundert Jahre werden. Indem man die Lebens-, Ernährungs- und Bewegungsgewohnheiten der Menschen dort genauestens untersuchte – durch Befragungen über entsprechendes Verhalten in der Vergangenheit –, konnte man wichtige Erkenntnisse gewinnen. Die Forscher fragten sich: Was machen die Menschen dort anders als in anderen Regionen der Welt? So fanden sie beispielsweise heraus, dass sich eine überwiegend pflanzliche Ernährung, Bewegung im Alltag, starke soziale Bindungen und niedriger Stress positiv auf ein langes, gesundes Leben auswirken.

Warum 1+1 nicht immer 2 ist

Es gibt eine wichtige Besonderheit, die man beim Betrachten von Langlebigkeitsstudien beachten muss. In der Mathematik ist 1+1 immer 2. In der Biologie ist es komplizierter. Nehmen wir ein Beispiel: Ein Supplement (Nahrungsergänzungsmittel) verlängert in einer Studie das Leben von Mäusen um 10 Prozent, ein anderes in einer anderen Studie um 5 Prozent. Man könnte nun davon ausgehen, dass man das Leben bei Einnahme beider Supplements um 15 Prozent verlängern könnte.

Dem ist aber nicht so. Die Effekte addieren sich nicht automatisch – im Gegenteil: Sie können sich sogar gegenseitig stören. Es wäre also durchaus möglich, dass man mit Supplement A das Leben um 10 Prozent verlängern kann, sich dieser Effekt bei gleichzeitiger Einnahme von Supplement B aber auf 7 Prozent verringert. Was zunächst unlogisch klingt, liegt an der enormen Komplexität biologischer Systeme. Wie wir bereits bei den »Hallmarks of Aging« gesehen haben, hängt alles mit allem (oder zumindest vieles mit vielem) zusammen, und es kann die unterschiedlichsten Wechsel- und Nebenwirkungen geben, die man vorher kaum voraussehen kann.

Aus diesem Grund ist übrigens auch nicht sicher, wie sinnvoll Bryan Johnsons Ansatz tatsächlich ist. Was er mit seiner Bewegung »Don't Die« macht, ist im Grunde genommen ein einfacher und logischer Ansatz. Er versucht, alles umzusetzen, was in Tierstudien als lebensverlängernd gilt. Das klingt im ersten Moment logisch – ist es aber nicht zwangsläufig. Es ist gut möglich, dass er mit weniger das gleiche Ergebnis hätte erreichen können. Oder sogar mehr.

Das ist auch der Grund, warum viele aus einer wissenschaftlichen Sicht kritisch auf das blicken, was Bryan Johnson da macht. Selbst wenn er, was wahrscheinlich ist, ein langes und gesundes Leben haben wird, wird der Erkenntnisgewinn daraus für die Wissenschaft eher gering sein. Denn bei der Menge an Interventionen, die er vornimmt, wird man nie wissen können, was ihn am Ende tatsächlich länger hat leben lassen und was nicht. Trotzdem ist der Ansatz, den er wählt, aus einer individuellen Perspektive nachvollziehbar – wir kommen darauf später noch mal zurück.

Warum Korrelation nicht immer Kausalität ist

Wie in allen Bereichen der Forschung und Wissenschaft ist es auch bei der Langlebigkeit extrem wichtig, zwischen Kausalität und Korrelation unterscheiden zu können. Für eine wirklich gesicherte Erkenntnis sollten beide gegeben sein. Nur weil zwei Dinge zusammen auftreten, bedeutet das nicht, dass eines das andere verursacht. Ein einfaches Beispiel: Wenn in Ländern, in denen viele Störche leben, mehr Kinder geboren werden, bedeutet das natürlich nicht, dass Störche Babys bringen – hier gibt es nur eine Korrelation, keine Kausalität. In Wahrheit hängt die Korrelation – mehr Störche und mehr Babys – mit ländlichen Gegenden zusammen: Dort gibt es viel natürlichen Lebensraum für Vögel und gleichzeitig mehr Familien mit Kindern.

Dasselbe gilt in der Langlebigkeitsforschung: Wenn Menschen in einer Blauen Zone lange leben, bedeutet das nicht automatisch, dass ein bestimmtes Nahrungsmittel oder Ritual, das dort vermehrt auftritt, die Ursache ist. Es könnte auch an anderen Faktoren wie der Gemeinschaft, genetischen Besonderheiten oder der gesamten Lebensweise liegen.

Eine beobachtete Korrelation allein reicht nicht aus, man muss auch erklären können, wie sie sich zum Beispiel auf die zwölf Kennzeichen des Alterns auswirkt. Andersherum muss man, wenn man einen bestimmten kausalen Zusammenhang glaubt gefunden zu haben – zum Beispiel, weil man davon ausgeht, dass sich ein bestimmtes Supplement positiv auf einen bestimmten biologischen Prozess in unserem Körper auswirken könnte – zusätzlich noch eine tatsächliche Korrelation in einer Studie nachweisen.

Warum Helmut Schmidt kein Argument ist

Über eine statistische Besonderheit müssen wir auch noch sprechen: Varianz. In fast jedem dritten Gespräch über Langlebigkeit fällt irgendwann der Name Helmut Schmidt. Leute sagen dann so was wie: »Das ist ja alles schön und gut, aber am Ende bringt das doch nichts! Guck mal, Helmut Schmidt – der hat Kette geraucht und ist 96 Jahre alt geworden!« Und ja, sie haben damit recht – und gleichzeitig vollkommen unrecht.

Dazu müssen wir ein bisschen ausholen: Neueste Untersuchungen[6] zeigen, dass jede einzelne Zigarette bis zu zwanzig Minuten Lebenszeit kostet. Ein durchschnittlicher Raucher konsumiert etwa fünfzehn Zigaretten pro Tag. Das entspricht rund fünf Stunden Lebenszeit pro Tag, fast anderthalb Tagen pro Woche – oder etwa siebzig Tagen pro Jahr. Unterm Strich: ein rund 20 Prozent kürzeres Leben. Ältere Studien gehen von etwa 10 bis 15 Prozent aus.

Mit dieser Erkenntnis zurück zu Helmut Schmidt. An seinem Beispiel lässt sich wunderbar erklären, was statistische Varianz bedeutet. Stellen wir uns vor, es hätte nicht nur einen, sondern einhundert genetisch identische Helmut Schmidts gegeben – fünfzig von ihnen hätten geraucht und die anderen fünfzig nicht. Diese einhundert Helmut Schmidts hätten nun ansonsten weitestgehend das gleiche Leben geführt. Was wäre passiert?

Wären alle fünfzig Nichtraucher-Helmuts hundert Jahre alt geworden? Und alle fünfzig Raucher-Helmuts mit achtzig am selben Tag gestorben? Natürlich nicht. Der Alterungsprozess und die Entstehung von Krankheiten sind so komplex, dass das Resultat wesentlich vielschichtiger ausgefallen wäre. Es hätte einige rauchende Helmuts gegeben, die schon mit 62 an Lungenkrebs gestorben wären, und andere, die vielleicht ebenfalls 96 geworden wären – vielleicht wäre irgendein rauchender Helmut Schmidt sogar 98 Jahre alt geworden. Andersherum wären natürlich auch bei den Nichtraucher-Helmuts einige schon mit Mitte siebzig gestorben, andere dagegen wären vielleicht aber auch 105 oder 110 Jahre alt geworden.

Entscheidend ist die durchschnittliche Lebenserwartung der beiden Gruppen. Wissenschaftlich betrachtet hätten die rauchenden

Helmuts im Durchschnitt eine etwa 20 Prozent kürzere Lebenserwartung, zum Beispiel achtzig Jahre, als die nicht rauchenden Helmut Schmidts, zum Beispiel hundert Jahre. Nun gab es aber nur einen Helmut Schmidt und der hat reichlich Mentholzigaretten geraucht. Vermutlich hat er einfach Glück gehabt. Vielleicht würde er aber auch – wenn er nicht geraucht hätte – heute noch leben.

Zum Leben gehören immer auch Glück und Pech dazu. Es wird vereinzelt immer Menschen geben, die extrem viel für ihre Gesundheit tun und trotzdem früher sterben als andere, die extrem ungesund gelebt haben. Im Durchschnitt, für die meisten, ist es aber so, dass eine gesunde Lebensweise zu einem längeren und gesünderen Leben führen wird, während ungesunde Gewohnheiten das Leben verkürzen und die Wahrscheinlichkeit von Krankheiten erhöhen. »Ausnahmen bestätigen die Regel« ist ein blödes (und daher oft nicht ganz ernst gemeintes) Sprichwort, das man eben so dahersagt – aber das macht es ja nicht weniger wahr. Denn ein bisschen Streuung oder eben Varianz ist immer.

Langlebigkeit ist und bleibt erst mal eine Wette

Die Langlebigkeitsforschung ist jung – so richtig ging es erst nach 2013 los, nach der Entdeckung der »Hallmarks of Aging« –, der untersuchte Prozess ist extrem komplex, und lebenslange Humanstudien, die die Wirkung einzelner Veränderungen klar belegen, gibt es nicht. Was macht man nun damit? Man hat nur zwei Möglichkeiten. Wenn man nur das tun möchte, wovon man hundertprozentig sicher sein kann, dass es funktioniert, kann man eigentlich nicht viel machen.

Die andere Möglichkeit ist, dass man heute schon Dinge tut und verändert, bei denen sich die Hinweise und Belege verdichten, dass sie funktionieren werden. Wichtig ist dabei allerdings aus unserer Sicht, dass man sich darüber bewusst ist, dass alles, was man heute unternehmen kann, bis zu einem gewissen Punkt eine Wette bleiben wird.

Hier kommt nun doch wieder Bryan Johnsons Ansatz im Spiel – was er tut, ist aus dieser Perspektive betrachtet nur folgerichtig. Er macht wirklich alles, wozu es in irgendwelchen Tier- oder experimentellen Humanstudien nachvollziehbare und glaubwürdige Hinweise gibt, dass es ihn länger und gesünder leben lässt.

Wahrscheinlich werden einige der Dinge, die er tut, am Ende keine oder nur geringe Wirkung haben. Andere werden dafür vielleicht umso besser funktionieren. Wenn man sich dafür entscheidet, etwas für seine Langlebigkeit zu tun, ergibt es aus unserer Sicht deshalb durchaus Sinn, direkt eine ganze Reihe von Dingen zu machen und zu verändern anstatt nur eine einzelne Sache.

Über allem steht allerdings bei jeder einzelnen Maßnahme für die Langlebigkeit eine wichtige Prämisse: Sicherheit. Insbesondere angesichts der Tatsache, dass jede einzelne Maßnahme eine Wette bleibt, ist es wichtig, dass diese Maßnahmen auf keinen Fall negative Effekte auf unsere Gesundheit haben. Wenn eine Maßnahme im besten Fall mein Leben verlängert – und im schlimmsten nur Geld gekostet hat –, ist das ein Risiko, das viele eingehen können. Wenn eine Maßnahme allerdings im besten Falle mein Leben verlängert, im schlechtesten Fall aber mein Leben nicht nur nicht verlängert, sondern mich vielleicht krank macht, sollte man sich sehr, sehr gut überlegen, ob man dazu wirklich bereit ist.

Solange man »nichts zu verlieren« hat, kann man eine Menge Dinge ausprobieren – sonst nicht. Die gute Nachricht an dieser Stelle ist, dass es viel häufiger Erkenntnisse zur Sicherheit von bestimmten Interventionen gibt als zu ihrem langfristigen Nutzen – schlicht und ergreifend, weil man unerwünschte Nebenwirkungen und Schäden meist viel schneller und deutlicher erkennen kann.

Triff bewusste Entscheidungen!

Neben dem medizinethischen Grundsatz »Nicht schaden« halten wir noch eine zweite Regel für wichtig. Wie wir gesehen haben, wirkt kaum eine Maßnahme garantiert. Vielleicht gehört man trotz gesunder Lebensweise einfach zur »Pechgruppe« und wird – salopp gesagt – morgen vom Bus überfahren.

Deshalb unser Vorschlag: Fang mit den Dingen an, die dir leichtfallen – die deine Lebensqualität steigern, die Spaß machen, die dir direkt guttun. Bei Maßnahmen, die die eigene Lebensqualität einschränken – also Maßnahmen, die nach dem Motto funktionieren: »Ich verzichte heute auf etwas, damit ich später länger lebe« –, sollte man sich genau überlegen, ob sie es einem wert sind. Aus unserer Erfahrung allerdings – schon mal vorab – sind die Maßnahmen, die wirklich Lebensqualität kosten, die absolute Ausnahme. Die meisten Maßnahmen, die der Langlebigkeit dienen, verbessern auch das Leben im Hier und Jetzt.

Wer anfängt, sein Leben im Sinne der Langlebigkeit zu verändern, sollte sich außerdem immer mal wieder aufs Neue informieren – denn, wie gesagt, die Datenlage ist extrem dynamisch. Es gibt ständig neue Erkenntnisse und Gewissheiten, von denen man möglicherweise profitieren kann. Im Sinne der Langlebigkeit zu leben bedeutet auch, lebenslang zu lernen!

1.4 ALTER, ALTERN UND GESUNDHEIT MESSBAR MACHEN

Wir wissen jetzt: An zwölf Kennzeichen lässt sich ablesen, wie schnell oder langsam wir altern. Außerdem wissen wir, wie man das in Studien belegen konnte und dass wir versuchen können, diese Alterungsprozesse zu verlangsamen. Bevor wir uns dann gleich im Hauptteil genau anschauen, wie wir das in den unterschiedlichen Lebensbereichen machen können, bleiben nur noch zwei Fragen zu klären: Wie messen wir unser biologisches Alter, und woher wissen wir eigentlich, ob unser Lebensstil das Altern beschleunigt oder verlangsamt?

Die eindeutigste Antwort erhalten wir irgendwann von selbst, und zwar spätestens, wenn wir im Alter gesünder sind und länger leben als der Durchschnitt. Das Problem: Wer heute etwas für seine Langlebigkeit tun möchte, will nicht erst in Jahrzehnten erfahren, ob es funktioniert hat. Wenn der eigene Lebensstil nicht sonderlich förderlich ist, hat man dann außerdem auch keine Chance mehr, zu intervenieren. Also, keine gute Idee.

Ein anderer Gradmesser könnte das aktuelle Lebensgefühl sein: Wie fit fühle ich mich? Wie gesund bin ich? Wie sehe ich aus? Wer im Sinne der Langlebigkeit lebt, verbessert eigentlich immer auch seine Lebensqualität und Gesundheit heute. Aber auch dieser Ansatz hat Schwächen. Das heutige Lebensgefühl ist nicht unbedingt eine zuverlässige Prognose für unser Alter. Viele schädliche Verhaltensweisen wie Rauchen oder schlechte Ernährung beeinflussen das Wohlbefinden zunächst kaum (oder machen kurzfristig sogar Spaß), führen dafür aber langfristig zu umso heftigeren Schäden.

Wir brauchen also präzisere Methoden, um zu messen, ob wir im Sinne der Langlebigkeit auf dem richtigen Weg sind oder nicht. Wenn Fortschritte messbar sind, bleiben wir außerdem leichter motiviert – und können auch rechtzeitig gegensteuern, wenn etwas nicht funktioniert.

Die gute Nachricht ist, dass die Wissenschaft bereits eine ganze Reihe von Methoden entwickelt hat, mit denen wir sowohl unser biologisches Alter als auch die Geschwindigkeit, in der wir altern, präzise messen können. Darüber hinaus gibt es noch weitere Instrumente, die in Echtzeit tracken können, ob wir uns auf dem richtigen Weg befinden. All das wollen wir uns in diesem Kapitel genauer anschauen.

Epigenetische Uhren

Es liegt nahe, die Kennzeichen des Alterns selbst zu nutzen, um das biologische Alter messbar zu machen. Als besonders hilfreich hat sich hierbei die Epigenetik herausgestellt. Wir erinnern uns ganz kurz an Kapitel 1.1: Das Epigenom funktioniert wie ein Trainer, der entscheidet, welche Spieler (Gene der DNA) aktiv sind und welche pausieren. Um es noch ein bisschen anschaulicher zu machen, wollen wir an dieser Stelle eine andere Metapher verwenden: Stell dir vor, unsere Gene wären Klaviertasten.

In diesem Bild ist das Epigenom der Klavierspieler, der mit unterschiedlichen Griffen steuert, welche Tasten gedrückt werden und welche Töne und Akkorde erklingen. Wenn ein Klavierspieler nun immer älter und schlechter wird, werden seine Griffe ungenauer. Er trifft nicht mehr immer die richtigen Tasten. Ein paar Finger greifen daneben. In den Übergängen von einem Ton zum anderen ist der Spieler zu langsam. In diesem Bild kannst du von der Genauigkeit des Griffes zurückschließen auf das Alter des Spielers.

So ähnlich funktionieren epigenetische Uhren. Sie analysieren ganz genau, auf welche Art und Weise das Epigenom unsere DNA steuert. In der Wissenschaft nennt man das DNA-Methylierungsmuster – wie die Griffe eines Klavierspielers. Macht das Epigenom seinen Job noch wie bei einem Zwanzigjährigen oder schon wie bei einem Sechzigjährigen? Ist die Steuerung präzise oder ungenau? Epigenetische Uhren gelten heute als der Goldstandard bei der Bestimmung des biologischen Alters. Sie zeigen uns, wie gut unser biologisches System noch arbeitet und wie viel Verschleiß sich im Laufe der Zeit angesammelt hat.

Alter messen – die Horvath-Uhr

Die Horvath-Uhr, entwickelt von dem namensgebenden Alterungsforscher Steve Horvath, war die erste epigenetische Uhr, die das biologische Alter einer Person anhand von DNA-Methylierungsmustern präzise bestimmen konnte. Sie wurde 2013 vorgestellt und war ein echter Meilenstein in der Altersforschung. Um das biologische Alter mithilfe der Horvath-Uhr oder jeder anderen epigenetischen Uhr zu bestimmen, braucht man die DNA der jeweiligen Person. Dazu entnimmt man in der Regel eine Blut- oder Speichelprobe. Anschließend wird aus dieser Probe die DNA isoliert und im nächsten Schritt ihre »Aktivierung« analysiert.

Das Ergebnis dieses Prozesses ist dann ein individuelles Methylierungsmuster nach dem Motto »So greift der Klavierspieler aktuell die Tasten«. Dieses Muster wird dann durch einen Algorithmus analysiert. Der Algorithmus kann auf einen riesigen Datensatz von Methylierungsmustern von Menschen unterschiedlichen Alters zugreifen. Der Algorithmus weiß also, wie die Methylierung »normalerweise« bei Menschen aussieht, die kurz vor dem Sterben sind – aber auch wie die Methylierung bei einem Neugeborenen oder einem Dreißig-, Fünfzig- oder Siebzigjährigen aussieht. Die individuelle Probe wird mit dieser Datenbank abgeglichen und am Ende ergibt sich eine Zahl – das individuelle biologische Alter.

Was bedeutet diese Zahl nun? Ist das biologische Alter höher als das chronologische Alter, deutet das auf einen schnelleren Alterungsprozess oder eine akut schlechte Gesundheitslage hin. Liegt das biologische Alter unter dem chronologischen, ist es umgekehrt (und ein Grund zur Freude). Und man hat gute Chancen, länger gesund zu bleiben und älter zu werden, als es die derzeit durchschnittliche Lebenserwartung erahnen ließe. Ist das biologische Alter höher als das chronologische Alter, befindet man sich dagegen auf einem Pfad, der zu einem Tod noch vor der durchschnittlichen Lebenserwartung führen könnte.

Das ist eine ziemlich harte Aussage. Deshalb ist es wichtig, zu verstehen, warum die Wissenschaft sich überhaupt so sicher ist, dass diese auch wirklich zutreffend ist. Wie hat man also validiert, dass das ermittelte biologische Alter auch wirklich korrekt und aussagekräftig ist?

Dazu hat man unterschiedliche Hypothesen in Studien untersucht. Die erste Hypothese war: »Wenn die Horvath-Uhr funktioniert, muss das biologische Alter stark mit dem tatsächlichen chronologischen Alter korrelieren.« Klar – je älter man chronologisch ist, desto älter wird man auch biologisch sein. Tatsächlich konnte das bereits in der ersten Studie von Steve Horvath bei 8000 Proben bestätigt werden.

Viel wichtiger war eine weitere Hypothese: »Wenn die Horvath-Uhr stimmt, müsste ein biologisches Alter, das höher ist als das chronologische Alter, mit einer schlechteren Gesundheit und auch einer verkürzten Lebenserwartung einhergehen.« Auch diese konnte in Studien[7] belegt werden. Personen, deren biologisches Alter höher war als ihr chronologisches, hatten ein höheres Risiko für Krebs, Herz-Kreislauf-Erkrankungen und vorzeitigen Tod.

Eine weitere Metaanalyse[8] aus dem Jahr 2019 zeigte, dass ein biologisches Alter, das höher ist als das chronologische, ein starker Prädiktor (Vorhersagevariable) für die Sterblichkeit ist. Und eine dritte Hypothese: »Wenn die Horvath-Uhr stimmt, sollten Menschen mit einem höheren biologischen Alter physisch in einem schlechteren Zustand sein.« Tatsächlich konnte auch das belegt[9] werden. Je weiter das biologische Alter vom chronologischen Alter nach oben abweicht, desto niedriger die Gehgeschwindigkeit, desto geringer die Muskelkraft und desto schlechter auch die Ergebnisse in kognitiven Tests.

Während ein gesunder Lebensstil und Langlebigkeit für viele Menschen immer etwas Abstraktes sind – nach dem Motto »Wer weiß schon, ob das was bringt?!« –, beweist die Horvath-Uhr das genaue Gegenteil. Mit ihr lässt sich schwarz auf weiß belegen, in welchem Zustand ein Mensch ist. Ein Mann, Ende siebzig, dessen biologisches Alter seinem chronologischen entspricht oder darüber liegt, hat vermutlich keine allzu hohe Lebenserwartung mehr, während ein Mann im selben chronologischen Alter mit einem niedrigeren biologischen Alter noch gute Chancen auf einige gesunde und aktive Lebensjahre hat.

Altern (mit n) messen – DunedinPACE

Die Horvath-Uhr zeigt, wie alt wir biologisch sind. Mit dem Biomarker DunedinPACE lässt sich feststellen, wie schnell wir gerade altern (PACE steht für »Pace of Aging Calculated from the Epigenome«, also die Geschwindigkeit des Alterns, berechnet aus dem Epigenom). Die Geschwindigkeit des Alterns wird von dieser epigenetischen Uhr als Wert angegeben, der zeigt, wie viele biologische Jahre man pro chronologischem Jahr älter wird. Ein Wert von 1 bedeutet, dass man biologisch genauso schnell altert wie chronologisch. Werte unter 1 stehen für langsames Altern: 0,75 bedeutet beispielsweise, dass man pro Kalenderjahr biologisch nur um neun Monate altert. Werte über 1 deuten dagegen auf beschleunigtes Altern hin.

Die »Pace of Aging«-Methode ist insofern hilfreicher als die Horvath-Uhr, weil man durch sie schnelleres Feedback bekommt, wenn man seinen Lebensstil verändert. Wenn man Ernährung, Bewegung oder Stressmanagement ändert, kann man damit bereits nach sechs bis zwölf Monaten sehen, ob man dadurch tatsächlich schneller oder langsamer altert.

Die derzeit beste Methode, die Geschwindigkeit des Alterns zu bestimmen, ist die erwähnte DunedinPACE. Sie basiert auf ähnlichen Prinzipien, wie die Horvath-Uhr, geht allerdings noch einen Schritt weiter. Auch die DunedinPACE basiert auf der Analyse von Methylierungsmustern – allerdings an anderen Stellen als bei der Horvath-Uhr. Sie fokussiert sich auf DNA-Bereiche, die besonders empfindlich auf Lebensstil und Umwelt reagieren. Anschließend vergleicht auch hier ein speziell trainierter Algorithmus die Ergebnisse mit Daten aus einer Langzeituntersuchung mit mehr als 1000 Teilnehmenden. Der Algorithmus wurde darauf trainiert, die Dynamik, also die Geschwindigkeit des Alterungsprozesses zu erkennen, und drückt sie als Wert aus – größer, kleiner oder gleich 1.

Auch hier stellt sich aber wieder die Frage, wie aussagekräftig dieser Wert ist. Um sicherzustellen, dass die DunedinPACE tatsächlich präzise die Geschwindigkeit des Alterns misst, wurde sie im Rahmen einer umfassenden Studie[10] validiert. Diese Langzeitstudie verfolgt seit den 1970er-Jahren über 1000 Menschen von der Geburt bis ins Erwachsenenalter.

Die erste Hypothese bei der Validierung lautet: »Wenn die DunedinPACE funktioniert, muss sie den altersbedingten biologischen Verfall im Laufe der Zeit widerspiegeln.« Heißt also, wenn die DunedinPACE stimmt, müsste ein Wert größer als 1 tatsächlich auch bedeuten, dass die Menschen, die einen solchen Wert haben, früher altersbedingte Probleme bekommen.

Die Analyse ergab, dass Personen mit einem höheren »Pace of Aging«-Wert bereits in ihrer Jugend und im frühen Erwachsenenalter schneller gesundheitliche Einschränkungen entwickelten, zum Beispiel reduzierte Lungenfunktion, geringere Muskelkraft oder ein schnelleres Nachlassen der kognitiven Fähigkeiten. Auch sichtbare Anzeichen des Alterns, wie Hautalterung oder verminderte Beweglichkeit, traten bei diesen Personen früher auf. Menschen mit einem niedrigeren »Pace of Aging«-Wert hingegen blieben länger gesund und fit.

Die zweite Hypothese lautet: »Wenn die DunedinPACE funktioniert, sollte sie vorhersagen können, wie Interventionen die Alterungsgeschwindigkeit beeinflussen.« Wenn man sein Leben im Sinne der Langlebigkeit verbessert, sollte man also zeitnah erkennen können, dass diese Veränderungen den »Pace of Aging«-Wert verlangsamen. Oder andersherum: Wenn man schädliches Verhalten, wie beispielsweise Rauchen, beginnt, sollte die Geschwindigkeit des Alterns steigen. Tatsächlich konnte in Studien[11] gezeigt werden, dass gezielte Lebensstiländerungen, zum Beispiel gesunde Ernährung, Bewegung und Stressmanagement, innerhalb weniger Monate den Alterungsprozess verlangsamen können.

Außerdem wurde bei der Validierung der DunedinPACE untersucht, ob ein höheres oder niedrigeres DunedinPACE-Ergebnis mit einer verbesserten oder verschlechterten Gesundheit im Hier und Jetzt einhergeht. Auch das konnte bestätigt werden: Menschen mit höheren »Pace of Aging«-Werten hatten häufiger Entzündungen, Bluthochdruck und chronische Erkrankungen. Umgekehrt hatten Menschen mit einer langsameren Alterungsgeschwindigkeit niedrigere Entzündungswerte und ein geringeres Risiko für altersbedingte Krankheiten.

Mehr als nur Alter – was Tests sonst noch können

Neben der Messung des biologischen Alters und der Alterungsgeschwindigkeit gibt es noch weitere Messungen, die man machen kann, um Rückschlüsse auf das eigene Alter oder den eigenen Alterungsprozess zu ziehen. Es gibt mittlerweile Tests, die nicht nur eine absolute Zahl ausgeben, sondern mehrere tiefergehende Werte.

So wirft der TruAge-Test zum Beispiel noch mal eine individuelle Alterungsrate für einzelne Organ- und Körpersysteme, wie zum Beispiel das Herz, das Immunsystem, die Lunge, oder auch das Entzündungslevel aus. Durch bestimmte Lebensstile altern einzelne Organsysteme nämlich unter Umständen schneller als andere. Auch hier ist Rauchen wieder ein gutes beziehungsweise schlechtes Beispiel. Als Tim einen solchen Test gemacht hat, waren all seine Organe biologisch jünger als chronologisch. Einzige Ausnahme: die Lunge. Sie war biologisch leicht älter – vermutlich wegen passiven Rauchens in der Kindheit. Schließlich hat Tim in seinem Leben nie eine Zigarette angerührt.

Neben dem Alter einzelner Organe versucht man mit epigenetischen Tests mittlerweile auch Aussagen über das individuelle Krebs- oder Diabetesrisiko zu treffen.

Tracken von Gesundheitsdaten im Alltag

Mit Horvath-Uhr und DunedinPACE kann man in gewissen Zeitabständen kontrollieren, wo man altersmäßig steht. Allerdings sind diese Tests natürlich teuer, langsam und erfordern jedes Mal eine Blut- oder Speichelprobe. Um zu sehen, ob Langlebigkeitsmaßnahmen funktionieren, kann und sollte man auch einige Werte im Alltag selbst kontrollieren. Genau hier kommen die sogenannten Wearables – tragbare Geräte wie Fitnessarmbänder, Smartwatches oder andere elektronische Helfer – ins Spiel.

Wearables ermöglichen es, Gesundheitsdaten in Echtzeit zu erfassen und damit direkt oder indirekt bestimmte Kennzeichen des Alterns im Alltag zu beobachten. Geräte dieser Art messen mittlerweile eine Vielzahl von Parametern wie Herzfrequenz, Schlafqualität, körperliche Aktivität oder den Sauerstoffgehalt im Blut. Anhand dieser Daten kann man gut sehen, wie sich Veränderungen im Lebensstil auf unsere Gesundheit auswirken.

Das einfachste Beispiel für ein solches Gerät ist die gute alte Waage. Das eigene Körpergewicht zu überwachen ist eine Grundlage für Langlebigkeit, da sowohl Übergewicht als auch Untergewicht negative Auswirkungen auf die Gesundheit haben können. Noch besser sind moderne digitale Waagen, die auch Körperfettanteil und Muskelmasse messen können. Wir werden später noch sehen, welches Gewicht und welchen Körperfettanteil man aus Langlebigkeitssicht anstreben sollte.

Wearables – Smartwatches und Fitnessarmbänder

Das derzeit wohl bekannteste und am weitesten verbreitete Wearable ist die Smartwatch oder das Fitnessarmband. Zum einen gibt es Armbanduhren wie die Apple- oder Samsung-Galaxy-Watch, die gleichzeitig Fitnessdaten messen. Zum anderen gibt es aber auch reine Fitnessarmbänder, zum Beispiel Whoop oder Fitbit, die sich auf die Tracking-Funktion beschränken. Eine weitere beliebte Möglichkeit ist der Oura-Ring – im Grunde genommen nichts anderes als ein Fitnessarmband in Form eines Fingerrings.

Die meisten Geräte dieser Art messen mehr oder minder die gleichen Daten. Hier und da unterscheiden sie sich in der Genauigkeit, vor allem aber unterscheiden sich die Apps dahinter in der Art und Weise, wie sie die Daten auswerten. Spannend aus Sicht der Langlebigkeit sind vor allem Daten wie die Ruheherzfrequenz, die Herzfrequenzvariabilität, der VO_2max-Wert sowie Schlafdaten. Eine niedrige Ruheherzfrequenz und ein hoher VO_2max-Wert, der die maximale Sauerstoffaufnahme unter Leistung misst, sprechen zum Beispiel für ein starkes Herz-Kreislauf-System, was unmittelbar mit einem längeren Leben korreliert.

Eine zu niedrige Herzfrequenzvariabilität dagegen zeigt, dass der Körper unter chronischem Stress steht, was auf Dauer Prozesse wie die Reinigung und Reparatur der Zellen behindert und die Lebenszeit verkürzen kann. In den späteren Kapiteln werden wir auf all diese Werte noch genauer eingehen.

Diabetes verhindern – Glucosetracker

Ein aktuell immer beliebter werdendes Wearable sind Blutzucker-Tracker, sogenannte CGM, englisch für »Continuous Glucose Monitoring«. Das ist ein kleiner Sensor (etwa so groß wie eine 2-Euro-Münze), den man sich am Oberarm befestigt. Mit einer winzigen elastischen Nadel im Arm trackt das Gerät den Blutzuckerspiegel und überträgt diesen in Echtzeit auf das Smartphone oder ein eigenes Ablesegerät. Ursprünglich wurden diese Geräte für Diabetiker entwickelt – jetzt erfreuen sie sich auch immer größerer Beliebtheit in der Langlebigkeitsszene.

Aus Sicht der Langlebigkeit ist ein stabiler Blutzucker positiv. Ein CGM gibt einem die Möglichkeit, einfach mal über ein paar Tage oder Wochen die eigene Ernährung zu beobachten und zu sehen, welche Lebensmittel den Blutzucker nach oben schießen lassen und welche ihn stabil halten. Gerade wenn man Dinge aus dem Ernährungskapitel (2.2) umsetzen möchte, kann ein CGM eine gute Ergänzung sein, um den Unterschied – zum Beispiel zwischen den Auswirkungen eines Weiß- und eines Vollkornbrots – sichtbar zu machen.

Diabetes ist eine der häufigsten altersbedingten Krankheiten. Bevor man zum Diabetiker wird, befindet man sich meist in einem Zustand, den man Prädiabetes nennt. In diesem Zustand, noch bevor sich ein Altersdiabetes verfestigt hat, kann man ihn durch Ernährungsumstellung und Bewegung meist noch gut verhindern beziehungsweise hinauszögern und dadurch Lebenszeit gewinnen. Schätzungen gehen davon aus, dass in Deutschland bis zu 15 Prozent der Menschen von Prädiabetes betroffen sind – Tendenz steigend. Mit einem CGM kann man Prädiabetes gut erkennen und dementsprechend frühzeitig intervenieren.

Und es geht noch mehr ...

Wir sind nun im Territorium der eher exotischen Wearables angekommen. Es gibt noch Atemanalyse-Tracker, wie beispielsweise der von Lumen, die Einblicke in den eigenen Stoffwechsel geben können. Man kann zum Beispiel sehen, ob der Körper aktuell Fett oder Kohlenhydrate verbrennt. Außerdem gibt es tragbare Blutdruckgeräte, zum Beispiel von Withings, die regelmäßig den Blutdruck kontrollieren – das kann für Menschen, für die Herzgesundheit ein großes Thema ist, interessant sein.

Mit posturalen Sensoren, zum Beispiel von Upright, kann man seine eigene Körperhaltung überwachen. Solche Sensoren – angebracht zwischen Nacken und Schulterblättern – warnen einen mit einem sanften Vibrieren, wenn man zu lange in einer schlechten Haltung verharrt, und können dadurch möglicherweise helfen, Schäden wie einen Bandscheibenvorfall zu vermeiden.

Ein neuer Trend sind Körperkerntemperatur-Sensoren. Diese Sensoren überwachen permanent die Temperatur im Körperinneren und kommen aus dem Profisport. Aus Sicht der Langlebigkeit können sie durchaus aber auch spannend sein, beispielsweise um das eigene Training zu optimieren oder um die Kerntemperatur beim Schlaf zu überwachen. Nur wenn die Körpertemperatur in der Nacht abfällt, können wir wirklich gut schlafen – und guter Schlaf ist, wie wir in Kapitel 2.4 noch sehen werden, für die Langlebigkeit entscheidend.

Wann wird es zu viel?

Vielleicht fragst du dich, ob man das alles wirklich braucht. Und in der Tat, Wearables sind ein zweischneidiges Schwert. Sie geben dir die Möglichkeit, alltägliche Gesundheitsparameter unkompliziert zu überwachen und darin Trends und Entwicklungen zu erkennen. Bei richtiger Interpretation der Daten bieten sie dir einen guten Einblick, wie du derzeit gesundheitlich dastehst. Sie schärfen das Bewusstsein und können somit auch zu einer Verhaltensänderung und damit letztlich auch zu einem längeren und gesünderen Leben führen.

Auf der anderen Seite führen die erhobenen Daten aber natürlich nicht von selbst zu einer Veränderung des Lebensstils. Und die Daten müssen natürlich auch erst einmal richtig interpretiert werden – du solltest nicht einfach nur blind irgendeiner App vertrauen, die Zahlen rot, gelb oder grün einfärbt, sondern dir selbst ein gewisses Grundverständnis der einzelnen Werte anlesen, die dir dort angezeigt werden.

Uns ist klar: Darauf muss man Lust haben. Außerdem können einen zu viele Daten auch verrückt machen. Wenn man zum Beispiel mit einem CGM bei jeder Kugel Eis, bei jedem Stück Weißbrot sofort auf dem Smartphone sieht, wie stark das den Blutzucker ansteigen lässt, mag das zwar aus Sicht der Langlebigkeit eine hilfreiche Einsicht sein, kann einem aber auch eine Menge Lebensfreude nehmen. Stell dir nur vor, du würdest alle Wearables gleichzeitig tragen – niemals könntest du alles perfekt machen, permanent würde dir vermutlich irgendeine App sagen, dass du dich zu wenig bewegest, falsch isst oder eine schlechte Körperhaltung einnimmst.

Das richtige Maß und der bewusste Einsatz sind deshalb aus unserer Sicht und Erfahrung entscheidend. Ein Fitnessarmband zum dauerhaften Tracken der Grunddaten und des Schlafs kann tatsächlich sinnvoll sein. Die anderen Wearables kann man eher punktuell oder in regelmäßgen Abständen, vielleicht für eine Woche im Monat oder im Quartal, einsetzen, um sich einen bestimmten Bereich des Lebens einmal genauer anzuschauen und zu verbessern.

Longevity-Zentren – die Zukunft?

Vor allem in den USA, aber vereinzelt auch schon in Deutschland, gibt es eine Entwicklung, die noch einen Schritt weitergeht: sogenannte Longevity-Zentren. Im Grunde genommen sind sie wie eine Arztpraxis – nur ausschließlich zur lebensverlängernden Prävention. Man geht dort nicht hin, wenn man krank ist und wieder gesund werden möchte, man geht dorthin, wenn man noch gesund ist, um herauszufinden, wie man es möglichst lange bleiben kann. Tim hat eines der derzeit angesagtesten Longevity-Zentren der Welt besucht: Extension Health in New York. Viele Prominente und Superreiche aus ganz Amerika kommen dorthin.

Zentren wie Extension Health gehen in der Messung von Alters- und Gesundheitsparametern noch deutlich weiter als das, was wir bisher hier in diesem Kapitel aufgeführt haben. Viele bieten zum Beispiel die Möglichkeit eines sogenannten DEXA-Scans an. Man liegt auf einer Art Tisch, und eine Maschine durchleuchtet den kompletten Körper mit Röntgenstrahlen (DEXA steht für »Dual Energy X-ray Absorptiometry«, auf Deutsch: Doppelröntgenabsorptiometrie).

Am Ende erhält man genaue Informationen darüber, wie hoch der Körperfettanteil ist und wie viel Fett sich auch im Inneren unseres Körpers um die Organe herum angesammelt hat, wie zum Beispiel bei einer »Fettleber«, bedingt durch übermäßigen Alkoholkonsum. Trinkt man zu viel Alkohol, verfettet die Leber und kann nicht mehr vernünftig arbeiten, was zu einer ganzen Reihe von Problemen führt.

Ein DEXA-Scan ist außerdem in der Lage, die Knochendichte zu messen und somit frühzeitig Knochenschwund (Osteoporose) zu erkennen. Bei Tim kam zum Beispiel raus, dass die Knochendichte insbesondere in der Wirbelsäule für sein Alter schlecht ist. Wenige Monate vorher hatte Tim tatsächlich einen ersten leichten Bandscheibenvorfall. Hätte er vielleicht schon vorher einen solchen Scan gemacht, hätte er noch intervenieren und den Bandscheibenvorfall möglicherweise verhindern können.

Doch es geht noch mehr. Man kann in solchen Zentren die eigene

Körperhaltung auf ein mögliches Ungleichgewicht kontrollieren lassen. Man kann seinen Stoffwechsel genau untersuchen lassen – also wann man Fett und wann man Kohlenhydrate verbraucht. Man kann bestimmen lassen, wie viele Kalorien man pro Tag in Ruhe exakt verbraucht, um dann daraufhin seine Ernährung auszurichten. Man kann die maximale Sauerstoffaufnahme unter Leistung, den bereits erwähnten VO_2max-Wert, mit einem Test auf dem Laufband oder Fahrrad messen.

Noch immer nicht genug? Manche Zentren bieten mittlerweile MRT-Abos an. Ja, richtig gelesen. Man macht dort dann in gewissen Abständen, beispielsweise einmal oder sogar zweimal im Jahr ein MRT, wahlweise des gesamten Körpers oder nur von bestimmten Regionen wie dem Kopf. Die große Hoffnung solcher Abo-Modelle ist es, dass man mögliche Gefahren und Erkrankungen erkennen kann, bevor es zu spät ist.

Tatsächlich lässt sich in einem MRT nicht nur Krebs frühzeitig erkennen, man kann dort auch sehen, ob es irgendwo im Körper Verkalkungen oder Ablagerungen in Gefäßen gibt, die ein Risiko für Herzinfarkt oder Schlaganfall sein können. Man kann dort Gelenkschäden oder degenerative Entwicklungen an der Wirbelsäule erkennen und vermeiden. Man kann den Zustand der Lunge, der Nieren und der Leber untersuchen.

Aktuell sind solche Langlebigkeitszentren noch ein teurer Spaß für eine wohlhabende Elite. Wie wir bereits im vergangenen Kapitel erwähnt haben, ist der Ansatz, mehr auf Prävention zu setzen, allerdings richtig und könnte und sollte unserer Meinung nach in Zukunft auch mehr Einzug in die Breite der Medizin finden.

Was folgt nun aus alldem?

Am Ende dieses Kapitels stellt sich die Frage: Welche dieser Messungen sind nun also sinnvoll? Wenn man anfängt, sich mit dem Thema Langlebigkeit zu beschäftigen, lohnt es sich, erst mal eine Art Bestandsaufnahme zu machen. Man will ja wissen, wo man aktuell steht, damit man in Zukunft dann beobachten kann, ob die Veränderungen im eigenen Leben tatsächlich auch messbar etwas verbessern.

Wenn man die finanziellen Möglichkeiten hat, kann also ein Test des biologischen Alters, also sowohl nach Horvath-Uhr als auch nach DunedinPACE-Methode, eine sinnvolle Investition sein. Anschließend kann man versuchen, sein Leben zu verbessern. Wenn man der Meinung ist, dass man einiges über einen Zeitraum von etwa sechs bis zwölf Monaten konstant besser gemacht hat, kann man den »Pace of Aging«-Wert noch ein zweites Mal bestimmen lassen und daran erkennen, ob sich die Änderungen positiv ausgewirkt haben. Viele in der Langlebigkeitsszene testen ihre Alterungsgeschwindigkeit ein- oder zweimal im Jahr.

Ein weiterer Test des biologischen Alters ergibt erst mit einigen Jahren Abstand wieder Sinn, schließlich wird man in dem absoluten Wert sonst kaum einen Unterschied sehen können. Nicht zu vernachlässigen sind die Kosten für solche Tests. Es gibt noch nicht allzu viele Anbieter am Markt. Eine einzelne DunedinPACE-Bestimmung kostet zwischen 200 und 400 Euro.

Einige Anbieter bieten Abo-Modelle an. Beispielsweise eine oder zwei Messungen pro Jahr, wodurch dann jeder einzelne Test etwas günstiger wird. Wie teuer der Spaß tatsächlich werden kann, zeigt das Beispiel TruDiagnostic. Als bestes Produkt bietet das Unternehmen vier Gesundheitstests pro Jahr mit 110 Biomarkern, Alterungsgeschwindigkeit und vielen mehr an. Für einen stolzen Abopreis von 2000 Dollar. So weit muss man sicherlich nicht gehen.

Irgendeine Art von Fitnesstracker empfinden wir durchaus auch als sinnvoll. Wir selbst verwenden Whoop – einfach, weil uns die App am besten gefällt und der Akku lange hält. Das Armband hat uns maßgeblich dabei geholfen, unseren Schlaf zu verbessern und unser Training zu optimieren. Es hat uns außerdem dabei unterstützt, unseren Alkoholkonsum noch weiter zu reduzieren, weil man in den Daten einfach immer unmittelbar sehen konnte, wie stark sich die Ruheherzfrequenz selbst durch nur geringe Mengen Alkohol erhöht.

Wie bereits oben erwähnt, kann auch die Verwendung eines

CGM in der Zeit einer Ernährungsumstellung sinnvoll sein. Jennie hat beispielsweise einige Wochen ein CGM getragen und dadurch bemerkt, dass sie nachts immer wieder in den Unterzucker gerutscht ist, und so verstanden, dass sie bisher immer zu wenig komplexe Kohlenhydrate gegessen hat.

Alle anderen Gadgets sind aus unserer Sicht am Anfang überfordernd. Wenn man neugierig ist und Spaß daran hat, kann man sie gern ausprobieren – oder wenn man konkrete Probleme oder Herausforderungen hat und deshalb an einem bestimmten Bereich besonders interessiert ist. Ansonsten ist unsere Meinung, dass man sich zu Beginn auf keinen Fall überfordern sollte mit unendlich vielen Daten. Ein gewisses Maß von Kontrolle und Tracking halten wir aber durchaus für sinnvoll, einfach um auch schwarz auf weiß zu sehen, dass die eigenen Anstrengungen etwas bringen.

Aus Sicht der Wissenschaft gilt es an dieser Stelle festzuhalten, dass die heute möglichen Mess- und Trackingmethoden ein echter Fortschritt sind. Sie belegen, dass Langlebigkeit und entsprechende Interventionen nicht im luftleeren Raum schweben, sondern harte Realität sind. Wir können die Geschwindigkeit, in der wir altern, auf Zellebene beschleunigen oder verlangsamen, und wir können das auch messen und beweisen.

Das ist gut! Auch für dich! Du wirst nämlich merken: Sobald du anfängst, dich mit Langlebigkeit zu befassen und dein eigenes Leben zu verbessern, wird dein Umfeld dich mit Aussagen wie »Das bringt doch eh nichts!« oder »Das ist doch alles Quatsch!« konfrontieren. Wenn du solchen Menschen dann einen DunedinPACE-Test vorlegen könntest, der zeigt, dass du deine Pace of Aging innerhalb eines Jahres von 1 auf 0,8 verlangsamt und damit bis zu 20 Prozent mehr Lebenszeit gewonnen hast, ist die Diskussionsgrundlage plötzlich eine ganz andere.

Außerdem helfen Daten auch, um Nonsens als solchen zu entlarven. Vielleicht entscheidest du dich irgendwann, ein teures Supplement-Kombi-Präparat für die Langlebigkeit einzunehmen – woher sollst du wissen, ob es funktioniert? Anstatt es ein Leben lang nehmen zu müssen und möglicherweise eine Menge Geld zu verschwenden, kannst du das Supplement einfach eine Zeit lang nehmen und deine Pace of Aging vorher und nachher messen. Wenn du keinen positiven Effekt feststellst, solltest du dir gut überlegen, ob das Supplement wirklich sein Geld wert ist.

Zu guter Letzt noch ein wichtiger Rat aus eigener Erfahrung. Wir haben während unserer Recherche in der Langlebigkeitsszene auch Menschen getroffen, die sich in der Analyse von Daten fast ein wenig selbst verloren haben – die irgendwann zu halben Medizinern wurden, aber mangels profunden Wissens auch falsche Schlüsse gezogen haben. Man kann viele Daten selbst interpretieren, und man kann sich auch einiges an Wissen anlesen – aber unser dringender Rat lautet: Geh, wenn du in den gemessenen Daten auf ungewöhnliche Werte stößt oder Fragen hast, im Zweifelsfall zu deinem Hausarzt oder deiner Hausärztin. Kein Wearable, kein Alterstest, kein Biomarkertest dieser Welt kann sie ersetzen.

In diesem ersten Teil des Buches haben wir schon eine Menge geschafft. Wir haben ein völlig neues Verständnis von Altern kennengelernt und verstehen nun, dass Altern ein dynamischer, hochkomplexer Prozess ist, der sich im Kern an zwölf entscheidenden Kennzeichen erkennen lässt – den »Hallmarks of Aging«. Danach haben wir gesehen, dass Langlebigkeit nichts anderes bedeutet, als diese zwölf Kennzeichen des Alterns so zu beeinflussen, dass man sie verlangsamt. So können wir den Alterungsprozess auf Zellebene ausbremsen. Zuletzt haben wir in diesem Kapitel dann noch gesehen, wie man messen kann, ob diese Verlangsamung des Alterungsprozesses erfolgreich ist oder nicht, und wie man außerdem mit Wearables andere Gesundheitsparameter tracken kann.

Mit diesem Wissen sind wir nun bestens gerüstet, um loszulegen. Im nun kommenden Hauptteil des Buches werden wir uns Lebensbereich für Lebensbereich genau anschauen, mit welchen Verhaltensweisen wir den Alterungsprozess verlangsamen können – oder ihn möglicherweise beschleunigen, ohne es zu wissen. Dabei beginnen wir mit einem Ansatz, den du vermutlich nicht erwartest.

Teil 2: Altern verlangsamen

2.1 LASTER LASSEN: WARUM DU SCHLECHTE GEWOHNHEITEN STOPPEN SOLLTEST

Bevor wir nun Lebensbereich für Lebensbereich durchgehen, ist uns eine Sache vorab wichtig: Du musst nicht alles von dem, was hier steht, umsetzen. Das macht niemand. Niemand ist perfekt. Betrachte die unterschiedlichen Möglichkeiten stattdessen wie Produkte, die im Supermarktregal stehen. Wir schauen uns anhand wissenschaftlicher Studien an, was in den unterschiedlichen Lebensbereichen helfen kann – und dann entscheidest du selbst, welche dieser Maßnahmen du in deinen Einkaufwagen legst und umsetzt.

Jetzt aber endlich ans Eingemachte. Wobei – im ersten Schritt geht es gar nicht darum, etwas Neues auszuprobieren. Die allermeisten Menschen können von heute auf morgen die Geschwindigkeit ihres Alterns verringern, indem sie Dinge bleiben lassen. Das hat im Einzelnen sogar den größten Effekt! Bevor wir also damit anfangen, unserem Körper »etwas Gutes zu tun«, sollten wir zunächst aufhören, ihn mit bestimmten Verhaltensweisen zu sabotieren und zu schädigen.

Aber welche Gewohnheiten sind die schädlichsten im Sinne der Langlebigkeit? Ist das berühmte eine Glas Wein am Abend nicht vielleicht doch okay oder sogar gesund? In diesem Kapitel werden wir uns die vier vermeintlich schädlichsten Gewohnheiten genauer anschauen: Rauchen, Alkohol, Übergewicht und gefährliche Aktivitäten. So viel vorab: Wer diese vier Risikofaktoren hinter sich lässt, könnte nicht nur von heute auf morgen locker deutlich mehr als zehn Jahre Lebenszeit hinzugewinnen, sondern auch sein Risiko für Krebs um 40, für Herzinfarkte um 50 und für Diabetes sogar um 80 Prozent senken. Weiterlesen lohnt sich also.

Rauchen – der schleichende Tod

Wenn es ums Rauchen geht, können wir es ganz kurz, kurz oder ausführlich machen. Ganz kurz kann man sagen, dass Rauchen so ziemlich das Schädlichste ist, was du tun kannst. Du solltest unbedingt damit aufhören. Es gibt keine Verhaltensweise, die dich mehr Lebenszeit kostet als das Rauchen, und umgekehrt gibt es auch keine positive Verhaltensweise, die dir mehr zusätzliche Lebenszeit schenkt als das Rauchen aufzuhören. Wem diese Antwort nicht reicht, dem hilft vielleicht ein Blick in die Zahlen.

Im Jahr 2014 untersuchte[1] das Deutsche Krebsforschungszentrum (DKFZ) in der Helmholtz-Gemeinschaft in einer umfangreichen Studie, welche Verhaltensweisen uns am meisten Lebenszeit rauben. Das Ergebnis war eindeutig: Rauchen ist die schädlichste. Raucht ein Mann mehr als zehn Zigaretten pro Tag, reduziert sich seine Lebenserwartung um durchschnittlich 9,4 Jahre – bei Frauen sind es 7,3 Jahre. Ein moderater Konsum von weniger als zehn Zigaretten pro Tag kostet beide Geschlechter noch immer etwa fünf Jahre Lebenszeit.

Eine neuere Arbeit des University College London aus dem Jahr 2024 kommt sogar zu einem noch etwas drastischeren Ergebnis. Die Studie basiert auf Daten, die man seit dem Jahr 1951 sammelt – es ist einer der längsten und umfangreichsten Datensätze zu den Auswirkungen des Rauchens weltweit. Die Wissenschaftlerinnen und Wissenschaftler aus London kommen zu dem Ergebnis, dass – bei einem Konsum von etwa zehn Zigaretten pro Tag – jede einzelne Zigarette das Leben um etwa 20 Minuten verkürzt. In ihrer Studie sind die Auswirkungen für Frauen, anders als beim DKFZ, mit 22 Minuten sogar noch etwas drastischer als die Auswirkungen für Männer mit 17 Minuten. Anders interpretiert bedeutet dieses Ergebnis, dass man pro Woche, die man täglich ungefähr zehn Zigaretten raucht, etwa einen Tag Lebenszeit verliert. Auf ein ganzes Leben gesehen kostet Rauchen dann mehr als zehn Jahre Lebenserwartung.

Besonders erschreckend an der Studie waren die Ergebnisse hinsichtlich der »Health Span«. Während junge Raucherinnen und Raucher die Folgen des Rauchens lange Zeit kaum spüren, schlagen sie dann häufig in der zweiten Lebenshälfte umso heftiger durch. In der Studie hatte ein sechzigjähriger Raucher in etwa das Gesundheitsprofil eines siebzigjährigen Nichtrauchers.

Die Wissenschaftler beobachteten natürlich auch Ausreißer, also weitere Helmut Schmidts, die rauchen und trotzdem ein langes Leben führen. Bei Helmut Schmidt muss man aber hinzufügen, dass er schon mit 66 einen Herzschrittmacher bekam und im Endeffekt an den Folgen eines Raucherbeins starb, also dem Verschluss von Arterien. Gesund alterte er also auch nicht. Allerdings stehen diesen Ausnahmen auch Raucherinnen und Raucher gegenüber, die bereits in ihren Vierzigern heftige Erkrankungen wie Lungenkrebs entwickeln, die eindeutig aufs Rauchen zurückzuführen sind – und teilweise schon in dieser Altersgruppe tödlich verlaufen.

Nun die etwas ausführlichere Antwort. Was macht Rauchen so tödlich? Als »Karzinom« werden bösartige Tumore bezeichnet – also eine Form von Krebs, die von Haut- oder Schleimhautzellen ausgeht. Als »Karzinogene« bezeichnet man daher Substanzen, die das Risiko erhöhen, einen solchen bösartigen Tumor zu entwickeln. Karzinogene können auf ganz unterschiedliche Art und Weise Krebs verursachen – vereinfacht gesagt schädigen sie entweder die DNA, oder sie stören die zellulären Kontrollmechanismen, die das Wachstum, die Teilung und das Absterben der Zelle kontrollieren. Tabakrauch enthält mehr als sechzig verschiedene Karzinogene, die den Zellen in unterschiedlichen Formen schaden. Dadurch erhöht Rauchen das Risiko für Krebs, vor allem für Lungenkrebs, massiv.

Das ist noch nicht alles. Neben der Krebsgefahr verursacht Rauchen über einen langen Zeitraum hinweg eine chronische Entzündung in der Lunge. Der Name dieser Erkrankung lautet COPD (Chronic Obstructive Pulmonary Disease), englisch für chronisch obstruktive Lungenerkrankung. Dabei handelt es sich um eine fortschreitende, unheilbare Erkrankung der Atemwege, die mit einer Verengung der Bronchien, anhaltendem Husten, verstärkter Schleimbildung und Atemnot einhergeht. Einmal eingetretene Lungenschäden sind nicht mehr rückgängig zu machen, weshalb COPD eine der Hauptursachen für vorzeitigen Tod weltweit ist.

Darüber hinaus konnte in Studien[2] gezeigt werden, dass Raucher deutlich kürzere Telomere haben als Nichtraucher. Zusammen mit der Beschädigung des Erbguts und chronischen Entzündungen werden also gleich drei Kennzeichen des Alterns unmittelbar negativ durch das Rauchen beeinflusst. Deshalb gilt Rauchen heute auch als die häufigste vermeidbare Todesursache der Welt. Übrigens, während Lungenkrebs tatsächlich bis zu einem gewissen Grad ein Glücksspiel ist – heißt also: Du kannst theoretisch dein Leben lang rauchen und trotzdem keinen Krebs bekommen –, ist die altersbeschleunigende Wirkung von Rauchen sicher. Das heißt: Nicht jeder Raucher wird an Lungenkrebs sterben – aber jeder Raucher wird mit jedem Griff zur Zigarette deutlich schneller altern!

Was also tun? Aufhören. Ganz einfach. Und nein – Tabakerhitzer wie IQOS oder glo sind keine wirkliche Alternative. Zwar enthält ihr Rauch weniger Schadstoffe, aber ob dieses weniger an Schadstoffen auch wirklich zu deutlich weniger Schäden im Körper führt, ist bislang völlig unklar. Die Wissenschaft ist sich einig, dass es beim Rauchen weder eine nicht gesundheitsschädliche Dosis noch eine nicht gesundheitsschädliche Alternative gibt. Die gute Nachricht: Zum Aufhören ist es nie zu spät. Selbst wenn man erst spät im Leben zu rauchen aufhört, gewinnt man noch Lebens- und Gesundheitserwartung hinzu.

Alkohol – lange falsch verstanden

Alkohol ist zweifelsohne die beliebteste Droge in der westlichen Welt. Insofern werden vielen von euch die Zeilen, die jetzt kommen, nicht gefallen. Uns haben sie auch nicht gefallen. Ein Glas Wein am Abend ist für viele ein beliebtes Ritual – Trinken mit Freundinnen und Freunden ein soziales Schmiermittel. Aber was macht Alkohol mit unserer Langlebigkeit?

Du ahnst es vermutlich schon: Wenn er in diesem Kapitel hier steht, nichts Gutes. So ist es auch. Während man lange Zeit davon ausging, dass Rotwein in Maßen vielleicht sogar gesund sein könnte oder dass ein Glas am Tag unbedenklich sei, ist man sich in der

Wissenschaft mittlerweile einig: Es gibt keinen sicheren Alkoholkonsum[3]. Aus gesundheitlicher Sicht erhöht jedes einzelne Glas Alkohol das Risiko für verschiedene Erkrankungen und verkürzt somit potenziell das Leben. Aber von vorn.

Alkohol greift mehrere unserer zwölf Kennzeichen des Alterns an und beschleunigt damit schädliche Prozesse in Körperzellen. Erstens stört Alkohol die Stabilität des Erbguts: Sein Abbauprodukt Acetaldehyd schädigt die DNA, was langfristig das Krebsrisiko erhöht. Darüber hinaus führt dauerhafter Alkoholkonsum zu oxidativem Stress und chronischen Entzündungen, die unter anderem die Mitochondrien beeinträchtigen und die Telomere schneller verkürzen. Besonders betroffen ist die Leber, die bei übermäßigem Konsum verfettet und vernarbt, aber auch das Herz-Kreislauf-System leidet, da Alkohol den Blutdruck erhöhen und Gefäßwände schädigen kann.

Was sagen nun also die Studien und woher die Verwirrung? Fangen wir zunächst mal mit dem Irrtum an, dass Rotwein sogar gesundheitsförderlich sein könnte. Diese Idee kam Anfang der 1990er-Jahre auf und wird heute als »Französisches Paradoxon« bezeichnet. Man beobachtete damals, dass es in manchen Regionen Frankreichs trotz einer eher fettreichen Ernährung vergleichsweise weniger Herz-Kreislauf-Erkrankungen gab. Als man dann feststellte, dass in diesen Regionen übermäßig viel Rotwein konsumiert wurde, kam die Idee auf, ob Rotwein möglicherweise vor Herz-Kreislauf-Erkrankungen schützen könnte.

Tatsächlich ist in roten Trauben und damit auch in Rotwein Resveratrol vorhanden, das in Tierstudien einen positiven Effekt auf bestimmte Zellfunktionen, Entzündungsprozesse und auch das Herz-Kreislauf-System hatte. In Mäusen konnte Resveratrol sogar das Leben verlängern. Schnell war der Mythos geboren, dass ein Glas Rotwein pro Tag das Leben verlängern könnte.

Mittlerweile weiß man es besser. Die Menge Resveratrol, die in einem Glas Rotwein enthalten ist, reicht nicht, um das Leben zu verlängern. Du müsstest vermutlich Hunderte Gläser Rotwein pro Tag trinken, um eine relevante Menge zu erreichen. Der Schaden, den der Alkohol im Rotwein anrichtet, überwiegt unterm Strich deutlich. Das geringere Risiko für Herz-Kreislauf-Erkrankungen in den französischen Regionen konnte man inzwischen durch andere Ernährungs- und Lebensstilfaktoren erklären – schade für den Rotwein.

Wie aber sieht es mit der berühmten und viel zitierten Regel aus, dass ein Glas Alkohol am Tag risikofrei ist? Hier wird es nun kompliziert. Tatsächlich gab es lange Zeit von unterschiedlichen nationalen Gesundheitsbehörden eine entsprechende offizielle Maßgabe. Aber wo kam diese Zahl her? Betrachten wir zum Beispiel eine viel zitierte Metaanalyse[4] von Angela M. Wood und anderen Wissenschaftlern der Cambridge University aus dem Jahr 2018, veröffentlicht in der Fachzeitschrift *The Lancet*. Das Forscherteam um Wood analysierte Daten von etwa 600 000 Menschen aus 19 unterschiedlichen Studien und untersuchte dabei, wie sich die Lebenserwartung abhängig vom Alkoholkonsum veränderte.

In der Studie wurde zwischen folgenden Gruppen unterschieden: Menschen, die weniger als 100 Gramm reinen Alkohol pro Woche konsumieren, Menschen die 100 bis 200 Gramm reinen Alkohol pro Woche konsumieren, 200 bis 350 Gramm und mehr als 350 Gramm. Zur Orientierung: Ein 0,2-Liter-Glas Wein enthält ungefähr 20 Gramm reinen Alkohol – eine 0,33-Liter-Flasche Bier in etwa 13 Gramm. Wer jeden Tag das berühmte Glas Wein trinkt, kommt also auf 140 Gramm Alkohol pro Woche und fällt damit in die zweite Gruppe.

Laut Wood und Kollegen verlieren Menschen, die zwischen 100 und 200 Gramm Alkohol pro Woche konsumieren, im Vergleich zu Menschen, die weniger als 100 Gramm Alkohol pro Woche trinken, etwa sechs Monate Lebenserwartung. Wer zwischen 200 und 350 Gramm Alkohol pro Woche trinkt, muss mit einem etwa ein bis zwei Jahre kürzerem Leben rechnen. Wer mehr als 350 Gramm Alkohol pro Woche trinkt, also etwas mehr als zwei Gläser Wein pro Tag, verliert vier bis fünf Jahre.

Nun könnte man anhand der Studie von Wood & Co. zu dem Schluss kommen, dass der Konsum von etwa 100 Gramm Alkohol pro Woche – und damit wären wir dann ungefähr bei dem berühmten einen Glas Wein oder der einen Flasche Bier am Tag – einigermaßen unbedenklich sei. Doch so ist es nicht.

Lass uns erklären, warum. Die meisten älteren Studien zum Thema Alkohol – so auch die von Wood – haben sich vor allem mit den Auswirkungen von Alkohol auf Herz-Kreislauf-Erkrankungen, also auf Tod durch Herzinfarkt oder Ähnliches konzentriert. Mittlerweile gibt es neuere Studien, die sich umfassender alle möglichen Arten von Erkrankungen – also auch Krebs[5] – angeschaut haben. Wie stark erhöht Alkohol, auch in kleinen Mengen, hier das persönliche Risiko zu erkranken?

Wegweisend war hier zum Beispiel die »Global Burden of Disease Study« (GBD), an der über 12 000 Wissenschaftler und Wissenschaftlerinnen in 160 Ländern mitgewirkt haben und die 2022 ebenfalls in *The Lancet* veröffentlicht wurde. Das im wahrsten Sinne ernüchternde Ergebnis war, dass selbst ein moderater Konsum – eben das berühmte eine Glas – statistisch signifikant das Risiko für bestimmte Krebserkrankungen steigert und damit die Lebenszeit deutlich stärker verkürzt als zum Beispiel von Woods Team angenommen.

Die Wissenschaft kommt deshalb mittlerweile zu dem eindeutigen Fazit, dass es keine sichere Untergrenze für Alkoholkonsum gibt. Wer sein Risiko für Erkrankungen gar nicht steigern beziehungsweise seine Lebenserwartung maximieren möchte, dem bleibt in der Konsequenz nur ein vollkommener Verzicht auf Alkohol übrig.

In Kanada wurde deshalb bereits 2023 die offizielle Leitlinie zum Alkoholkonsum überarbeitet. Vorher hieß es, dass beispielsweise für Männer zehn bis fünfzehn Gläser pro Woche unbedenklich seien – jetzt rät die Behörde dazu, nicht mehr als zwei Drinks pro Woche zu konsumieren, weil größere Mengen bereits das Krebsrisiko steigern würden. Auch die Weltgesundheitsorganisation (WHO) betont seit 2022 immer schärfer, dass es keinen risikofreien Alkoholkonsum gibt. In der Breite ist diese Erkenntnis allerdings noch nicht wirklich angekommen.

Es lohnt sich außerdem, bei Woods Studie noch einmal genauer in die Zahlen zu blicken. Die Verkürzung der Lebenserwartung wurde dort immer im Vergleich zur Referenzgruppe berechnet – das waren Personen, die weniger als 100 Gramm Alkohol pro Woche konsumierten. Damals ging man davon aus, dass diese Menge gesundheitlich unbedenklich ist, und setzte sie als »Nulllinie« für das Risiko an.

Wer 100 bis 200 Gramm Alkohol pro Woche trinkt, lebt demnach etwa sechs Monate kürzer als jemand, der weniger als 100 Gramm konsumiert – wenn man nun aber nach neueren Erkenntnissen davon ausgeht, dass selbst geringe Mengen Alkohol bereits das Leben verkürzen, dann war die Referenzgruppe in der Wood-Studie nicht wirklich risikofrei. Stattdessen hätte der Vergleich eigentlich mit Menschen erfolgen müssen, die gar keinen Alkohol trinken. Das bedeutet: Die Lebensverkürzung durch Alkohol könnte in Wahrheit größer sein als von Woods Forschergruppe berechnet. Wer also 100 bis 200 Gramm Alkohol pro Woche trinkt, lebt zwar nur sechs Monate kürzer als jemand mit geringem Konsum – aber vermutlich noch kürzer im Vergleich zu einer Person, die komplett abstinent lebt.

Was also tun mit dieser Erkenntnis? Weil Alkohol und Rauchen gern miteinander verglichen werden, kann man zunächst einmal festhalten, dass die Auswirkungen eines durchschnittlichen Alkoholkonsums auf unsere Lebenserwartung geringer sind als die Auswirkung eines durchschnittlichen Raucherverhaltens. Aber wenn man bedenkt, dass der durchschnittliche Deutsche etwa 150 bis 160 Gramm Alkohol pro Woche trinkt, hat dieser Konsum durchaus einen lebensverkürzenden Effekt von etwa sechs bis zwölf Monaten – so der heutige Stand der Wissenschaft. Und: Der Durchschnittskonsum ist etwas anderes als das wahre Leben, das heißt: Jeden Tag ein Glas Wein ist etwas anderes als sechs Tage abstinent und samstags zwei Flaschen Wein auf einmal.

Die meisten Menschen, die sich mit Langlebigkeit beschäftigen, die wir im Zuge dieser Recherche getroffen haben, haben deshalb mittlerweile einen ziemlich strengen Umgang mit Alkohol. Sie versuchen, Alkohol tatsächlich nur noch in besonderen gesellschaftlichen Situationen mit Freunden oder Familie zu konsumieren. Ob dazu bereits ein Treffen am Wochenende mit Freunden gehört oder erst eine Hochzeit des besten Freundes – das muss jeder für sich entscheiden. Fakt ist, dass man mit dieser Regel in der Tendenz vermutlich bei nicht mehr als zwei Gläsern pro Woche und damit bei einem gesundheitlich vermutlich einigermaßen vertretbaren Konsum landen dürfte.

Wovon man allerdings eindeutig abraten kann, ist ein Alkoholkonsum von mehr als 200 oder sogar 300 Gramm Alkohol pro Woche. In diesem Bereich sprechen wir dann nämlich bereits von einer erwarteten Lebensverkürzung um mehrere Jahre.

Übergewicht – eine brutale Wahrheit

Neben Rauchen und Alkohol gehört Übergewicht zu den größten Problemen im Sinne der Langlebigkeit weltweit. Der Arzt Friedrich Hoppichler sprach in seiner Funktion als Präsident der Österreichischen Adipositas Gesellschaft (ÖAG) von einer Übergewichtsepidemie, mit der wir insbesondere in den westlichen Ländern zu kämpfen haben. Die Ursachen und Lösungen für Übergewicht liegen – zumindest in großen Teilen – in den Bereichen der Ernährung und der Bewegung. Wie eine gute Ernährung und Bewegung im Sinne der Langlebigkeit aussehen, werden wir in den nächsten beiden Kapiteln im Detail betrachten. An dieser Stelle geht es nur darum, herauszufinden, warum und wie stark Übergewicht die Langlebigkeit beeinflusst.

Klären wir zunächst die Frage, was »Übergewicht« überhaupt bedeutet. Der Begriff ist nicht fest definiert, aber als ausschlaggebend gilt in der Regel der sogenannte »Body Mass Index«, kurz BMI. Den BMI kann man ganz simpel berechnen, indem man das eigene Körpergewicht in Kilogramm durch die Körpergröße in Metern hoch zwei dividiert. Jennie wiegt beispielsweise 66 Kilo und ist 1,75 Meter groß.

$66 : 1{,}75^2$ ergibt dann einen BMI von 21,6.

Wer das nicht selbst ausrechnen möchte, findet im Internet unzählige BMI-Rechner, in die man einfach nur Größe und Körpergewicht eingeben muss, um ein Ergebnis zu erhalten. Bei einem BMI-Wert unter 18,5 spricht man von Untergewicht, bei einem BMI-Wert zwischen 18,5 und 24,9 von Normalgewicht, bei über 25 bis 29,9 von Übergewicht und bei Werten ab 30 von Adipositas oder Fettleibigkeit.

Es gibt sehr gute und genaue Daten dazu, wie Übergewicht die Lebenserwartung beeinflusst. Die »Global BMI Mortality Collaboration«[6] ist ein Zusammenschluss von Forschenden aus mehreren Ländern, die Daten aus 239 Studien mit über zehn Millionen Frauen und Männern zusammengefasst hat. In ihrer viel beachteten Publikation in *The Lancet* konnte die Gruppe 2016 zeigen, dass bereits ein BMI oberhalb von 25 das Sterberisiko messbar erhöht und starkes Übergewicht (BMI ≥30) zu einem mehrjährigen Verlust an Lebenserwartung führen kann. Diese Analyse gilt bis heute als eine der umfassendsten und robustesten Studien zu den langfristigen Folgen von Übergewicht und Adipositas.

Im Detail sehen die Zahlen so aus: Im Sinne der Langlebigkeit sollte der BMI-Wert im Normalbereich, in der Tendenz sogar eher im unteren Bereich des Normalbereiches liegen. Ein BMI über 25 kann das Leben bereits um mehr als ein Jahr verkürzen. Ein BMI zwischen 30 und 40, also Adipositas, verkürzt das Leben durchschnittlich um zwei bis vier Jahre. Liegt der BMI über 40 verkürzt sich die Lebenserwartung sogar um fünf bis zehn Jahre.

Ähnlich wie Rauchen oder exzessiver Alkoholkonsum können Übergewicht und Adipositas mehrere grundlegende Kennzeichen des Alterns beschleunigen. Zum einen löst überschüssiges Körperfett, vor allem am Bauch, chronische Entzündungen aus. Diese Entzündungen fördern DNA-Schäden, beeinträchtigen die Mitochondrien und begünstigen das frühzeitige Auftreten von Zellschäden. Zum anderen spielt die Insulinresistenz eine wesentliche Rolle: Wer dauerhaft zu viel isst, erhöht den Blutzuckerspiegel und damit die Belastung für den Stoffwechsel. Langfristig kann dies zu Diabetes Typ 2 führen, was das Herz-Kreislauf-Risiko zusätzlich in die Höhe treibt. Nicht zuletzt begünstigt starkes Übergewicht eine Reihe von Folgeerkrankungen wie Bluthochdruck, Fettleber und bestimmte Krebsarten.

Zum Schluss eine gute Nachricht: Adipositas und Übergewicht sind reversibel. Durch eine Änderung im Lebensstil kann man wieder abnehmen. Bereits ein Gewichtsverlust von 5 bis 10 Prozent zeigt in Studien eine signifikante Verbesserung der Gesundheitsdaten und eine Erhöhung der Lebenserwartung.

Risikoverhalten – Gefahren richtig einschätzen

Bei dem nun folgenden Abschnitt haben wir länger überlegt, ob wir ihn überhaupt mit aufnehmen wollen. Schließlich geht es in diesem Buch im Kern um die Frage, ob und, wenn ja, wie man den biologischen Alterungsprozess verlangsamen oder beschleunigen kann. Unfälle haben damit zunächst einmal nichts zu tun. Auf der anderen Seite aber beschäftigen sich die allermeisten Menschen aus der Langlebigkeitsszene durchaus intensiv mit der Frage, welche Risiken sie in ihrem Leben eingehen und welche nicht.

Als Tim Bryan Johnson in seinem Zuhause in Los Angeles getroffen hat, hat dieser ihm erzählt, dass er nicht nur das Motorrad- und Snowboardfahren als Sportarten aufgegeben hat, sondern beispielsweise auch beim Heruntergehen auf einer Treppe nicht mehr spricht. Das ist – wie alles bei Bryan Johnson – eine extreme Interpretation und Umsetzung dieses Themas. Richtig ist allerdings, dass Unfälle zu den zehn häufigsten vermeidbaren Todesursachen gehören – bei jüngeren Menschen gehören sie sogar zu den Top 3 – und dass man das persönliche Unfallrisiko tatsächlich von heute auf morgen durch eine Verhaltensänderung verringern kann.

Hinzu kommt ein weiterer Punkt. Während man in jungen Jahren Verletzungen noch relativ schnell und leicht kurieren kann, wird das im Alter immer schwieriger. Im höheren Alter kann bereits ein einfacher Sturz zu Hause zu einem Oberschenkelhalsbruch führen. Sich davon zu erholen dauert häufig Monate. Manche Patientinnen und Patienten sterben sogar an den Komplikationen, die durch eine solche Verletzung entstehen.

Auch Stürze auf den Kopf, die innere Blutungen auslösen, sind eine große Gefahr im Alter. Was wir damit sagen wollen: Je älter man wird, desto gefährlicher werden Verletzungen und Unfälle. Es kann sich deshalb durchaus lohnen, sich bereits früh im Leben etwas bewusster mit den täglichen Risiken zu beschäftigen und eine bewusste Entscheidung zu treffen, welche man eingehen möchte und welche nicht.

Etwa 2800 Menschen sterben jedes Jahr auf Deutschlands Straßen. Insbesondere in den jüngeren Altersgruppen gehören Auto-, Motorrad- und Fahrradfahren zu den häufigsten Ursachen für Unfalltode. Was aber kann man mit diesem Wissen nun anfangen? Erst mal hilft es, sich das Risiko hin und wieder bewusst zu machen. Bryan Johnson sagte zu Tim in Los Angeles wörtlich: »Autofahren ist das Gefährlichste, was ich in meinem Leben tue. Jedes Mal, wenn ich in mein Auto steige, muss ich mir das selbst laut sagen, bevor ich losfahre. Als Warnung!«

So weit muss man vielleicht nicht gehen, aber es ist sicher sinnvoll, beim nächsten Mal ein bisschen genauer darüber nachzudenken, ob man am Steuer sein Handy in die Hand nimmt oder nicht. Ob man sich übermüdet oder nach einem Glas Wein noch ans Steuer setzt oder nicht. Ob man wirklich Motorrad oder vielleicht doch lieber Auto, Bus oder Zug fährt.

Das Risiko für schwere Verletzungen ist nicht nur im Straßenverkehr hoch. Tatsächlich ereignen sich in Deutschland jedes Jahr weit mehr Unfälle im Haushalt als auf der Straße – und vor allem ältere Menschen sind hiervon besonders betroffen. Nach Schätzungen der Bundesanstalt für Arbeitsschutz und Arbeitsmedizin (BAuA) kommt es jährlich zu über drei Millionen Haushaltsunfällen. Ein großer Teil davon sind Stürze, zum Beispiel auf glatten Böden, an Teppichkanten oder auf Treppenstufen.

In vielen Fällen ließen sich diese Unfälle allerdings recht einfach vermeiden: Haltegriffe in Bad und Toilette schaffen zusätzliche Sicherheit, rutschfeste Teppichunterlagen und gut ausgeleuchtete Flure reduzieren Stolperfallen. Eine rutschfeste Matte in der Dusche und fest installierte Handläufe an Treppen sind gerade für Menschen mit Einschränkungen eine lohnenswerte Investition. Manchmal können selbst Kleinigkeiten wie das Tragen von Hausschuhen mit rutschfester Sohle einen großen Unterschied machen. All diese Maßnahmen muss man nicht mit zwanzig vornehmen, aber in einem höheren Alter sollte man sich dafür nicht zu fein sein – insbesondere, weil man sich von Verletzungen nur noch schlecht erholt.

Zu guter Letzt liegt ebenfalls im Bereich Sport ein hohes Risiko. Manche Extremsportarten sind besonders gefährlich: Basejumping, Wingsuit-Fliegen oder Free-Solo-Klettern weisen eine überdurchschnittliche Todesrate auf, weshalb sie auf der Liste der gefährlichsten Sportarten ganz oben stehen. All das machen aber auch nur sehr wenige Menschen, und die sind sich des Risikos oft bewusst.

Aber auch im Breitensport gibt es Disziplinen, die ein gewisses Unfall- und Verletzungsrisiko mit sich bringen – besonders dann, wenn sie routiniert betrieben werden und dabei die Sicherheitsaspekte in den Hintergrund rücken. Ein Beispiel ist Rennradfahren. Auch beim Skifahren und Snowboarden verletzen sich jedes Jahr viele Menschen – zum Teil auch tödlich. Insbesondere, wenn man körperlich schlecht trainiert ist, sich dann aber für ein paar Wochen im Jahr auf die Bretter stellt, wird es schnell gefährlich. Auch Mountainbiken, Kitesurfen und Fußballspielen bergen Verletzungsgefahren wie Bänderrisse, Knochenbrüche oder gar schwere Kopfverletzungen.

Das alles soll nun aber keineswegs heißen, dass man aufhören sollte, etwas zu tun, das einem große Freude bereitet. Vielmehr ist es ein Plädoyer dafür, sich über die möglichen Risiken klar zu sein und diese klugerweise durch Sicherheitsmaßnahmen, gute Ausrüstung und vernünftige Planung zu reduzieren. Wer möglichst lange und gesund leben möchte, sollte sich zumindest einmal kurz Gedanken über die Risiken machen, die man im Alltag eingeht.

Was folgt nun aus alldem?

Stellen wir uns eine fiktive Person von etwa vierzig Jahren vor, die mit einem BMI von 28 etwas übergewichtig ist, dazu rund zehn Zigaretten pro Tag raucht und etwa 150 Gramm Alkohol pro Woche konsumiert – umgerechnet ungefähr zwei Gläser Wein täglich. Würde diese Person aufhören zu rauchen, könnte sie über zehn Jahre an Lebenserwartung hinzugewinnen. Würde sie darüber hinaus den Alkoholkonsum reduzieren und ein paar Kilo abnehmen, kämen wahrscheinlich weitere Jahre dazu. Und wenn sie außerdem noch auf unnötige Risiken im Alltag verzichten würde, beispielsweise indem sie im Auto das Handy konsequent weglegt, könnte sich der Gesamtgewinn, grob hochgerechnet, auf fünfzehn zusätzliche Lebensjahre summieren.

Natürlich treffen diese konkreten Zahlen nicht auf jede Person zu. Nicht jeder raucht, nicht jeder ist übergewichtig oder trinkt jeden Tag Alkohol. Doch fast jeder hat im Alltag etwas, das er oder sie reduzieren oder weglassen könnte, um Gesundheit und Lebensspanne zu verbessern. Dass Rauchen enorm schadet oder extremes Übergewicht langfristig lebensbedrohlich wird, ist an sich kein neues Wissen. Aber wie hoch die Verluste an Lebensjahren tatsächlich sind, wird immer noch unterschätzt.

In diesem Sinne lautet die wichtigste Botschaft: Du musst gar nichts sein lassen – doch wenn du rauchst, regelmäßig Alkohol trinkst oder ein hohes Gewicht hast, sollte dir zumindest bewusst sein, dass du damit ein möglicherweise großes Risiko eingehst. Wer gern jeden Tag ein Glas Wein trinkt und sagt: »Ich nehme die ein, zwei Jahre weniger Lebenserwartung dafür in Kauf«, soll das tun. Wem das Rauchen zehn Jahre wert ist, der kann weiterhin rauchen. Wer alles im Sinne der Langlebigkeit herausholen will, was möglich ist, sollte allerdings weder rauchen noch Alkohol trinken und seinen BMI dauerhaft im niedrigen Normalbereich halten.

Die Aspekte, die wir in diesem Kapitel gezeigt haben, verkürzen die Lebenserwartung. Wer alle negativen Verhaltensweisen dieses Kapitels fortsetzt, verliert also ausgehend von einer Lebenserwartung von etwa achtzig Jahren bis zu fünfzehn Jahre. Was wir nun in den nächsten Kapiteln zeigen werden, verlängert das Leben dagegen auf die achtzig Jahre Lebenserwartung obendrauf – dabei reden wir gut und gern noch mal von fünfzehn bis zwanzig Jahren Potenzial, vielleicht sogar mehr.

Der Unterschied in der Lebenserwartung kann also je nach Lebensstil bei bis zu dreißig oder sogar vierzig Jahren liegen. Das mag jetzt extrem, fast unrealistisch viel klingen – dabei ist es ehrlicherweise nur genau das, was wir jeden Tag um uns herum beobachten. Es gibt Menschen, die bereits mit Anfang sechzig, oder noch früher, an Krankheiten sterben, und auf der anderen Seite Menschen, die bis weit in ihre Neunziger hinein gesund sind. Wie gesagt, etwa 20 Prozent davon sind die Gene. Ein weiterer Teil ist statistische Varianz, also Glück oder Pech. Den größten Teil allerdings, den haben wir selbst in der Hand. Legen wir los!

2.2 ERNÄHRUNG: GENUSS MIT WEITSICHT

Fallen wir doch gleich mal mit der Tür ins Haus. Eine 2022 in der Fachzeitschrift *PLOS Medicine* veröffentlichte Studie[7] kam zu dem Ergebnis, dass ein zwanzigjähriger Mann mit einer typischen US-amerikanischen Ernährung seine Lebenserwartung durch eine Umstellung auf eine mediterrane Diät um etwa dreizehn Jahre erhöhen kann. Eine Frau gewinnt etwas mehr als zehn Jahre hinzu. Das ist mehr, als jede andere Maßnahme im Bereich der Lebensverlängerung singulär imstande ist zu leisten. Das ist mehr als jedes Supplement – das ist mehr als jede Art von Sport.

Eine typische westliche bzw. US-amerikanische Ernährung ist reich an rotem Fleisch, stark verarbeiteten Lebensmitteln, raffiniertem Zucker, Weißmehl und gesättigten Fetten – oft kombiniert mit einem niedrigen Anteil an Obst, Gemüse und Ballaststoffen. Die mediterrane Diät dagegen basiert auf viel Gemüse, Hülsenfrüchten, Vollkorn, Fisch, Olivenöl und moderatem Weinkonsum. Sie liefert mehr ungesättigte Fettsäuren, Antioxidantien und entzündungshemmende Nährstoffe.

Dieselbe Studie kommt zu dem Ergebnis: Sogar wenn man erst im Alter von sechzig Jahren seine Ernährung von westlich auf mediterran umstellt, kann man noch etwas mehr als acht Jahre Lebenszeit gewinnen. Selbst mit achtzig Jahren gewinnt man noch etwa drei bis vier Jahre hinzu.

Ernährung ist die größte und wissenschaftlich am besten belegte Stellschraube, an der wir drehen können, um aktiv länger und gesünder zu leben. Und deshalb erfordert dieser Lebensbereich auch besondere Aufmerksamkeit und Priorität. Deshalb ist Ernährung der erste Lebensbereich, auf den wir blicken wollen, und deshalb ist dieses Kapitel auch das längste im ganzen Buch. Wenn du nur eine Sache in deinem Leben aktiv ändern möchtest, sollte es (nach dem Weglassen schädlicher Verhaltensweisen) deine Ernährung sein – sofern du da nicht schon gut aufgestellt bist.

Leider gibt es bei keinem Thema so viel irritierendes und zum Teil widersprüchliches Halbwissen, das im Umlauf ist. Manche Frage im Bereich Ernährung ist fast schon zu einer Art Glaubensfrage geworden und wird schnell sehr emotional diskutiert. Fleisch, ja oder nein? Wie viel Protein? Sollte man nicht sogar vegan sein?

Wir wollen das Thema in diesem Kapitel nüchtern betrachten – auf dem Boden der Wissenschaft, und zwar mit einer klaren Zielausrichtung: Welche Ernährung lässt uns langfristig am längsten und gesündesten leben? Es geht uns in diesem Kapitel nicht um kurze Effekte wie schnellen, massiven Muskelaufbau, Abnehmen oder Leistungssteigerung – es geht uns nicht um Tier-, Umwelt- oder Klimaschutz. Dazu gibt es andere Bücher. Es geht uns einzig und allein darum, welche Ernährung uns wissenschaftlich bewiesen am längsten leben lässt.

Nun zu den Einschränkungen dieses Kapitels. Das Thema Ernährung ist wahnsinnig umfangreich. Nicht ohne Grund gibt es unzählige Bücher, die sich einzig und allein damit beschäftigen. Wir können deshalb keine vollständige und bis ins Detail ausgearbeitete Ernährungsempfehlung aussprechen – dafür sind die Bedürfnisse auch zu individuell.

Wenn du tiefer einsteigen möchtest, lohnt es sich sicherlich, sich mit diesem Thema auch noch mal gezielter zu beschäftigen. Wir können hier zum Beispiel *Der Ernährungskompass* von Bas Kast oder auch *How not to die* von Michael Greger empfehlen. Außerdem solltest du dir darüber im Klaren sein, dass die Wissenschaft im Bereich Ernährung zwar schon viel darüber herausgefunden hat, was uns lang leben und gesund bleiben lässt – dass sie häufig aber noch nicht genau versteht, warum eigentlich. Auch auf dem Gebiet der Ernährung ist die Wissenschaft also keineswegs abgeschlossen.

Was wir in diesem Kapitel zu klären versuchen, ist – simpel formuliert –, zu welchen Lebensmitteln wir greifen und welche wir unbedingt meiden sollten. Danach werden wir uns mit gezielten Ernährungsstrategien beschäftigen, die uns helfen können, länger zu leben – das größte Zauberwort hierbei ist »calory restriction«, also die Einschränkung der Kalorienzufuhr. Hinter diesem zunächst fast banal klingenden Begriff versteckt sich eine der effektivsten Langlebigkeitsstrategien, die wissenschaftlich eindeutig belegt ist.

Was wir meiden sollten – und warum

Beginnen wir mit dem, was in der Ernährungswissenschaft einfach ist: mit dem Finger auf »die Bösen« zeigen. Es gibt eine Reihe von Lebensmitteln, die wir heutzutage tendenziell viel zu viel konsumieren und von denen wir lieber vermehrt die Finger lassen sollten. Vermutlich sind dir die »Bösewichte« alle selbst schon mal begegnet.

Zucker

Zucker begleitet uns heute fast überall – oft sogar in Lebensmitteln, in denen wir ihn gar nicht vermuten würden. Während Schokolade, Gummibärchen oder Softdrinks offensichtlich süß sind, steckt Zucker längst auch in vielen Produkten, die auf den ersten Blick nicht danach aussehen. Ketchup, Salatdressings, Brot, Fruchtjoghurts, Fertigsoßen und selbst herzhafte Snacks enthalten häufig beachtliche Mengen an zugesetztem Zucker. Das Problem ist nicht, ab und zu mal Süßes zu essen, sondern der konstant hohe – oft unbemerkte – Zuckerkonsum, der sich in den Alltag eingeschlichen hat.

Wenn wir über längere Zeit zu viel Zucker essen, passiert Folgendes: Erst steigt der Blutzuckerspiegel schnell an, weil der Zucker aus der Nahrung ins Blut gelangt. Der Körper reagiert darauf, indem er vermehrt Insulin ausschüttet, um den Zucker aus dem Blut in die Zellen zu bringen. Dort wird er schnell zu Energie, was uns kurzfristig einen Energieschub gibt. Danach sinkt der Blutzucker schnell wieder ab. Dieser schnelle Abfall kann Heißhungerattacken auslösen, weshalb wir dann noch mehr Zucker zu uns nehmen wollen.

Auf Dauer schüttet der Körper dann sehr viel Insulin aus, und unsere Zellen gewöhnen sich daran. Es ist wie eine Spiralfeder, die man ständig ganz weit ausdehnt und wieder zusammenzieht – irgendwann leiert sie aus. Mit der Zeit reagieren die Zellen immer schlechter auf das Insulin – das nennt man steigende Insulinresistenz.

Wenn diese Insulinresistenz über einen längeren Zeitraum zunimmt, kann sich daraus Diabetes Typ 2 entwickeln. Die Zellen reagieren dann so schlecht auf Insulin, dass der Zucker im Blut bleibt. Ein dauerhaft erhöhter Blutzuckerspiegel führt dazu, dass sich Zucker an Proteine in Zellen und Geweben bindet (sogenannte Glykierung), was oxidativen Stress und Entzündungsprozesse auslöst. Gleichzeitig beeinträchtigt zu viel Glukose die Funktion von Immunzellen und schwächt so die Abwehrkräfte des Körpers.

Studien[8] zeigen, dass Menschen mit einem dauerhaft hohen Zuckerkonsum häufiger unter chronischen Entzündungen leiden – und das kann, du ahnst es vielleicht schon, zu Inflammaging führen und Alterungsprozesse im gesamten Organismus beschleunigen. Wer einmal Diabetes Typ 2 entwickelt hat, dessen Lebenserwartung kann locker um fünf Jahre sinken – auch wenn man diesen Wert durch moderne Medikamente immer weiter auffangen kann.

Fakt ist: Je weniger Zucker wir zu uns nehmen, je stabiler unser Blutzuckerspiegel über den Tag verteilt ist, desto stabiler ist auch die Insulinausschüttung. Die »Feder« wird dann nicht so sehr strapaziert und bleibt langfristig elastisch und dehnbar, wenn es mal drauf ankommt.

Doch das bedeutet nicht, dass Zucker komplett gemieden werden sollte. Im Gegenteil: Der Körper benötigt Zucker in Form von Glukose als Energiequelle – und in natürlichen Lebensmitteln wie Obst oder Gemüse ist Zucker in ein gesundes Gesamtpaket eingebettet. Ballaststoffe, Vitamine und Antioxidantien bremsen dort den Zuckeranstieg im Blut und verhindern so die schädlichen Spitzen, die industriell zugesetzter Zucker verursacht.

Problematisch ist also nicht Zucker in seiner natürlichen Form und in Maßen, sondern Zucker in Fertigprodukten, Süßigkeiten und Getränken. Besonders gefährlich sind dabei flüssige Zuckerquellen wie Soft- oder Energydrinks. Da diese Getränke kaum sättigen, aber enorme Mengen an Zucker enthalten, nehmen wir mit ihnen oft unbemerkt riesige Mengen Zucker zu uns – eine der Hauptursachen für Übergewicht und Stoffwechselstörungen in der westlichen Welt.

Die Dosis macht also das Gift. Die WHO empfiehlt, weniger als 10 Prozent der täglichen Kalorien durch zugesetzten Zucker zu sich zu nehmen. Konkret bedeutet das, dass du nicht mehr als 25 Gramm, also rund sechs Teelöffel Zucker pro Tag zu dir nehmen solltest. Zum Vergleich: Eine einzige Dose Cola enthält bereits rund 35 Gramm Zucker. Wer seine Lebenserwartung verlängern und sein Risiko für altersbedingte Krankheiten senken möchte, sollte Lebensmittel mit viel zugesetztem Zucker meiden, keinen Zucker in Kaffee oder Tee kippen, keine Softdrinks trinken und stattdessen auf frische, natürliche Lebensmittel setzen – ab und zu mal eine Süßigkeit wird dich aber auch nicht sofort umbringen.

Zu guter Letzt wollen wir den »Guter Zucker, böser Zucker«-Mythos aufklären. Ob Zucker aus Früchten oder aus dem Zuckerstreuer stammt, macht für den Körper erst einmal keinen großen Unterschied – beides sind Einfach- oder Zweifachzucker, die den Blutzuckerspiegel steigen lassen. Einfachzucker kann vom Körper sofort aufgenommen werden – Zweifachzucker muss noch kurz aufgespalten werden.

Der Unterschied ist, dass natürliche Früchte, anders als Süßigkeiten oder Softdrinks, zusätzlich zum Zucker Ballaststoffe und Vitamine liefern, die den Blutzucker langsamer ansteigen lassen als purer Industriezucker. Wer allerdings löffelweise Honig isst oder Unmengen Datteln in sich hineinschiebt, kann auch gleich aus dem Nutellaglas löffeln, weil man auch damit seinen Blutzucker in die Höhe schießen lässt. Gleiches gilt für Fruchtsäfte. Ein Orangen- oder ein klarer Apfelsaft, bei dem alle Bestandteile der Frucht rausgefiltert wurden, ist nicht besser als ein klassischer Softdrink. Die Frucht als Ganzes liefert dagegen Ballaststoffe & Co. in einer gesunden Kombination!

Salz

Salz ist ein wichtiger Mineralstoff und für unseren Körper unverzichtbar. Es reguliert den Wasserhaushalt, sorgt für die Funktion von Nerven und Muskeln und spielt eine zentrale Rolle bei der Aufrechterhaltung unseres Blutdrucks. Ohne Salz geht es nicht. Der Gesundheitspolitiker Karl Lauterbach hat deswegen immer wieder für Verwunderung gesorgt, weil er beim Kochen auf Salz verzichtet und auch im Restaurant sein Essen möglichst ohne Salz bestellt.

Aber er hat recht: In der westlichen Ernährung wird meist zu viel Salz konsumiert, und dann kann es negative Auswirkungen auf Gesundheit und Lebenserwartung haben. Besonders problematisch ist, dass große Mengen Salz – genau wie Zucker – heutzutage in vielen industriell hergestellten Lebensmitteln stecken. Fertiggerichte, Brot, Wurstwaren, Käse, Chips und zahlreiche Snacks enthalten oft enorme Mengen an Salz.

Der eigentliche Grund dafür, dass Salz so problematisch ist, liegt in seiner Fähigkeit, Wasser im Körper zu binden. Das führt zu einem Anstieg des Blutvolumens und kann damit Bluthochdruck begünstigen. Ein dauerhaft erhöhter Blutdruck schädigt wiederum die Gefäßwände und erhöht das Risiko für Herzinfarkt und Schlaganfall erheblich – stell es dir wie einen Schlauch vor, durch den zu viel Wasser gedrückt wird. Insbesondere für Menschen, die sowieso schon unter Bluthochdruck leiden – oder die besonders sensibel auf Salz reagieren –, ist ein zu hoher Salzkonsum deshalb ein echtes Problem.

Doch Salz richtet nicht nur Schäden im Herz-Kreislauf-System an. Auch die Nieren leiden unter einem dauerhaft zu hohen Salzkonsum. Die Nieren regulieren den Salz- und Flüssigkeitshaushalt im Körper – doch bei konstant hohen Salzspiegeln arbeiten sie im Dauermodus und verlieren langfristig an Funktion.

Hinzu kommt, dass ein hoher Salzkonsum anscheinend auch Entzündungsprozesse im Körper fördern und damit den Alterungsprozess beschleunigen kann. Einige Studien[9] zeigen, dass zu viel Salz Immunzellen in einen permanenten Aktivierungszustand versetzt – ein Mechanismus, der langfristig zu chronischen Entzündungen führt und gleichzeitig das Immunsystem schwächen kann. Diese Entzündungen sind möglicherweise wiederum eng mit zahlreichen altersbedingten Krankheiten wie Demenz und sogar Krebs verbunden. Salz wird also nicht nur mit klassischen Herz-Kreislauf-Erkrankungen in Verbindung gebracht, sondern trägt auch indirekt zu einem schnelleren biologischen Altern bei.

Die WHO empfiehlt maximal 5 Gramm Salz pro Tag zu konsumieren – das entspricht etwa einem Teelöffel. In der westlichen Ernährung liegt der durchschnittliche Salzkonsum jedoch bei etwa 9 bis 12 Gramm täglich – also etwa dem Doppelten der empfohlenen Menge.

Den Salzgehalt zu reduzieren heißt nicht zwangsläufig, auf Geschmack zu verzichten. Erstens, weil Salz ja nicht komplett vermieden werden sollte, und zweitens, weil es viele andere Kräuter und Gewürze wie Kurkuma, Ingwer, Paprika, Chili oder Zitrone gibt, mit denen man Speisen ebenfalls intensiv würzen kann. Wenn du darauf verzichtest, jedes Gericht noch mal nachzusalzen, und auch auf das zusätzliche Salz im Kochwasser verzichtest, bist du meist schon auf einem guten Weg. Übrigens gibt es beim Thema Salz eine wichtige Einschränkung – wer viel Sport macht, insbesondere Ausdauersport bei hohen Temperaturen, und dementsprechend viel schwitzt, hat ein höheres Salzbedürfnis, weil beim Schwitzen Salz verloren geht.

Ungesunde Fette

Fett hat bis heute einen unangemessen schlechten Ruf im Bereich der Ernährung. Vermutlich weil Menschen »Fett« mit »fett sein« verwechseln. Anders ist es eigentlich nicht zu erklären. Über Jahrzehnte hielt sich die Annahme, dass Fett dick macht und Herzkrankheiten verursacht, hartnäckig. Es entstanden unzählige »Low Fat«-Produkte, in denen der Fettgehalt radikal reduziert wird – meist jedoch nur, um dann mehr Zucker beizusetzen, um Geschmack und Konsistenz zu retten. Inzwischen ist man zum Glück schlauer und die Wissenschaft versteht: Fett ist nicht gleich Fett – es gibt gute und schlechte Fette!

Fette spielen eine zentrale Rolle im Körper. Sie dienen nicht nur als Energielieferant, sondern erfüllen zahlreiche wichtige Funktionen. Unsere Zellmembranen bestehen zu einem großen Teil aus Fett und sind auf gesunde Fette angewiesen, um stabil und gleichzeitig flexibel zu bleiben. Hier stimmt das Sprichwort »Du bist, was du isst!« – der Körper baut die Membranen unserer Zellen aus dem Fett, das wir ihm zur Verfügung stellen.

Während gesunde Fette wie Omega-3-Fettsäuren die Flexibilität und Funktion dieser Zellmembranen verbessern, machen ungesunde Fette die Zellwände starrer und weniger widerstandsfähig. Oder anders gesagt: Du hast es in der Hand, ob deine Zellmembranen aus ausgepressten Pommes oder Oliven bestehen – du ahnst sicher, was besser ist.

Fette sind auch unverzichtbar für die Aufnahme bestimmter Vitamine – ohne Fett kann unser Körper die fettlöslichen Vitamine A, D, E und K nicht verwerten. Auch das Gehirn besteht zu einem erheblichen Teil aus Fett, weshalb eine ausgewogene Fettzufuhr entscheidend für kognitive Funktionen und den Erhalt der geistigen Leistungsfähigkeit ist. Zudem spielen Fette eine Schlüsselrolle bei der Produktion von Hormonen.

Wir müssen nun zwischen unterschiedlichen Fettarten unterscheiden. Es gibt gesättigte und ungesättigte Fette – auf Letztere wollen wir später in diesem Kapitel noch genauer eingehen. Es gibt allerdings eine besonders problematische Gruppe – nämlich Transfette! Transfette sind, vereinfacht gesagt, im Labor künstlich veränderte Fette. Sie werden durch dieses Verfahren länger haltbar und streichfähiger. Chemisch gesehen gehören sie zur Gruppe der ungesättigten Fette, verhalten sich im Körper allerdings wie gesättigte Fette.

Man findet sie vor allem in Margarine, Fertiggebäck, Chips, frittierten Produkten und vielen Snacks aus dem Supermarkt. Auch viele Fertiggerichte und Fast-Food-Produkte enthalten erhebliche Mengen an Transfetten, oft versteckt hinter Bezeichnungen wie »gehärtetes Fett« oder »teilweise hydriertes Öl«.

Dass diese Transfette für uns schlecht sind, hat mit unserem Cholesterin zu tun. Cholesterin ist eine fettähnliche Substanz, die der

Körper benötigt, um Zellen aufzubauen und Hormone sowie Vitamin D zu produzieren. Es ist also keineswegs per se schädlich – im Gegenteil: Cholesterin ist für viele lebenswichtige Prozesse unverzichtbar. Entscheidend ist jedoch, in welcher Form und in welchen Mengen es im Blut vorkommt.

Man unterscheidet dabei zwischen zwei Haupttypen: LDL-Cholesterin und HDL-Cholesterin (low-density und high-density lipoprotein). Das LDL-Cholesterin wird oft als »schlechtes Cholesterin« bezeichnet, weil es dazu neigt, sich an den Wänden der Blutgefäße abzulagern. Diese Ablagerungen – sogenannte Plaques – verengen mit der Zeit die Gefäße und erhöhen so das Risiko für Herzinfarkt und Schlaganfall.

Das HDL-Cholesterin hingegen wird als »gutes Cholesterin« bezeichnet. Es wirkt als »Müllabfuhr« im Blut, indem es überschüssiges LDL-Cholesterin von den Gefäßwänden zurück zur Leber transportiert, wo es abgebaut wird. Ein hoher HDL-Wert gilt daher als Schutzfaktor gegen Herz-Kreislauf-Erkrankungen. Problematisch wird es nun, wenn der LDL-Spiegel zu hoch und der HDL-Spiegel zu niedrig ist.

Genau das fördern Transfette! Durch mehrere ineinandergreifende Effekte steigern Transfette das schlechte LDL-Cholesterin und senken das gute HDL-Cholesterin. Diese Kombination fördert Ablagerungen in den Arterien und erhöht damit das Risiko für Herzinfarkt und Schlaganfall. Eine Metaanalyse[10] kam zu dem Ergebnis, dass bereits geringe Mengen an Transfetten – bereits 2 Gramm pro Tag über einen längeren Zeitraum hinweg – das Risiko für Herz-Kreislauf-Erkrankungen um 23 Prozent erhöhen können.

Und damit nicht genug: Einige Studien[11] legen nahe, dass Transfette mit einem erhöhten Risiko für Darm- und Prostatakrebs assoziiert sind. Sie scheinen unser Risiko für Diabetes Typ 2 zu erhöhen. Bei Transfetten konnte in Studien[12] außerdem gezeigt werden, dass sie das Sättigungsgefühl unterdrücken können. Das kann dazu führen, dass wir uns trotz ausreichender Kalorienaufnahme nicht satt fühlen und einfach immer weiteressen. Kennst du das noch von der letzten Tüte Chips? Jetzt weißt du, warum.

Transfette sind in unserer modernen Lebensmittelindustrie so omnipräsent, dass man an ihnen kaum vorbeikommt. Nach heutigem Stand der Wissenschaft muss man allerdings die dringende Empfehlung aussprechen, sie so weit wie möglich zu meiden und insgesamt auf eine *gute* Fettzufuhr zu achten – wie das gelingen kann, werden wir noch sehen!

Rotes und verarbeitetes Fleisch

Rotes Fleisch – also Fleisch von Rind, Schwein, Lamm oder Ziege – gehört für viele Menschen fest zum Speiseplan. Ob Steak, Bratwurst oder Schinken – besonders in der westlichen Ernährung ist rotes Fleisch allgegenwärtig, gilt als Proteinlieferant und Genusslebensmittel. Doch in den vergangenen Jahren wird die Studienlage[13] immer eindeutiger und erdrückender: Ein hoher Konsum an rotem und insbesondere verarbeitetem, also zu Wurst, Burgerpatties oder Fertiggerichten prozessiertem Fleisch birgt erhebliche Risiken. Schauen wir mal genauer hin.

Das Problem scheint weniger im Fleisch selbst, sondern vielmehr in den Substanzen zu liegen, die beim Erhitzen und bei der industriellen Verarbeitung entstehen. Beim scharfen Anbraten, Grillen oder Braten von rotem Fleisch entstehen chemische Verbindungen, die als krebserregend gelten.

In Tierversuchen konnte eindeutig gezeigt[14] werden, dass diese Verbindungen das Risiko für Tumore signifikant erhöhen. Insbesondere Grillgut – tut uns leid, dass wir hier jetzt die Sommer-Spielverderber sein müssen –, das durch hohe Hitze knusprig oder sogar leicht »verbrannt« ist, kann große Mengen genau dieser schädlichen Stoffe enthalten. Die Beweise sind mittlerweile so belastend, dass die WHO rotes Fleisch inzwischen als »wahrscheinlich krebserregend« einstuft.

Noch kritischer allerdings wird es bei verarbeitetem rotem Fleisch wie Wurst, Salami, Speck oder Schinken. Die allermeisten dieser Produkte werden mit Nitritpökelsalz und anderen Konservierungsstoffen behandelt, um ihre Haltbarkeit, Farbe und ihren Geschmack zu verbessern. So praktisch Nitrit in der Herstellung auch ist, für unseren Körper ist es gesundheitlich gefährlich.

Nitrit kann mit bestimmten Eiweißbausteinen aus dem Fleisch zu sogenannten Nitrosaminen reagieren. Diese Verbindung gilt als stark krebserregend. Hier ist die Studienlage inzwischen so eindeutig, dass die WHO verarbeitetes Fleisch als krebserregend in der Kategorie 1 einordnet – das ist die gleiche Kategorie wie Rauchen oder Asbest.

Kurz zur Einordnung: Das heißt nicht, dass verarbeitetes Fleisch genauso schädlich ist wie Rauchen – aber es steht aus Sicht der WHO genauso fest, dass es Krebs auslösen kann, wie das fürs Rauchen feststeht. Studien[15] zeigen, dass bereits 50 Gramm verarbeitetes Fleisch pro Tag – das entspricht etwa zwei Scheiben Speck oder einer kleinen Bratwurst – das Risiko für Darmkrebs um etwa 18 Prozent erhöhen. Auch das Risiko für andere Krebsarten, darunter Bauchspeicheldrüsen- und Prostatakrebs, scheint durch den regelmäßigen Konsum von verarbeitetem Fleisch anzusteigen.

Neben einem erhöhten Krebsrisiko bereitet rotes Fleisch noch weitere Probleme. Der hohe Anteil an gesättigten Fetten darin fördert die Entstehung von Herz-Kreislauf-Erkrankungen. Der hohe Gehalt an Häm-Eisen – einer besonderen Eisenform – scheint oxidative Prozesse zu beschleunigen, Zellschäden zu begünstigen und chronische Entzündungen zu fördern. All das erhöht nicht nur das Risiko für Krankheiten, sondern lässt uns auch auf Zellebene schneller altern.

Kurz: Von verarbeitetem Fleisch und Nitritpökelsalz sollte man vermutlich möglichst ganz die Finger lassen. Wenn man ab und zu mal aus Genuss zuschlagen möchte, okay – aber generell gilt hier: Je weniger, desto besser! Auf keinen Fall sollte verarbeitetes Fleisch wie Wurst zur alltäglichen Ernährung gehören. Mit dieser Erkenntnis ist es fast kurios, dass eine große Wurstauswahl noch immer als Genuss gilt.

Bei rotem, erhitztem Fleisch wie Steak ist die Lage nicht ganz so eindeutig wie bei verarbeitetem Fleisch. Der Schaden scheint nicht ganz so groß zu sein. Dennoch: Rotes Fleisch sollte die Ausnahme und nicht Teil der gewöhnlichen Ernährung sein. Hier und da bei besonderen Anlässen mal rotes Fleisch, im Restaurant oder bei einem Fest – in Ordnung! Aber im Alltag sollte man eher auf weißes

Fleisch, also Hühnchen, setzen – und auch das, wie wir später noch sehen werden, in deutlich geringeren Mengen, als die meisten es konsumieren.

Wenn man rotes Fleisch isst, kann auch sanftes Garen, Dünsten oder Backen die Gefahr etwas entschärfen. Die Studienlage unterstützt diese Empfehlungen: Menschen, die ihren Konsum von rotem und verarbeitetem Fleisch drastisch reduzieren, senken ihr Risiko für Darmkrebs und Herz-Kreislauf-Erkrankungen erheblich.

Hochverarbeitete Lebensmittel

Hochverarbeitete Lebensmittel breiten sich in unserer modernen Ernährung immer weiter aus. Tiefkühlpizza, Tütensuppe, Instant-Nudeln, Brotaufstriche, Müslimischungen, Müsliriegel, Fruchtjoghurts oder Fertigsalate aus dem Kühlregal. All diese Produkte sind häufig voll von künstlichen Zusätzen und versteckten Inhaltsstoffen. Die meisten hochverarbeiteten Lebensmittel enthalten extrem viel Zucker, Salz und Transfette – warum das ein Problem ist, wissen wir bereits. Doch damit hört es noch nicht auf. Es gibt noch andere Aspekte, die diese Art von Lebensmittel problematisch machen.

Ein zentrales Problem ist, dass hochverarbeitete Produkte durch ihre Herstellung oft ihre ursprüngliche Struktur verlieren. Natürliche Lebensmittel wie Obst, Gemüse oder Vollkornprodukte besitzen eine feste Zellstruktur und enthalten Ballaststoffe, die dafür sorgen, dass die enthaltenen Kohlenhydrate nur langsam ins Blut gelangen. Bei hochverarbeiteten Produkten wird diese Struktur häufig durch Zerkleinern, Mahlen oder chemische Verfahren zerstört. Dadurch gelangen die Kohlenhydrate viel schneller ins Blut und treiben den Blutzuckerspiegel rasant in die Höhe. Das Ergebnis sind Heißhungerattacken und langfristig ein erhöhtes Risiko für Übergewicht und Diabetes.

Ein weiteres Problem ist die hohe Energiedichte dieser Lebensmittel. Sie liefern oft extrem viele Kalorien, während gleichzeitig der Gehalt an Vitaminen, Mineral- und Ballaststoffen sehr gering ist. Man spricht in diesem Zusammenhang von »leeren Kalorien« – also

Lebensmitteln, die zwar satt machen, den Körper aber kaum mit wertvollen Nährstoffen versorgen. Dieses Ungleichgewicht sorgt dafür, dass wir oft zu viel essen und dennoch nicht ausreichend mit allen wichtigen Nährstoffen versorgt sind.

Darüber hinaus enthalten hochverarbeitete Produkte häufig eine Vielzahl künstlicher Zusatzstoffe. Emulgatoren, Stabilisatoren, Farbstoffe, Geschmacksverstärker und Konservierungsmittel sind fester Bestandteil vieler Fertigprodukte. Während diese Stoffe die Haltbarkeit verlängern, die Konsistenz verbessern oder für eine intensivere Farbe sorgen, sind ihre Auswirkungen auf die Gesundheit teilweise problematisch.

Besonders Emulgatoren, die in vielen industriell hergestellten Lebensmitteln eingesetzt werden, um Emulsionen aus nicht miteinander mischbaren Flüssigkeiten herzustellen, stehen im Verdacht, die Darmflora anzugreifen. Studien[16] zeigen, dass bestimmte Emulgatoren die Schutzschicht im Darm schädigen und so chronische Entzündungen im Körper begünstigen können.

Besonders tückisch ist auch, dass hochverarbeitete Produkte oft so konzipiert sind, dass sie unser Sättigungsgefühl manipulieren. Durch die geschickte Kombination aus Zucker, Fett und künstlichen Aromen wird unser natürliches Sättigungsgefühl unterdrückt. Studien[17] zeigen, dass Menschen, die regelmäßig viele hochverarbeitete Lebensmittel konsumieren, im Durchschnitt etwa 500 Kilokalorien mehr pro Tag zu sich nehmen als Menschen, die sich mit unverarbeiteten Lebensmitteln ernähren. Dieses »Mehr-Essen«, ohne wirklich satt zu werden, fördert nicht nur den Verkauf weiterer Produkte, sondern eben auch Übergewicht und Stoffwechselerkrankungen.

Die wissenschaftlichen Erkenntnisse zu hochverarbeiteten Lebensmitteln sind mittlerweile alarmierend. Ein brasilianisches Forschungsteam hat zur Einteilung von Lebensmitteln nach dem Grad ihrer industriellen Verarbeitung die sogenannte NOVA-Klassifikation[18] entwickelt. Durch sie konnte gezeigt werden, dass Menschen, die regelmäßig viele hochverarbeitete Lebensmittel konsumieren, ein deutlich erhöhtes Risiko für Herz-Kreislauf-Erkrankungen und eine signifikant verkürzte Lebenszeit haben. Studien[19] zeigen eindeutig, dass ein Anstieg des Konsums hochverarbeiteter Lebensmittel von nur 10 Prozent das Risiko für Krebs – insbesondere Brustkrebs, Darmkrebs und Bauchspeicheldrüsenkrebs – signifikant erhöht.

Hochverarbeitete Lebensmittel zu meiden ist im Alltag allerdings gar nicht so einfach, weil sie so allgegenwärtig und auch praktisch sind. Eine einfache Regel kann aber helfen: Je länger die Liste mit den Inhaltsstoffen und je mehr unbekannte Begriffe und Zusatzstoffe darin auftauchen, desto eher solltest du die Finger davon lassen. Insgesamt sollte eine gute Ernährung möglichst auf unverarbeiteten Lebensmitteln basieren, die in der Form konsumiert werden, in der sie auch in der Natur vorkommen.

Was wir zu uns nehmen sollten – wie sich eine gute Ernährung zusammensetzt

Damit wäre die Liste der Dinge, von denen wir die Finger lassen sollten, vollständig. Jetzt kommt der schöne Teil. Wir kümmern uns um die Lebensmittel, die uns langlebig machen. Wir arbeiten uns hierbei ein bisschen vom Groben ins Feine vor. Zunächst wollen wir schauen, wie sich eine gute Ernährung, die uns lange leben lässt, grundsätzlich zusammensetzt. Anschließend schauen wir genauer hin, wie man das dann in der Praxis ganz konkret mit einzelnen Lebensmitteln umsetzen kann.

Unsere Ernährung steht auf drei wichtigen Säulen: Kohlenhydrate, Fette und Proteine. Das sind die drei Makronährstoffe. Zu jeder dieser drei Kategorien gibt es mittlerweile eindeutige wissenschaftliche Erkenntnisse, worauf man achten sollte. Und es gibt auch Erkenntnisse dazu, wie sich unsere Ernährung insgesamt im Verhältnis aus diesen drei Gruppen zusammensetzen sollte. Wir werden uns deshalb im nächsten Abschnitt einen Makronährstoff nach dem anderen genauer anschauen.

Kohlenhydrate – besser als ihr Ruf

Kohlenhydrate sind unser Treibstoff. Machen wir Sport, nutzen unsere Muskeln Kohlenhydrate als Energiequelle. Unser Hirn nutzt Kohlenhydrate als Energiequelle, um zu arbeiten, also zu denken und zu entscheiden. Kohlenhydrate sind überlebenswichtig, und dennoch können sie zum Problem werden. Essen wir mehr Kohlenhydrate, als wir verbrauchen – oder die falschen –, nehmen wir zu. Das ist der Grund dafür, dass zu viele Kohlenhydrate zu den größten Risikofaktoren für Übergewicht, Diabetes und Herz-Kreislauf-Erkrankungen gehören.

Es gibt einfache und komplexe Kohlenhydrate. Einfache Kohlenhydrate oder Einfachzucker – wie er in Süßigkeiten, Weißbrot und Softdrinks vorkommt – wird vom Körper sehr schnell aufgenommen und lässt den Blutzuckerspiegel rasch ansteigen und danach wieder abfallen.

Wir haben bereits beim Thema Zucker erklärt, warum das problematisch ist. Solcher Einfachzucker kann auch mal sinnvoll sein – zum Beispiel, wenn wir bei starker körperlicher Aktivität schnell Energie brauchen. Deshalb haben Radrennfahrer bei der Tour de France Gels mit Einfachzucker im Trikot stecken, und manch ein Fußballer trinkt während des Spiels Softdrinks. Insgesamt allerdings sollte man Einfachzucker eher meiden, weil sie langfristig die Blutzucker-Achterbahn befeuern, was zu den bereits oben genannten Problemen führt und den Alterungsprozess beschleunigt.

Komplexe Kohlenhydrate hingegen, die in Vollkornprodukten, Hülsenfrüchten und Gemüse stecken, werden langsamer verdaut und sorgen für einen gleichmäßigeren Anstieg des Blutzuckers. Sie sättigen länger und stabilisieren den Stoffwechsel. Besonders ballaststoffreiche Kohlenhydrate haben in der Langlebigkeitsforschung viel Aufmerksamkeit erhalten. In Studien[20] mit Mäusen zeigte sich, dass eine Ernährung mit vielen komplexen Kohlenhydraten und Ballaststoffen nicht nur die Lebensspanne verlängerte, sondern auch das Risiko für altersbedingte Krankheiten wie Krebs und Herz-Kreislauf-Erkrankungen reduzierte.

Das Fazit in Sachen Kohlenhydrate ist einfach: Man sollte, außer in besonderen Situationen wie beim Sport, komplexe Kohlenhydrate essen und einfache Kohlenhydrate meiden. Deshalb: Vollkorn- statt Weißbrot, Naturreis statt weißem Reis, Haferflocken statt Cornflakes.

Die zweite Frage ist nun, wie groß der Anteil von Kohlenhydraten insgesamt an der Energieversorgung sein sollte. In Lifestyle-Magazinen, -Blogs und -Vlogs wurden in den vergangenen Jahren ja besonders Low-Carb-Diäten – also eine Ernährung mit möglichst wenig Kohlenhydraten – angepriesen. Zu Recht?

Low-Carb-Diäten, wie beispielsweise die Keto-Diät, können kurzfristig beim Abnehmen helfen, langfristig zeigen sie allerdings keinen Vorteil für Gesundheit oder Lebenserwartung. Im Gegenteil: Insgesamt zeigen Langzeitstudien[21], dass eine Beschränkung der Kohlenhydratzufuhr nicht zu einem längeren Leben führt.

Im Rahmen des »Geometric Framework for Nutrition«, einem multidimensionalen Modell, das entwickelt wurde, um den Zusammenhang zwischen Nährstoffen und unserer Gesundheit zu verstehen, wurde genauer untersucht, welche Auswirkungen Low- und High-Carb-Diäten auf Mäuse haben. Das Ergebnis war eindeutig: Sowohl eine sehr hohe als auch eine sehr niedrige Kalorienaufnahme durch Kohlenhydrate verkürzen die Lebensspanne.

Solche Ergebnisse sind nicht eins zu eins von der Maus auf den Menschen übertragbar, aber auch die PURE-Analyse[22], an der 135 000 Menschen aus achtzehn Ländern teilgenommen haben, kommt zu dem Ergebnis, dass Menschen, die etwa 50 bis 55 Prozent ihrer Kalorien aus Kohlenhydraten beziehen, die höchste Lebenserwartung haben.

Aber was heißt das eigentlich, ungefähr die Hälfte der Energie durch Kohlenhydrate abdecken? Es hilft ein kurzer Blick auf das Grundprinzip der Kalorienaufnahme. Unser Körper benötigt Energie, und die wird in Kilokalorien (kcal) gemessen. Wie viele Kalorien wir täglich benötigen, hängt von Faktoren wie Geschlecht, Alter und Aktivitätslevel ab. Ein durchschnittlich aktiver Erwachsener benötigt etwa 2000 Kilokalorien pro Tag – Frauen etwas weniger, Männer etwas mehr.

Wenn man nun diesen Wert als Beispiel nimmt, bedeutet eine

Empfehlung von 50 Prozent Kohlenhydraten, dass etwa 1000 Kilokalorien aus Kohlenhydraten stammen sollten. Da 1 Gramm Kohlenhydrate rund 4 Kilokalorien liefert, entspräche das etwa 250 Gramm Kohlenhydraten pro Tag. Diese Menge kann beispielsweise durch eine Portion Haferflocken zum Frühstück, eine Quinoa-Bowl mit Gemüse am Mittag und etwas Vollkornbrot am Abend gedeckt werden.

Fette – viel besser als ihr Ruf

Im Abschnitt über Lebensmittel, die wir meiden sollten, haben wir ja bereits über Transfette gesprochen. Diese sollten wir unbedingt so weit wie möglich komplett meiden. Wichtig ist aber auch noch die Unterscheidung zwischen gesättigten und ungesättigten Fetten.

Gesättigte und ungesättigte Fette unterscheiden sich vor allem durch ihre chemische Struktur – und genau diese Struktur bestimmt, wie gesund oder ungesund sie für uns sind. Man kann sich Fettsäuren vereinfacht wie Bauklötze vorstellen, die man miteinander verbindet.

Gesättigte Fettsäuren sind dabei wie Bauklötze, die man direkt aneinanderklebt. Sie liegen fest und stabil übereinander, und diese Stabilität sorgt dafür, dass sie bei Raumtemperatur meist fest sind – wie etwa Butter, Kokosfett oder das Fett in Fleisch. Das Problem: Gerade weil diese Fette so stabil sind, setzen sie sich leichter an den Wänden unserer Blutgefäße ab. In kleinen Mengen ist das nicht schlimm, aber langfristig kann das Risiko für verstopfte Arterien und Herz-Kreislauf-Erkrankungen steigen.

Ungesättigte Fettsäuren kann man sich dagegen wie Bauklötze vorstellen, die durch ein kleines Gelenk miteinander verbunden sind. Sie liegen nicht ganz so fest aufeinander, sondern sind flexibler und beweglicher. Diese Beweglichkeit sorgt dafür, dass ungesättigte Fette bei Raumtemperatur meist flüssig sind – wie Olivenöl, Rapsöl oder das Fett in Nüssen und Avocados. Durch ihre flexiblere Struktur lagern sich ungesättigte Fette nicht so leicht an Gefäßwänden ab, sondern helfen dem Körper sogar, Zellwände geschmeidig zu halten und gesunde Blutfettwerte zu erreichen.

Aus dieser kurzen Beschreibung kannst du vermutlich schon erahnen, dass wir gesättigte Fettsäuren in der Tendenz meiden sollten. Mal ein bisschen Butter, Sahne, Fleisch oder Käse ist nicht schlimm – die gesättigten Fette sind nicht per se sofort schädlich, wir sollten ihre Zufuhr allerdings verringern. Stattdessen sollten wir auf die »guten«, also die ungesättigten Fette setzen. Olivenöl, Avocados, Nüsse und fetter Fisch wie Lachs oder Makrele sind dafür gute Lieferanten. Am wichtigsten ist hier vermutlich ein gutes Olivenöl. Hochwertiges, kaltgepresstes Olivenöl konnte in vielen Studien[23] mit positiven Effekten auf unsere Herzgesundheit in Verbindung gebracht werden.

Aber Achtung: Auch innerhalb der Gruppe der ungesättigten Fette müssen wir noch einmal unterscheiden – und zwar zwischen Omega-3 und Omega-6. Omega-3 ist eher selten. In Olivenöl beispielsweise kommt zu 10 Prozent Omega-6, aber nur zu etwa 1 Prozent Omega-3 vor. Omega-3 finden wir vor allem in fettem Fisch, Leinöl, Chiasamen, Walnüssen und Algenöl. Omega-6 hingegen steckt in Sonnenblumenöl, Maiskeimöl, Distelöl und auch in vielen verarbeiteten Lebensmitteln.

Warum ist das eine nun besser als das andere? Wenn wir an unser Bild der Bauklötze von eben denken, kann man vereinfacht sagen, dass Omega-3 noch mal deutlich flexibler ist als Omega-6. Dafür stehen auch die 3 und die 6. Omega-3 hat bereits am dritten Kohlenstoffatom eine sehr freie, flexible Stelle, während Omega-6 erst am sechsten Kohlenstoffatom eine sehr freie, flexible Stelle hat – sorry für den kurzen Chemieausflug.

Omega-6 ist also – sehr vereinfacht gesagt – doppelt so starr wie Omega-3. Beide Fette sind grundsätzlich erst mal gut – unser Körper braucht auch beide –, aber Omega-3 ist quasi so etwas wie der Goldstandard. Wenn es im Körper jedoch zu viel Omega-6 und zu wenig Omega-3 gibt, kann sich das Omega-3 an den wichtigen Stellen nicht mehr durchsetzen. Deshalb kommt es bei Omega-3 und Omega-6 entscheidend auf das richtige Verhältnis an.

Aus Sicht der Langlebigkeit wäre ein Verhältnis von 1:1 ideal. Also genauso viel Omega-6 wie Omega-3. Die Deutsche Gesellschaft für Ernährung hält ein Verhältnis bis maximal 5:1 – also fünfmal so viel Omega-6 wie Omega-3 – noch für in Ordnung. In der Realität sind wir davon oft weit entfernt. Die meisten Menschen haben ein Verhältnis von etwa 10:1, 20:1 oder sogar 30:1 – ein solches Verhältnis ist hochgradig entzündungsfördernd, lässt uns schneller altern und steigert das Risiko für unterschiedlichste Krankheiten. Ein Verhältnis von 5:1 oder besser ist tatsächlich in der Praxis schwer zu erreichen – aber bereits eine Verbesserung in Richtung 6:1, 8:1 oder auch nur 10:1 kann die Gesundheit fördern.

Also: Wir sollten versuchen, unseren Fettbedarf vor allem durch ungesättigte Fette zu decken und innerhalb dieser Gruppe den Anteil an Omega-3-Fettsäuren nach oben und den Anteil von Omega-6-Fettsäuren nach unten zu schrauben. Wem das mit einer gewöhnlichen Ernährung schwerfällt, der kann auch gut zu Omega-3 als Supplement greifen – wir gehen darauf im Supplement-Kapitel (2.6) noch mal genauer ein.

Wie viel Fett sollten wir insgesamt zu uns nehmen? Sowohl das »Geometric Framework for Nutrition« als auch die PURE-Studie deuten darauf hin, dass wir unseren Energiebedarf in etwa zu 30 bis 35 Prozent mit Fetten decken sollten. In der PURE-Studie zeigte sich, dass Teilnehmende, die in etwa diese Menge vor allem aus guten, ungesättigten Fetten zu sich nahmen, die höchste Lebenserwartung hatten. Sie hatten auch das geringste Risiko für Schlaganfälle und neurodegenerative Erkrankungen.

Die PURE-Studie konnte außerdem eindeutig belegen, dass es sich negativ auswirkt, wenn man den Fettanteil in der Ernährung verringert und dafür die Kohlenhydratzufuhr steigert. Das zeigt erneut, dass »Low Fat«- oder »Light«-Produkte, die Fett auf Kosten von Zucker opfern, aus Sicht der Langlebigkeit kontraproduktiv sind.

Wenn wir wieder von etwa 2000 Kilokalorien pro Tag ausgehen, sollten davon also etwa 600 bis 700 Kilokalorien durch Fette gedeckt werden. Da 1 Gramm Fett etwa 9 Kilokalorien hat – Fett ist wesentlich energiedichter als Kohlenhydrate –, entspricht das einer Fettmenge von etwa 65 bis 80 Gramm pro Tag. Und wenn wir außerdem beachten, dass wir vor allem ungesättigte Fette mit einem guten Verhältnis von Omega-3- zu Omega-6-Fettsäuren zu uns nehmen wollen, könnte eine ausgewogene Tagesration etwa aus einem Teelöffel Leinöl im Frühstücksmüsli, mittags einem Esslöffel Olivenöl im Salat, einer Handvoll Mandeln oder Macadamianüsse als Snack zwischendurch, einer Portion Lachs oder Makrele zum Abendessen und irgendwo noch einer halben Avocado als Beilage bestehen.

Proteine – schlechter als ihr Ruf, aber trotzdem wichtig

Proteine, auch Eiweiße genannt, sind für unseren Körper unverzichtbar. Sie sind so etwas wie die Grundbausteine unseres Körpers. Wir bauen daraus Muskeln, Organe, Haut und Haare – Proteine steuern Stoffwechselprozesse, spielen eine Rolle bei Wundheilung, Immunsystem und Hormonen.

Ohne Proteine könnten wir nicht überleben. Und dennoch stellen sich auch hier eine Menge Fragen: Wie viel Protein sollten wir insgesamt zu uns nehmen? Welche Proteinquellen sind gut? Und gibt es auch schlechte? Diesen Abschnitt finden wir auch deshalb besonders wichtig, weil es vermutlich keinen anderen Makronährstoff gibt, bei dem so viel gefährliches Halbwissen im Umlauf ist.

Zunächst einmal muss man verstehen, dass Proteine aus Aminosäuren bestehen. Unser Körper baut seine eigenen, überlebenswichtigen Proteine aus Aminosäuren. Das bedeutet auch, dass die eigentlichen Bausteine, die unser Körper benötigt, gar nicht Proteine, sondern Aminosäuren sind. Entweder nimmt unser Körper diese als einzelne Aminosäuren auf oder als komplette Proteine, die er dann in seine einzelnen Aminosäuren zerbricht, bevor er dann wieder seine eigenen Proteine daraus baut.

Man kann sich das ein bisschen wie Legosteine vorstellen, die unser Körper immer weiter zu größeren Gebilden zusammenbaut. Das ganze Gebilde, das aus mehreren unterschiedlichen Aminosäure-Legosteinen besteht, nennen wir also Protein. Im allgemeinen Sprachgebrauch ist aber meist nur von Proteinen und nicht von Aminosäuren die Rede – und da beginnt schon ein großer Teil des großen Protein-Missverständnisses.

Insgesamt gibt es zwanzig Aminosäuren, die für uns Menschen

wichtig sind. Elf davon kann unser Körper selbst herstellen, neun müssen wir über die Nahrung aufnehmen – man nennt diese neun Aminosäuren auch die essenziellen Aminosäuren. Im Einzelnen sind das: Leucin, Isoleucin und Valin – die sogenannten BCAAs (Branched-Chain Amino Acids), die vor allem für den Muskelaufbau wichtig sind –, Lysin, Threonin, Phenylalanin, Tryptophan und Histidin – die viele unterschiedliche Funktionen im Körper übernehmen –, und dann noch Methionin, das aktuell ziemlich im Fokus der Langlebigkeitsforschung steht. Gleich mehr dazu.

Wir können Aminosäuren durch unterschiedlichste Lebensmittel zu uns nehmen. Tierische Lebensmittel wie Fleisch, Fisch, Eier oder auch Milchprodukte sind reich an Protein. Sie enthalten alle essenziellen Aminosäuren und werden deshalb als »vollständige Proteinquelle« bezeichnet. Pflanzliche Proteinquellen wie Hülsenfrüchte, Nüsse oder Getreide enthalten auch Aminosäuren – allerdings weniger und oft nicht alle essenziellen Aminosäuren in einem guten Verhältnis –, deshalb muss man bei pflanzlichen Proteinquellen auf eine gute Mischung achten, wenn man als Vegetarierin oder Veganer den Bedarf aus rein pflanzlichen Quellen abdecken möchte. Aber möglich ist das ohne Weiteres.

Obwohl Proteine in der Allgemeinheit von den Makronährstoffen vermutlich den besten Ruf haben, gilt hier eben nicht »je mehr, desto besser« – im Gegenteil. Neuere Studien[24] zeigen immer deutlicher, dass zu viel Protein negative Effekte haben und die Lebenszeit drastisch verkürzen kann. Besonders im Fokus steht hier die erwähnte Aminosäure Methionin.

Methionin ist wichtig für das Zellwachstum im Körper und die Produktion von neuen Proteinen im Körper. In jungen Jahren ist dieser Prozess sinnvoll, weil unser Körper wächst und ständig neue Zellen benötigt. Später im Leben scheint zu viel Methionin dagegen schädlich zu sein. Methionin könnte den sogenannten mTOR-Signalweg stimulieren – jenen Stoffwechselmechanismus, der unsere Zellen zum Wachsen und Teilen anregt und gleichzeitig Autophagie verringert. Das würde zu einer verstärkten Proteinsynthese und Zellteilung führen – und in der Konsequenz zu einer schnelleren Alterung und einem steigenden Risiko für altersbedingte Krankheiten.

Außerdem scheint der mTOR-Signalweg nicht der einzige Wirkmechanismus zu sein, über den Methionin uns schaden kann – Methionin kann auch die Expression von Genen maßgeblich beeinflussen, und zwar anscheinend eher nachteilig. Die Wissenschaft steht hier aber noch vor vielen Fragen. Studien[25] belegen allerdings eindeutig: Wenn man den Methionin-Anteil in der Ernährung von verschiedenen Organismen wie Mäusen reduziert, steigt ihre Lebenserwartung, und das Risiko für altersbedingte Krankheiten sinkt.

Das Gleiche gilt für die Aminosäuren, die für den Muskelaufbau zuständig sind – die erwähnten BCAAs. Auch sie stehen im Verdacht, den mTOR-Signalweg zu stark zu stimulieren und den Alterungsprozess zu beschleunigen. Das steht im Widerspruch zu dem, was man häufig aus der Fitness- und Bodybuilderszene hört. BCAAs erfreuen sich hier großer Beliebtheit. Tatsächlich kann eine hohe Proteinzufuhr und ein hoher Anteil von BCAAs und Methionin dabei helfen, schnell Muskeln aufzubauen – es scheint aber so, als ob der Preis dafür möglicherweise eine verkürzte Lebenszeit ist.

In Mausstudien[26] konnte gezeigt werden, dass mehr BCAAs die Lebenszeit verkürzen können. Insbesondere dann scheint es problematisch zu werden, wenn man einen hohen Anteil dieser Aminosäuren in seiner Ernährung hat, aber gleichzeitig nicht das entsprechende Training macht, das dafür sorgt, dass unser Körper diese Aminosäuren dann auch wirklich in Muskelwachstum umsetzt. Stattdessen wächst dann eben irgendetwas anderes in unserem Körper – wenn es schlecht läuft, Krebs. Die anderen Aminosäuren – also Lysin, Threonin, Phenylalanin, Tryptophan und Histidin – scheinen weniger problematisch zu sein.

Und was weiß man heute über die optimale Menge, die wir uns zuführen sollten? Studien[27] deuten darauf hin, dass eine tägliche Proteinzufuhr von etwa 0,8 bis maximal 1,2 Gramm pro Kilo Körpergewicht sinnvoll ist. Bis zu einem gewissen Grad hängt die exakte Menge vom Lebensstil, zum Beispiel der körperlichen Aktivität, ab. Eine höhere Proteinzufuhr führt demnach ziemlich eindeutig zu einer Verkürzung der Lebenszeit. Dieser Sachverhalt ändert sich ab einem Alter zwischen sechzig und siebzig Jahren – dann scheint unser Körper einen etwas höheren Proteinbedarf zu haben, um Muskeln und Knochen zu erhalten. In den Studien zeigt sich, dass ab diesem Alter eine leicht höhere Proteinzufuhr nicht mehr mit einer höheren Sterblichkeit einhergeht – sie die Lebenserwartung im Gegenteil sogar verlängern kann.

Es gibt noch andere Situationen, in denen eine höhere Proteinzufuhr sinnvoll sein kann. Wer wirklich innerhalb kurzer Zeit Muskeln aufbauen oder relativ radikal abnehmen möchte – für diese Personen kann eine temporäre Proteinzufuhr von etwa 1,5 bis 2 Gramm pro Kilo Körpergewicht sinnvoll sein. Aber auch nur im Hinblick auf diese konkreten Ziele – im Hinblick auf Lebenserwartung und Gesundheit bleibt eine höhere Proteinzufuhr schädlich. Der generelle Hype, insbesondere bei Social Media, um Proteinpulver & Co. und die dort häufig kursierende Empfehlung von mindestens 2 Gramm Protein pro Kilo Körpergewicht pro Tag ist also aus Sicht der Langlebigkeit falsch.

Auch bei der Frage, welche Quelle für Aminosäuren und damit für Proteine die beste ist, ist die Wissenschaft sich immer einiger. Studien[28] zeigen, dass ein zu hoher Anteil an tierischen Proteinen die Lebenszeit verkürzt. Das liegt zum einen am höheren Methionin- und BCAA-Anteil in tierischen Proteinen – pflanzliche Proteine enthalten weniger davon –, aber selbst bei identischem Aminosäurenprofil lassen uns pflanzliche Proteine länger leben als tierische Proteine. Warum das so ist, ist noch nicht entschlüsselt – das ändert aber nichts daran, dass es Fakt ist.

Es mehren sich also die Hinweise darauf, dass wir uns eine Ernährung überwiegend auf pflanzlichen Proteinen aufbauen und durch tierische Proteine ergänzen sollten. Insgesamt sollten wir dabei nicht mehr als etwa 1 Gramm Protein pro Kilo Körpergewicht zu uns nehmen. Konkret kann das so aussehen – zum Frühstück Haferflocken, Leinsamen, Chiasamen, Sojamilch, Beeren und Mandelmus, zum Mittagessen Quinoa, Linsen, Avocado, als Snack Hummus mit Vollkornbrot und als Abendessen entweder Tofu oder Hähnchen mit Brokkoli und Cashewkernen – insgesamt kommt man damit auf etwa 70 Gramm Protein.

Wer sich schwer damit tut, auf die benötigte Proteinmenge pro

Tag zu kommen, kann auch mit Proteinpulver arbeiten – achte dann aber auf ein gutes Aminosäurenprofil und wähle tendenziell lieber ein pflanzliches als ein tierisches Proteinpulver.

Mikronährstoffe – es sind die kleinen Dinge im Leben

Du hattest es vielleicht schon geahnt: Wenn es Makronährstoffe gibt, muss es vermutlich auch Mikronährstoffe geben – und genauso ist es. Mikronährstoffe liefern uns, anders als Makronährstoffe, keine Energie, sie erfüllen stattdessen andere lebenswichtige Aufgaben im Körper.

Es gibt zwei Gruppen von Mikronährstoffen: Vitamine und Mineralstoffe. Vitamine sind organische Verbindungen. Kurzer Ausflug in den Biologieunterricht: Organische Verbindung heißt, dass sie alle Kohlenstoff als zentrales Element enthalten. Alles, was auf unserer Erde lebt – Menschen, Tiere, Pflanzen –, ist eine organische Verbindung, aufbauend auf Kohlenstoff. Mineralstoffe dagegen sind anorganische Verbindungen. Sie enthalten in der Regel keinen Kohlenstoff und werden von uns in der Welt klassischerweise als »nicht lebend« wahrgenommen – Steine und Metalle sind die bekanntesten Beispiele. Biologieunterricht zu Ende.

Es gibt insgesamt dreizehn Vitamine, die man in zwei Gruppen einteilen kann. Zum einen gibt es die fettlöslichen Vitamine A, D, E und K – sie können vom Körper nur gemeinsam mit Fett aufgenommen werden. Ansonsten sind sie nutzlos. Unser Körper kann sie in Fettgewebe und in der Leber speichern, sich Vorräte anlegen, auf die er bei Bedarf zurückgreifen kann. Das hat den Vorteil, dass man sie nicht unbedingt jeden Tag zu sich nehmen muss. Es hat aber auch den Nachteil, dass man alle fettlöslichen Vitamine tendenziell auch überdosieren kann, weil der Körper die überschüssigen einlagert.

Die zweite Gruppe sind wasserlösliche Vitamine. Hierzu zählen B_1, B_2, B_3, B_5, B_6, B_7, B_9, B_{12} und Vitamin C – der Körper braucht kein Fett, um diese Vitamine aufzunehmen. Das bedeutet aber auch, dass der Körper sie nicht speichern kann. Das hat den Nachteil, dass wir sie im besten Fall täglich über die Nahrung zu uns nehmen müssen, um keinen Mangel zu erleiden. Es hat aber auch den Vorteil, dass wir diese Vitamine nicht überdosieren können, weil wir überschüssige Mengen einfach über unseren Urin wieder ausscheiden.

Vitamine erfüllen ganz konkrete Aufgaben in unserem Körper. Ohne sie würden viele Prozesse nicht korrekt ablaufen – dabei sind sie insbesondere für unser Immunsystem, den Energiestoffwechsel, unsere Haut, Augen und Knochen wichtig. Ohne Vitamine wären wir nicht nur ständig müde und schlapp, wir könnten auch langfristig nicht gesund bleiben. Aber wie machen Vitamine das?

Schauen wir uns das mal am Beispiel des wohl bekanntesten Vitamins an: Vitamin C, auch bekannt als Ascorbinsäure. Wenn wir Vitamin C zu uns nehmen, gelangt es über den Dünndarm in unser Blut und wird dann zu den Zellen transportiert, die es brauchen. Vitamin C kurbelt dann zum Beispiel die Produktion von weißen Blutkörperchen (Leukozyten), insbesondere Makrophagen, an. Diese »Fresszellen« (Phagozyten) sind so etwas wie die »Müllabfuhr« unseres Immunsystems. Sie fressen Krankheitserreger wie Bakterien oder Viren und verdauen diese, machen sie also unschädlich.

Gleichzeitig schützt Vitamin C die Immunzellen. Immunzellen sind, wenn sie arbeiten, superaktiv und erzeugen dabei viele sehr aggressiv herumschwirrende Sauerstoffmoleküle, die sogenannten freien Radikale – man nennt das auch oxidativen Stress. Die freien Radikale können Zellen schädigen, auch die Immunzellen selbst. Vitamin C schützt sie davor, indem es sich selbst »opfert« und wie eine Art Schutzschild vor die Immunzelle wirft. Weil es gegen oxidativen Stress schützt, bezeichnet man Vitamin C auch als Antioxidans.

Andere Vitamine erfüllen andere Funktionen. Vitamin D reguliert spezielle Immunzellen, zum Beispiel Makrophagen, die Fresszellen, die Krankheitserreger und Abfallstoffe aus unserem Körper entfernen. Ein Vitamin-D-Mangel führt deshalb zu einem schwachen Immunsystem und vermehrten Infekten. Darüber hinaus ist Vitamin D auch für die Gesundheit unserer Knochen wichtig, weil es hilft, Kalzium aus der Nahrung aufzunehmen.

Die B-Vitamine wiederum sind vor allem für unseren Energiestoffwechsel wichtig – wenn es hier einen Mangel gibt, fühlen wir uns müde, antriebslos und abgeschlagen. Ein dauerhafter Vitamin-B_{12}-Mangel kann zu neurologischen Schäden führen. Vitamin A und Vitamin E sind wichtig für unsere Haut und Schleimhäute. Wir könnten diese Liste nun beliebig weiterführen und immer weiter ins Detail gehen – es würde allerdings den Rahmen dieses Buches sprengen, und das Grundprinzip sollte verstanden sein: Wir brauchen alle Vitamine in ausreichenden Mengen, um möglichst gesund zu bleiben und lange zu leben.

Weiter geht's mit den Mineralstoffen. Auch hier gibt es zwei Gruppen: Mengen- und Spurenelemente. Mengenelemente sind Mineralstoffe, die unser Körper in relativ großen Mengen – das heißt, mehr als 50 Milligramm pro Kilo Körpergewicht täglich – braucht. Der Gesamtbedarf an Mengenelementen liegt damit im Grammbereich. Zu ihnen gehören Kalzium, Magnesium, Kalium, Natrium, Phosphor, Chlorid und Schwefel. Sie sind an grundlegenden Prozessen im Körper beteiligt, zum Beispiel am Flüssigkeitshaushalt und der Knochengesundheit.

Spurenelemente dagegen braucht unser Körper in relativ geringen Mengen – also weniger als 50 Milligramm pro Kilo Körpergewicht. Der Bedarf an Spurenelementen liegt damit insgesamt im Milli- oder Mikrogrammbereich. Zu den Spurenelementen gehören Eisen, Zink, Kupfer, Jod, Selen, Mangan, Fluor, Chrom, Molybdän und Kobalt. Auch wenn wir Spurenelemente nur in winzigen Mengen benötigen, sind sie wichtig – sie sind nämlich erforderlich für sehr spezielle Prozesse wie die Blutbildung, den Zellschutz oder die Funktion der Schilddrüse.

Bei Mineralstoffen kann man nicht nur einen Mangel haben – man kann sie auch überdosieren. Unser Körper verbraucht Mineralstoffe nicht, sondern speichert sie in Zellen, Knochen oder Organen. Dadurch können Überdosierungen langfristig zu ernsthaften gesundheitlichen Problemen führen. Trotzdem ist eine Überdosierung über die Ernährung bei Mineralstoffen in den allermeisten Fällen unwahrscheinlich – nur wenn man sich extrem einseitig ernährt, kann das passieren. Deutlich mehr Menschen haben einen

Mangel an bestimmten Mineralstoffen, weil bestimmte Lebensmittel in ihrer Ernährung zu wenig vorkommen.

Ein reales Risiko der Überdosierung liegt tatsächlich in der Einnahme von Nahrungsergänzungsmitteln. Insbesondere hochdosierte Präparate für Spurenelemente, die wir nur in geringen Mengen brauchen, können gefährlich werden. Wer Mikronährstoffe supplementiert, sollte deshalb regelmäßig durch Bluttests sicherstellen, dass weder ein Mangel noch eine Überdosierung vorliegt.

Im Sinne der Langlebigkeit ist es wichtig, dass wir alle Mikronährstoffe täglich in ausreichender Menge zur Verfügung haben. Jedes einzelne Lebensmittel hat eine einzigartige Kombination aus Mikronährstoffen, und nicht jedes Lebensmittel enthält alle Mikronährstoffe. Vitamin A finden wir zum Beispiel vor allem in Karotten, Süßkartoffeln und Spinat. Vitamin E in Mandeln, Haselnüssen und pflanzlichen Ölen. Vitamin K steckt in Grünkohl, Rucola und Petersilie. Kalzium steckt in Milchprodukten, Brokkoli und Kichererbsen. Magnesium finden wir in Kürbiskernen und dunkler Schokolade. Kalium ist in Bananen, Kartoffeln und Tomaten(mark). Selen finden wir in Paranüssen, Eiern und Pilzen.

Allein diese (unvollständige) Aufzählung macht klar: Wir müssen uns möglichst breit ernähren, also möglichst viele unterschiedliche natürliche Lebensmittel essen, um alle Mikronährstoffe abzudecken. Je mehr unterschiedliche Obst- und Gemüsesorten – aber auch tierische Produkte – wir zu uns nehmen, desto höher ist die Wahrscheinlichkeit, dass wir auch wirklich alle Mikronährstoffe abdecken.

Aus Sicht der Langlebigkeit kann man also dringend eine breite Ernährung empfehlen und muss von einer sehr einseitigen Ernährung, bei der immer wieder dasselbe gegessen wird, abraten. Bestimmte Mikronährstoffe können unter Umständen sogar richtig kritisch werden. Jod ist das wahrscheinlich populärste Beispiel. Es kommt eigentlich nur in Seefisch und Algen vor – je nach Fütterung auch in Milchprodukten. Da sehr viele Menschen – insbesondere die, die nicht an der Küste wohnen – davon in Deutschland aber lange Zeit zu wenig oder gar nichts konsumierten, gab es einen breiten Jodmangel in der Bevölkerung. Deshalb hat man Speisesalz Jod hinzugefügt, um diesen Jodmangel auszugleichen.

Ein anderes gutes Beispiel ist Vitamin B_{12}. Vitamin B_{12} kann man eigentlich nur durch tierische Produkte wie Leber, Rindfleisch, Eier und Milchprodukte ausreichend abdecken. Wer sich vegetarisch oder sogar vegan ernährt, muss hier unbedingt aufpassen und kommt vor allem als Veganer oder Veganerin an einer Supplementierung eigentlich nicht vorbei.

Untersuchungen[29] zeigen, dass Menschen, die pro Woche mindestens zwanzig bis dreißig verschiedene Obst- und Gemüsesorten konsumieren, seltener an Mikronährstoffmangel leiden und insgesamt ein stärkeres Immunsystem haben. Neben Obst und Gemüse spielen auch Hülsenfrüchte, Nüsse und Samen eine wichtige Rolle – sie werden in der westlichen Ernährung oft unterschätzt, dabei liefern sie uns viele Spurenelemente wie Zink, Magnesium und Kupfer. Paranüsse zum Beispiel sind einer der wenigen zuverlässigen Selenlieferanten.

Tierische Produkte in Maßen können auch dabei helfen, uns zuverlässig mit allen Mikronährstoffen zu versorgen, insbesondere fetter Fisch wie Lachs, Hering oder Makrele wird von vielen zu wenig konsumiert – ein- bis zweimal pro Woche wäre gut!

Wer seinen Bedarf an Mikronährstoffen optimal decken möchte, profitiert also am meisten von einer ausgewogenen Ernährung, die überwiegend auf pflanzlichen Lebensmitteln basiert und gezielt durch kleinere Mengen tierischer Produkte ergänzt wird. Hier zeigt sich auch noch mal, warum Fertiggerichte und stark verarbeitete Lebensmittel problematisch sind. Sie liefern häufig zwar Makronährstoffe, machen uns schnell satt – bieten aber kaum lebensnotwendige Mikronährstoffe. Auf Dauer machen sie uns deshalb krank und verkürzen unsere Lebenszeit.

Das war es noch nicht ganz. Wir haben das Puzzle einer guten Ernährung noch nicht vollständig zusammengesetzt. Es fehlt aber nicht mehr viel. Lass uns im Folgenden noch einen schnellen Blick auf sekundäre Pflanzenstoffe, Ballaststoffe, Enzyme, Probiotika und Wasser werfen.

Sekundäre Pflanzenstoffe

Sekundäre Pflanzenstoffe sind so etwas wie der Schutzschild von Pflanzen: chemische Verbindungen, die ihnen als Abwehrstoffe dabei helfen, sich gegen Fressfeinde, Krankheiten oder UV-Strahlung zu verteidigen. Hast du dich schon mal gewundert, warum zum Beispiel Rosmarin den ganzen Tag in der prallen Sonne stehen kann, ohne zu verbrennen? Es sind sekundäre Pflanzenstoffe, die der Rosmarin selbst produziert, die ihn vor Verbrennung schützen.

Wenn wir Obst, Gemüse und Kräuter essen, nehmen wir diese sekundären Pflanzenstoffe auf, und es hat sich erwiesen, dass sie auch förderlich für *unsere* Gesundheit sind. Viele von ihnen bieten antioxidative Eigenschaften – sie neutralisieren also freie Radikale und schützen damit unsere Zellen. Andere wirken entzündungshemmend, schützen die Blutgefäße, regulieren den Blutdruck oder stärken das Immunsystem.

Hier ein paar Beispiele für sekundäre Pflanzenstoffe, und wo wir sie finden: Carotinoide – gut für Augen und Immunsystem – sind in Karotten, Süßkartoffeln und Paprika. Polyphenole – senken Blutdruck und Cholesterin – sind in Beeren, Trauben und dunkler Schokolade. Flavonoide – gut für Herz und Blutgefäße – sind in Äpfeln, Zwiebeln und grünem Tee. Sulforaphan – könnte uns möglicherweise vor bestimmten Krebsarten schützen – steckt in Brokkoli, Kohl und Rucola.

Insbesondere der Verzehr von Polyphenolen und Flavonoiden, das legen Studien[30] nahe, geht mit einer verbesserten Gesundheit und einer potenziell höheren Lebenserwartung einher. Auch aus diesem Grund empfiehlt es sich – ähnlich wie bereits bei den Mikronährstoffen –, täglich eine möglichst große Vielfalt an frischem Obst, Gemüse, Hülsenfrüchten und Kräutern zu essen.

Ballaststoffe

Ballaststoffe sind eine der am meisten unterschätzten Komponenten einer gesunden Ernährung. Der Begriff »Ballaststoff« ist dabei ein wenig irreführend, denn dabei handelt es sich keineswegs um überflüssigen »Ballast«, im Gegenteil: Sie sind essenziell für viele Prozesse in unserem Körper.

Ballaststoffe sind überwiegend pflanzliche Bestandteile, die unser Körper nicht verdauen kann. Während Kohlenhydrate, Fette und Proteine im Dünndarm in ihre kleinsten Bestandteile zerlegt und ins Blut aufgenommen werden, wandern Ballaststoffe nahezu unverändert weiter in den Dickdarm. Und genau dort entfalten sie ihre gesundheitsfördernde Wirkung. Drei Wirkungen von Ballaststoffen sind entscheidend.

Erstens: Ballaststoffe helfen uns bei der Verdauung. Sie binden Wasser und quellen im Darm auf. Ballaststoffe sorgen so dafür, dass unser Stuhl weicher und voluminöser wird, was den Darm in Bewegung hält und den Toilettengang erleichtert. So wird Verstopfungen vorgebeugt, und alles kann regelmäßig und problemlos »raus«. Das mag banal klingen, ist aber für unsere Gesundheit enorm wichtig. Ein gut funktionierender Darm ist nämlich nicht nur für unsere Verdauung entscheidend, sondern auch für unser Immunsystem und sogar unsere mentale Gesundheit.

Zweitens: Ballaststoffe helfen unserer Darmflora – also den Billionen von Bakterien, die in unserem Darm leben und einen immensen Einfluss auf unsere Gesundheit haben. Ballaststoffe dienen diesen Bakterien als »Futter«. Ein gut versorgtes und vielfältiges Mikrobiom steht dabei mit zahlreichen positiven Effekten in Verbindung: Es stärkt unser Immunsystem, fördert die Aufnahme von Nährstoffen und kann dadurch sogar unsere Stimmung und unser Verhalten beeinflussen.

Und drittens: Ballaststoffe helfen dabei, den Blutzuckerspiegel stabil zu halten. Indem sie die Verdauung verlangsamen und so die Aufnahme von Glukose aus dem Darm ins Blut verzögern, beugen sie Blutzuckerspitzen und -abstürzen vor. Essen wir Zucker ohne Ballaststoffe, schießt unser Blutzucker schnell in die Höhe. Essen wir die gleiche Menge Zucker zusammen mit vielen Ballaststoffen, steigt unser Blutzucker nur langsam an. Das schützt uns nicht nur vor Heißhungerattacken, sondern reduziert langfristig auch das Risiko für Diabetes Typ 2 und andere Stoffwechselerkrankungen.

Besonders ballaststoffreich sind pflanzliche Lebensmittel wie

Vollkornprodukte, Hülsenfrüchte, Obst und Gemüse. Haferflocken, Leinsamen, Flohsamenschalen, Quinoa, brauner Reis und Vollkornbrot sind hervorragende Ballaststoff-Lieferanten. Je weniger ein pflanzliches Lebensmittel verarbeitet ist, desto mehr Ballaststoffe enthält es. Während ein Apfel voller Ballaststoffe steckt, findet sich davon in Apfelsaft kaum noch etwas. Deshalb schießt Apfelsaft unseren Blutzucker in die Höhe wie ein Softdrink, während ein Apfel das nicht tut. Und während Vollkornbrot eine hervorragende Quelle ist, bietet Weißbrot nahezu keinen nennenswerten Ballaststoffgehalt – gleiches Problem wie beim Apfelsaft, weil im Weißmehl kaum noch etwas vom ursprünglichen Korn übrig bleibt.

Die Deutsche Gesellschaft für Ernährung (DGE) empfiehlt eine tägliche Ballaststoffzufuhr von mindestens 30 Gramm. Die meisten Menschen mit einer typisch westlichen Ernährung erreichen diesen Wert nicht und kommen häufig nur etwa auf die Hälfte. Mach es besser! Die Handlungsempfehlung ist auch hier wieder die gleiche wie zuvor: Iss viel Obst und Gemüse – möglichst frisch, möglichst vielfältig und möglichst unverarbeitet.

Probiotika

Probiotika sind lebende Mikroorganismen – meist Bakterien oder Hefen –, die sich in unserem Darm ansiedeln, nachdem wir die Lebensmittel, die sie enthalten, verzehrt haben. Man kann sich diese kleinen Lebewesen wie nützliche »Mitbewohner« vorstellen, die in unseren Verdauungstrakt einziehen und dabei helfen, unsere Gesundheit zu erhalten. Probiotika wirken sich positiv auf die Zusammensetzung der Darmflora aus. Vor allem, wenn unser Mikrobiom durch Stress, Antibiotika, schlechte Ernährung oder Infekte aus dem Gleichgewicht geraten ist, können Probiotika dabei helfen, es wieder in Balance zu bringen. Aber auch sonst sollten wir unseren Körper ausreichend mit Probiotika versorgen. Die meisten Menschen tun das im Rahmen einer klassischen westlichen Ernährung leider viel zu wenig.

Das Mikrobiom spielt, wie wir bereits bei den »Hallmarks of Aging« gesehen haben, eine zentrale Rolle für unsere Gesundheit.

Es hilft nicht nur bei der Verdauung und Nährstoffaufnahme, sondern beeinflusst auch unser Immunsystem, unsere Stoffwechselprozesse und sogar unsere mentale Gesundheit. Probiotika unterstützen diese Prozesse auf mehrere Weisen: Sie produzieren Stoffe, die schädliche Bakterien verdrängen, stärken die Schutzbarriere unseres Darms und helfen, Entzündungen im Körper zu regulieren. Außerdem beeinflussen sie die Produktion bestimmter Botenstoffe, die sogar unser Gehirn erreichen und unser Wohlbefinden positiv beeinflussen können – über die sogenannte Darm-Hirn-Achse.

In der Langlebigkeitsforschung findet das Mikrobiom immer größere Beachtung. Studien[31] zeigen, dass ein gutes Mikrobiom für ein langes Leben entscheidend ist – die genauen Zusammenhänge sind allerdings noch nicht erforscht. Erst vor Kurzem hat man das Mikrobiom einer der ältesten Frauen der Welt untersucht und herausgefunden, dass es dem eines Kleinkinds entsprach. Wir blicken in einem späteren Kapitel noch mal genauer auf dieses Thema.

Der beste Weg, um dem Körper regelmäßig Probiotika zuzuführen, sind fermentierte Lebensmittel – und genau hier liegt ein großes Problem: Diese Lebensmittel werden in der modernen westlichen Ernährung zu selten gegessen. Während sie in traditionellen Ernährungsweisen – etwa in Asien oder Osteuropa – fester Bestandteil der Küche sind, sind sie in der westlichen Ernährung kaum vorhanden. Dabei sind sie ein echter »Game Changer« für die Gesundheit und sollten dringend mehr Beachtung finden.

Gute Quellen für Probiotika sind Joghurt mit aktiven Kulturen, Kefir, Sauerkraut oder Kimchi, Miso, Kombucha oder auch Tempeh. Die Empfehlung lautet, jeden Tag eine Portion fermentierter Lebensmittel zu sich zu nehmen. Das kann ein Glas Kefir, eine kleine Portion Sauerkraut oder Kimchi oder ein kleiner Becher Naturjoghurt sein – taste dich nach und nach heran, und finde heraus, was dir schmeckt und hilft!

Neben Probiotika gibt es auch noch Präbiotika wie Inulin oder resistente Stärke, die zum Beispiel in kalten Kartoffeln, Chicorée oder Schwarzwurzeln vorkommt. Sie sind so etwas wie das Futter der guten Darmbakterien, fördern ihr Wachstum und ergänzen damit wunderbar die Wirkung von Probiotika. Wer auf seine Zufuhr von Probiotika achtet, sollte auch regelmäßig Präbiotika zu sich nehmen.

Wasser

Auch die Bedeutung von Wasser wird im Alltag häufig unterschätzt. Während wir uns viele Gedanken über unsere Ernährung machen, vergessen wir manchmal, wie entscheidend eine ausreichende Flüssigkeitszufuhr für unsere Gesundheit ist. Unser Körper besteht zu etwa 60 Prozent aus Wasser, und nahezu alle lebenswichtigen Prozesse sind auf eine ausreichende Flüssigkeitsversorgung angewiesen. Wasser transportiert Nährstoffe in unsere Zellen, spült Abfallstoffe aus dem Körper, reguliert die Körpertemperatur und sorgt dafür, dass unser Stoffwechsel und unser Immunsystem optimal funktionieren. Kurz gesagt: Ohne Wasser läuft im Körper nichts.

Die DGE empfiehlt Erwachsenen, etwa 1,5 bis 2 Liter Wasser pro Tag zu trinken. Bei Hitze, intensiver körperlicher Betätigung oder starkem Schwitzen kann der Bedarf allerdings auch deutlich höher sein. Wichtig ist dabei nicht nur die Menge, sondern auch die Verteilung über den Tag: Wer regelmäßig kleine Mengen trinkt, versorgt seinen Körper am besten. Trink nicht erst, wenn du Durst hast – wenn du Durst hast, ist es streng genommen häufig schon zu spät. Außerdem meldet sich unser Durstgefühl umso langsamer, je älter wir werden.

Im Idealfall trinkst du so, dass du starken Durst gar nicht erst entwickelst. Aber: Wenn wir große Mengen auf einmal trinken, kann der Körper das häufig gar nicht richtig verwerten und scheidet einen großen Teil der Flüssigkeit einfach wieder aus. Also lieber immer kleine Mengen über den Tag verteilt als abends eine ganze Flasche herunterzukippen.

Wir verbrauchen übrigens nicht nur tagsüber Wasser, sondern auch nachts, wenn wir schlafen! Deshalb ist es sinnvoll, gleich morgens nach dem Aufwachen ein großes Glas Wasser zu trinken, um die über Nacht entstandene Flüssigkeitslücke auszugleichen.

Aber Wasser ist nicht gleich Wasser. Teures Mineralwasser aus dem Supermarkt wird häufig damit beworben, vermeintlich besser zu sein als Leitungswasser. Das ist irreführend! In Deutschland unterliegt Leitungswasser strengen Kontrollen und wird in vielen Regionen sogar häufiger geprüft als abgefülltes Mineralwasser. Es ist frei von Schadstoffen, hygienisch einwandfrei und enthält in vielen Fällen sogar mehr wertvolle Mineralstoffe als manche Markenwässer aus dem Supermarkt.

Besonders Kalzium und Magnesium sind in Leitungswasser oft in relevanten Mengen enthalten – das unterscheidet sich jedoch von Region zu Region. In Gegenden mit »hartem« Wasser, das viel Kalk enthält, ist der Gehalt an Kalzium und Magnesium besonders hoch. Das ist gesundheitlich völlig unbedenklich und kann im Gegenteil sogar einen Beitrag zur Mineralstoffversorgung leisten. Waschmaschinen bereitet kalkhaltiges Wasser jedenfalls größere Probleme als uns.

Aber selbst wenn der Mineralstoffgehalt in deinem Leitungswasser niedrig ist, ist das kein Problem. In Wahrheit decken wir den größten Teil unseres Mineralstoffbedarfs durch feste Nahrung und nicht durch Wasser. Selbst sehr mineralstoffreiche Wässer enthalten nur einen Bruchteil dessen, was wir beispielsweise über Gemüse, Nüsse oder Hülsenfrüchte aufnehmen können. Wer sich ausgewogen ernährt, muss also kein teures Wasser kaufen, um gesund zu bleiben. Von abgefülltem Mineralwasser in Plastikflaschen ist sogar eher abzuraten: Die Plastikverpackung kann Weichmacher oder andere Stoffe ins Wasser abgeben – besonders wenn die Flasche längere Zeit im Warmen gestanden hat.

In einigen Situationen kann es jedoch sinnvoll sein, die Qualität des Leitungswassers genauer zu überprüfen – etwa in Altbauten mit alten Rohren. In solchen Fällen kann ein Aktivkohlefilter eine sinnvolle Ergänzung sein. Auch wer den Geschmack von »hartem« Wasser nicht mag, kann es durch einen Filter milder und angenehmer machen. Wir gehen auf dieses Thema im späteren Kapitel zur Minimierung von Schad- und Giftstoffen in unserem Leben noch mal genauer ein.

Was ist die beste Diät für ein langes Leben?

Raucht dir ein bisschen der Kopf? Verstehen wir. Das war bis hierhin eine Menge Holz, und wir haben unsere Ernährung in ihre Kleinteile zerlegt. Die große Frage ist nun, wie wir dieses Puzzle optimal wieder zusammensetzen. Schließlich hat man im Alltag keine Zeit, seine Makronährstoffe prozentgenau auszurechnen, Mikronährstoffe zu zählen und Proteine aufs Gramm genau zu wiegen. Irgendwie müssen wir also nun die gesamten Erkenntnisse aus der Ernährungsforschung in ein Ernährungskonzept überführen, das zum einen die genannten Anforderungen erfüllt, zum anderen aber auch so einfach umsetzbar und lecker ist, dass man es ein Leben lang durchhält. Klingt fast zu schön und zu einfach, um wahr zu sein, oder? Geht aber!

Denn tatsächlich hat die Wissenschaft auf die Frage »Was ist die beste Ernährung der Welt?« eine überraschend eindeutige Antwort. Die mediterrane Ernährung gilt im Hinblick auf Langlebigkeit und Gesundheit als Goldstandard. Es ist die am besten untersuchte, verstandene und unterm Strich effektivste Ernährungsweise zur Förderung der Langlebigkeit. Sie ist nicht perfekt – aber sie ist sehr gut, und vor allem einfach umsetzbar. Sie basiert auf dem traditionellen Speiseplan der Mittelmeerländer wie Italien, Griechenland und Spanien.

Wie zu Beginn dieses Kapitels bereits erwähnt, kann einem der Wechsel von einer klassisch westlichen Diät hin zu einer mediterranen Diät mehr als zehn Jahre Lebenserwartung schenken. Die Mittelmeerernährung senkt wissenschaftlich bewiesen[32] das Risiko für Herz-Kreislauf-Erkrankungen und Krebs – außerdem wird der Stoffwechsel verbessert, die Entzündungen im Körper gehen zurück, und das Mikrobiom, und dadurch auch das Immunsystem, wird verbessert.

Sicherlich könnte man, wenn man es ganz genau nimmt, noch eine idealere Ernährung als die Mittelmeerdiät zusammenstellen – Bryan Johnson beispielsweise hat sich seine ganz eigene Diät zusammengebaut –, aber da sie eine Ernährungsweise ist, die du problemlos über Jahrzehnte hinweg umsetzen kannst, legen wir sie dir im wörtlichen und im übertragenen Sinne ans Herz.

Denk im Folgenden an die klassische Ernährungspyramide, die du sicherlich schon mal gesehen hast. Von unten (breit) nach oben (schmal) sind darin die Lebensmittel sortiert: Was unten in der Pyramide steht, wird viel und damit quasi als Basis konsumiert – was oben in der Pyramide steht, wird nur selten konsumiert und bildet damit eher die Ausnahme und Ergänzung. Fangen wir unten an.

Die Basis der mediterranen Ernährung: Obst, Gemüse, Hülsenfrüchte und Vollkorn

Das Fundament der Mittelmeerdiät ist eine breite Auswahl an frischem Obst und Gemüse. Am besten direkt frisch aus dem eigenen Garten oder vom Markt. Durch die wärmeren Temperaturen gibt es im Mittelmeerraum stets ein breites Angebot, aber zum Glück gibt es das ja längst auch in unseren Supermärkten! Hier findet sich der Schlüssel zu vielen der gesundheitsfördernden Effekte dieser Ernährungsweise. Obst und Gemüse liefern eine breite Palette an Mikronährstoffen und sekundären Pflanzenstoffen. Der Verzehr sollte so vielfältig wie möglich sein, denn wie wir bereits gesehen haben, besitzt jede Obst- und Gemüsesorte ihr ganz eigenes Nährstoffprofil.

Je mehr verschiedene Sorten wir konsumieren, desto größer ist die Wahrscheinlichkeit, dass wir unseren gesamten Bedarf an Vitaminen, Mineralstoffen und sekundären Pflanzenstoffen abdecken. Die Empfehlung lautet deshalb: Möglichst bunt essen! Je intensiver die Farben, desto mehr dieser wertvollen Stoffe sind meist enthalten. Besonders grünes Blattgemüse wie Spinat oder Grünkohl, bunte Beeren, Tomaten, Paprika und Karotten sollten regelmäßig auf dem Teller landen.

Als Trick hat sich in der Langlebigkeitsszene der Smoothie durchgesetzt. Wirf täglich einfach die unterschiedlichsten Obst- und Gemüsesorten in einen Smoothie-Mixer, zum Beispiel Orangen, Sellerie, Apfel, Birne, Spinat, Zitrone, gefrorene Beeren, Ingwer, Kiwi, Grünkohl, Karotten, Datteln oder, oder, oder – und schon hast du zwei Hände voll Obst und Gemüsesorten pro Tag konsumiert!

Damit der Smoothie den Blutzucker nicht zu sehr in die Höhe steigen lässt, sollte man viel Gemüse hineingeben und am besten auch einige Ballaststoffe wie Leinsamen, Chiasamen oder Haferflocken. Wir ergänzen auch gern einen Schuss Kefir, dann hat man schon ein fermentiertes Lebensmittel in die Tagesration integriert.

Ein weiterer wichtiger Bestandteil in der Basis der Mittelmeerdiät sind Hülsenfrüchte wie Linsen, Bohnen und Kichererbsen. Sie sind eine hervorragende pflanzliche Proteinquelle und liefern zudem jede Menge Ballaststoffe, die für einen stabilen Blutzuckerspiegel und eine gesunde Verdauung sorgen.

Die Mittelmeerdiät ist zwar nicht strikt vegetarisch oder vegan, basiert aber dennoch überwiegend auf pflanzlichen Lebensmitteln. Obst, Gemüse, Hülsenfrüchte und Vollkornprodukte bilden das Fundament, während Fleisch und tierische Produkte eher eine untergeordnete Rolle spielen und nur in Maßen verzehrt werden.

Diese Erkenntnis scheint sich auch in Studien[33] durchzusetzen. Vergleicht man vegane (nur pflanzenbasierte Produkte), vegetarische (kein Fleisch, kein Fisch, aber tierische Produkte wie Milch oder Eier) und pesco-vegetarische (kein Fleisch, Fisch in Maßen, tierische Produkte wie Milch oder Eier) Ernährungsweisen, gibt es erst mal keinen ganz klaren Gewinner. Dagegen zeigt sich eine Ernährung, die sehr viel auf Fleisch und tierische Produkte setzt, als nachteilig.

Guckt man genauer in die Zahlen und vergleicht unterschiedliche Studien, kommt man zu dem Ergebnis, dass eine pesco-vegetarische Ernährung – also eine Ernährung, die hauptsächlich pflanzenbasiert ist, mit gelegentlichen tierischen Produkten und hin und wieder Fisch – optimal ist. Auch gelegentlich weißes Fleisch scheint in Ordnung zu sein – auch wenn es nicht unbedingt weitere Vorteile bringt. Dass die pesco-vegetarische Ernährung der vegetarischen Ernährung in einigen Studien überlegen ist, könnte vor allem am besseren Verhältnis von Omega-3- zu Omega-6-Fettsäuren liegen.

In einigen Studien[34] gibt es Hinweise darauf, dass eine rein vegane Ernährung sogar schädlich sein kann und zum Beispiel mit einem höheren Risiko für Knochenbrüche einhergeht. Das liegt vermutlich aber nicht daran, dass vegane Ernährung per se schlecht ist oder nicht funktionieren kann – sondern schlicht und ergreifend daran, dass es in der Praxis deutlich schwieriger ist, mit einer veganen Ernährung wirklich alle Makro- und Mikronährstoffe abzudecken, als mit einer vegetarischen oder pesco-vegetarischen Ernährung.

Wenn es um die Versorgung mit Kohlenhydraten geht, setzt die Mittelmeerdiät konsequent auf ballaststoffreiche Vollkornprodukte. Damit ist nicht das gemeint, was wir in Form von Pizza, Pasta und Weißbrot vom Italiener um die Ecke kennen. Die ursprüngliche, nicht touristische Mittelmeerdiät setzt auf Vollkornbrot, Haferflocken, Quinoa oder Bulgur, anstatt auf Weißbrot, Reis und Nudeln. Die komplexen Kohlenhydrate sorgen für einen stabilen Blutzuckerspiegel und sättigen nachhaltig.

Gesunde Fette – vor allem Olivenöl

Ein zentraler Baustein der Mittelmeerdiät – und ein entscheidender Unterschied zur typisch deutschen Ernährung – ist der hohe Anteil an gesunden, ungesättigten Fetten. Olivenöl steht dabei an erster Stelle. Es wird nicht nur zum Kochen und Braten verwendet, sondern auch als Dressing für Salate oder zum Verfeinern von Gerichten. Das hochwertige, kaltgepresste Olivenöl ist reich an Omega-9-Fettsäuren (Ja, die gibt es auch!) und Polyphenolen, die entzündungshemmend wirken und die Blutgefäße schützen.

Auch Nüsse, Mandeln und Samen spielen eine große Rolle – sie liefern gesunde Omega-3-Fettsäuren, die gleichfalls Entzündungsprozesse bremsen und die Zellgesundheit fördern. Avocados, die ebenfalls reich an gesunden Fetten sind, passen genauso hervorragend ins mediterrane Ernährungskonzept.

Ein wichtiger Punkt dabei ist, dass die Mittelmeerdiät trotz des hohen Fettanteils ein insgesamt günstiges Verhältnis von Omega-3- zu Omega-6-Fettsäuren erreicht – und das ist entscheidend. Während die westliche Ernährungsweise durch stark verarbeitete Lebensmittel, Sonnenblumenöl und Fertigprodukte zu einem extrem unausgewogenen Verhältnis von Omega-6 zu Omega-3 (oft 20:1 oder sogar höher) führt, setzt die Mittelmeerdiät gezielt auf Lebensmittel, die das Gleichgewicht wiederherstellen.

Olivenöl zum Beispiel enthält überwiegend Omega-9- und relativ wenig Omega-6-Fettsäuren – das sorgt dafür, dass die Gesamtmenge an Omega-6-Fetten in der Ernährung nicht zu hoch ausfällt. Gleichzeitig kommen Omega-3-Quellen wie Walnüsse, Leinsamen, Chiasamen und vor allem fetter Fisch wie Lachs, Sardinen und Makrele regelmäßig auf den Tisch – und genau diese Kombination hilft dabei, ein ausgewogenes Verhältnis von Omega-3 zu Omega-6 zu erreichen.

Gesättigte Fette werden in der Mittelmeerdiät zwar nicht komplett gemieden, aber sie spielen eine untergeordnete Rolle. Butter, Sahne und fettreiches Fleisch kommen nur in geringen Mengen auf den Teller. Auch der moderate Konsum von weißem Fleisch und Fisch trägt dazu bei, den Anteil an gesättigten Fetten im Rahmen zu halten.

Fisch und Meeresfrüchte – die beste tierische Proteinquelle

Während Fleisch – insbesondere rotes Fleisch – in der mediterranen Ernährung eher sparsam eingesetzt wird, werden Fisch und Meeresfrüchte häufiger konsumiert als bei uns. Vor allem fettreiche Fischsorten wie Lachs, Makrele und Sardinen liefern wertvolle Omega-3-Fettsäuren. Auch Schalentiere wie Muscheln und Garnelen sind empfehlenswert – sie enthalten viel Jod, Selen und Zink, die für die Schilddrüse und das Immunsystem wichtig sind. Die Empfehlung lautet, etwa zweimal pro Woche vor allem fettigen Fisch auf den Teller zu bringen.

Milchprodukte und Eier – in Maßen

Milchprodukte sind in der Mittelmeerdiät erlaubt, aber sie werden bewusst und in Maßen eingesetzt. Zwar werden Joghurt und Milch konsumiert – allerdings deutlich weniger als bei uns. Auch Käse – vor allem gereifter Hartkäse wie Parmesan – wird in kleinen Mengen verwendet und liefert wertvolles Kalzium.

Eier werden in der Mittelmeerdiät als Teil einer ausgewogenen

Ernährung geschätzt – sie enthalten wertvolle Nährstoffe und gesunde Fette. Allerdings gilt auch hier: Maß halten. Zwei bis vier Eier pro Woche sind eine gute Orientierung.

Im Bereich Probiotika könnte die Mittelmeerdiät tatsächlich noch etwas dazulernen, beziehungsweise hier kannst du selbst noch etwas zur Verbesserung beitragen. So könnten Kimchi oder Tempeh – eher bekannt aus der asiatischen Küche – eine sinnvolle Ergänzung deines Speiseplans sein.

Fleisch – weiß, selten und in kleinen Mengen

In der typischen westlichen Ernährung ist Fleisch oft die Hauptzutat auf dem Teller, und dann werden »Sättigungsbeilagen« ergänzt. In der mediterranen Diät ist es umgekehrt: Hier sind pflanzliche Lebensmittel die Hauptzutat, und Fleisch wird hin und wieder als wertvolle Beilage betrachtet. Besonders rotes und verarbeitetes Fleisch sollte nur selten gegessen werden – vielleicht ein oder zweimal im Monat.

Wenn Fleisch auf dem Teller landet, sollte es eher weißes sein, wie Hähnchen oder Pute, und auch hier in kleineren Mengen als gewohnt – ein guter Richtwert ist einmal die Woche. Der berühmte Sonntagsbraten von früher war eigentlich gar nicht verkehrt – allerdings hätte er lieber ein Sonntagshähnchen sein sollen.

Süßigkeiten und stark verarbeitete Lebensmittel – die Ausnahme

Süßigkeiten und hochverarbeitete Produkte spielen in der klassischen Mittelmeerdiät kaum eine Rolle. Stattdessen wird auf natürliche Süße aus Obst gesetzt. Desserts bestehen oft aus frischen Früchten, die mit Joghurt, Honig oder Nüssen verfeinert werden. Gebäck oder Süßspeisen werden traditionell nur zu besonderen Anlässen genossen – und auch dann meist in kleinen Portionen.

Kalorienrestriktion – 30 Prozent weniger

Nachdem wir uns nun mit der grundlegenden Frage beschäftigt haben, was wir eigentlich essen sollten – und was lieber nicht –, wollen wir zum Schluss dieses Kapitels noch auf zwei besondere Ernährungskonzepte blicken, die unsere Aussichten auf Langlebigkeit verbessern können. Das mag nun zunächst etwas abstrakt und vorsichtig formuliert sein – tatsächlich aber gehören Kalorienrestriktion und Intervallfasten zu den wirkungsvollsten Konzepten, die es derzeit im Bereich der Langlebigkeit gibt. Um an dieser Stelle ausnahmsweise mal keine Mäuse als Beispiel heranzuziehen: Eine Studie[35] aus dem Jahr 2017 konnte zeigen, dass man die Lebenserwartung von Affen durch Kalorienrestriktion um bis zu 15 Prozent verlängern kann. Neugierig geworden?

Kalorienrestriktion bedeutet zunächst einfach nur, dass man die Menge an Kalorien – also an Energie –, die man am Tag durch Nahrung zu sich nimmt, begrenzt. Nehmen wir noch mal die Affenstudie aus dem Jahr 2017 als Beispiel. Dort gab es eine Gruppe Affen, die permanent Futter zur Verfügung hatte, die also frei essen konnte. Zunächst wurde beobachtet, wie viele Kalorien diese Kontrollgruppe im Durchschnitt am Tag zu sich nahm. Anschließend wurde eine zweite Gruppe Affen gebildet, deren Versorgung mit Essen begrenzt wurde. In diesem konkreten Fall wurden ihnen 30 Prozent weniger Kalorien gefüttert als der Kontrollgruppe.

In Studien mit Mäusen werden die Kalorien normalerweise um etwa 30 bis 60 Prozent begrenzt – beim Menschen geht man von einer Kalorienrestriktion von etwa 25 Prozent aus. Zurück zur Affenstudie: Die Wissenschaftlerinnen und Wissenschaftler haben die Kontroll- und die Testgruppe über Jahrzehnte beobachtet und sie immer wieder auf Gesundheit, Krankheiten und Lebenserwartung untersucht.

Das Ergebnis der Studie: Die Affen der Testgruppe, also die Affen, deren Kalorienzufuhr man um 30 Prozent gekürzt hatte, lebten etwa 10 bis 15 Prozent länger als die Affen der Kontrollgruppe. Sie waren außerdem länger gesund und zeigten weniger altersbedingte Krankheiten wie Diabetes, Krebs und Herz-Kreislauf-

Erkrankungen. In Mausstudien[36] sind die Ergebnisse meist noch eindeutiger – hier kann man durch Kalorienrestriktion eine Lebensverlängerung von 20 bis 25 Prozent erzielen.

Es gibt mittlerweile neben unzähligen Studien[37] mit unterschiedlichsten Säugetieren auch Beobachtungen im Menschen, wo man auf die Alterungsgeschwindigkeit geschaut hat, und sie alle kommen zu dem Ergebnis, dass Kalorienrestriktion in der Lage ist, unser Leben signifikant zu verlängern und altersbedingte Krankheiten zu vermeiden. In manchen Studien sind die Ergebnisse etwas stärker, in anderen etwas schwächer – man geht derzeit von einem lebensverlängernden Effekt irgendwo zwischen 10 und 30 Prozent aus. Damit ist Kalorienrestriktion die am besten erforschte Strategie, die am effektivsten in der Lage ist, mit einer einzigen Intervention unser Leben zu verlängern.

Wieso verlängert Kalorienrestriktion unser Leben?

Die erste Erklärung, die man gefunden hat, hat mit dem mTOR-Signalweg zu tun. Wir erinnern uns kurz noch mal: mTOR stimuliert, ob eine Zelle wächst oder Autophagie betreibt. Zu viel Wachstum und zu wenig Autophagie lässt uns auf Dauer schneller altern. Kalorienrestriktion hemmt den mTOR-Signalweg und fördert somit die Autophagie, während unnötiges Zellwachstum gehemmt wird. Das lässt uns länger leben.

Und es leuchtet auch ein, dass das so ist: Wenn unser Körper permanent mit Kalorien vollgepumpt wird, kann er wachsen, wachsen und wachsen – wenn er dagegen immer einen leichten Mangel, leichten Hunger verspürt, beschränkt er das Wachstum und versucht gleichzeitig, die eigenen Zellen effektiv zu halten und darin unnötige oder beschädigte Bestandteile zu verwerten.

Schnell aber fanden Forschende heraus, dass das nicht der einzige Wirkmechanismus ist. Zum Beispiel hemmt das bereits erwähnte Immunsuppressivum Rapamycin den mTOR-Signalweg auf die gleiche Art und Weise, wie es eine Kalorienrestriktion tut – trotzdem verlängert die Einnahme von Rapamycin das Leben weniger stark als eine Beschränkung der Kalorienzufuhr. Wäre die Hemmung des mTOR-Signalwegs der einzige Mechanismus, den eine Kalorienrestriktion beeinflusst, müsste Rapamycin genauso gut funktionieren – tut es aber nicht.

Kalorienrestriktion löst also noch mehr in unserem Körper aus, was uns länger leben lässt. So fand man heraus[38], dass Kalorienrestriktion oxidativen Stress, also freie Radikale verringert – und damit die Schädigung von Zellen. Forschende fanden außerdem heraus, dass Kalorienrestriktion bestimmte Eiweiße – die sogenannten Sirtuine – in unserem Körper aktiviert. Sirtuine helfen dabei, unsere Zellen zu reparieren und sie fit zu halten.

Das ist vermutlich noch nicht die vollständige Erklärung dafür, wieso Kalorienrestriktion so gut funktioniert. Am Max-Planck-Institut für Biologie des Alterns in Köln hat man beispielsweise herausgefunden, dass durch Kalorienrestriktion allein in der Leber etwa 3000 Gene eine veränderte Expression gezeigt haben – wir erinnern uns: Die Genexpression steuert, welche Gene wie stark aktiviert werden. Konkret bedeutet das, dass durch Kalorienrestriktion etwa 20 bis 25 Prozent aller Gene anders reguliert werden, als wenn wir uns immer vollständig satt essen.

Das führte zu der Frage, ob man eigentlich wirklich die kompletten Kalorien beschränken muss oder ob es vielleicht nur bestimmte Makro- oder Mikronährstoffe sind, auf die es ankommt. Es wurden unterschiedliche Experimente gemacht und dabei herausgefunden[39], dass wohl vor allem die Proteine bei der Kalorienrestriktion die entscheidende Rolle spielen. Reduziert man den Proteingehalt, werden Mäuse langlebiger – steigert man den Proteingehalt, leben sie kürzer. Insgesamt ist der Effekt von Proteinrestriktion ein wenig kleiner als der Effekt einer Gesamtrestriktion der Kalorien – aber der Unterschied ist gering. Wir können also davon ausgehen, dass Proteine bei der Kalorienrestriktion die entscheidende Rolle spielen.

Im nächsten Schritt ist man noch weitergegangen und hat untersucht, ob es möglicherweise reicht, nur bestimmte Aminosäuren und nicht die Proteinzufuhr insgesamt zu beschränken. Tatsächlich fand man bei diesen Untersuchungen heraus[40], dass sich vor allem durch die Restriktion der Aminosäure Methionin eine Lebensverlängerung erreichen lässt. Es scheint, als habe das etwas mit der Translation, also dem Bauprozess von Proteinen in unserem Körper zu tun.

Methionin spielt bei der Translation eine besondere Rolle, weil es immer die erste Aminosäure ist, mit der der Bau jedes neu gebildeten Proteins beginnt. Wenn wir die Aufnahme von Methionin begrenzen, verringern wir die Translation insgesamt. Warum genau sich das positiv auf unsere Langlebigkeit und Gesundheit im Alter auswirken könnte, da tappt die Wissenschaft noch im Dunkeln. Diese Erkenntnisse sind jedoch der Grund, warum man mittlerweile zu einer Proteinmenge von nur etwa 0,8 bis 1,2 Gramm pro Kilo Körpergewicht pro Tag rät.

Wie verlässlich ist der Effekt – und wie lässt er sich erreichen?

Grundsätzlich geht die Wissenschaft davon aus, dass Kalorienrestriktion auch bei Menschen zu einer höheren Lebenserwartung und einem geringeren Risiko für altersbedingte Krankheiten führt. Die Frage ist nur: Wie stark ist der Effekt? Es gibt keine lebenslangen, präzisen Studien, die das exakt untersucht haben – schon aus ethischen Gründen wären, wie wir bereits gesehen haben, solche Studien schwierig durchzuführen. Will man wirklich einer Testgruppe von Menschen ein Leben lang 20 oder 30 Prozent ihrer Nahrung wegnehmen – unter Umständen mit dem Ergebnis, dass sie keinen Nutzen davon haben oder sogar daran Schaden nehmen?

Und andersherum: Will man wirklich eine Kontrollgruppe dazu zwingen, ein Leben lang mehr zu essen, obwohl diese Gruppe vielleicht durch eine andere Ernährung mehrere Jahre länger leben könnte? Um herauszufinden, wie groß der Effekt auf Menschen wirklich ist, müssen wir uns anders nähern.

Zunächst einmal kann die Forschung auf gewisse Erfahrungswerte zurückgreifen. Wenn eine Methode wie die Kalorienrestriktion in so vielen unterschiedlichen Tieren zuverlässig funktioniert, gibt es eigentlich keinen Grund, davon auszugehen, dass die Methode im Menschen gar nicht funktioniert. Meist ist es so, dass Wirkungsmechanismen auch im Menschen funktionieren – obwohl der Mensch kein Tier ist –, aber häufig nur mit einem etwas weniger starken Effekt. Aus dieser Erkenntnis könnte man ableiten – und davon gehen tatsächlich einige Forschende aus –, dass Menschen ihr Leben durch konsequente Kalorienrestriktion um vielleicht 15 bis 20 Prozent verlängern können. Das wäre noch immer ein gigantischer Wert!

Es gibt inzwischen aber auch Studien[41], die zumindest über einen kurzen Zeitraum beobachtet haben, wie sich eine Kalorienrestriktion auf die Geschwindigkeit des Alterns und die Gesundheit von Menschen auswirkt. In der CALERIE-Studie (Comprehensive Assessment of Long-term Effects of Reducing Intake of Energy) konnten US-Wissenschaftler außerdem zeigen, dass Kalorienrestriktion im Menschen wichtige Gesundheitsparameter verbessern und dadurch vermutlich das Risiko für Diabetes Typ 2, Herz-Kreislauf-Erkrankungen und Krebs senken kann.

Erste Beobachtungen im Hinblick auf die Geschwindigkeit des Alterns deuten darauf hin, dass Kalorienrestriktion die Lebensspanne von Menschen zumindest um bis zu fünf Jahre verlängern könnte. Dieser Wert erscheint eher klein – man darf aber nicht vergessen, dass die Personen, die hier beobachtet wurden, das Prinzip der Kalorienrestriktion nicht lebenslang, sondern nur für ein paar wenige Jahre angewendet haben. Aus Studien mit Tieren wissen wir aber, dass es bei Kalorienrestriktion wichtig ist, die Begrenzung möglichst ein Leben lang durchzuhalten, um das volle Potenzial auszuschöpfen.

Und wie sieht das alles in der Praxis aus? Im Grunde genommen müsstest du dafür einfach nur über einen Zeitraum von einigen Wochen hinweg beobachten, wie viel Kalorien du am Tag zu dir nimmst, wenn du »frei isst«, was und wie du willst. Dann ziehe davon etwa 30 Prozent ab und iss nur noch diese restliche Menge. Außerdem solltest du darauf achten, vor allem deine Zufuhr von Proteinen und insbesondere der Aminosäure Methionin zu begrenzen. Du merkst wahrscheinlich schon: In der Praxis ist eine solche Kalorienzählerei natürlich kaum umsetzbar.

Wie geht es stattdessen? In Japan, insbesondere in Okinawa, einer Region, wo viele der weltweit ältesten Menschen leben – wir werden in Kapitel 2.7 noch genauer auf die Blauen Zonen blicken –, gibt es die konfuzianische Regel »Hara Hachi Bu«. Wörtlich übersetzt bedeutet das: »Den Magen zu acht von zehn Teilen füllen.« Die Idee dahinter ist einfach: Man sollte mit dem Essen aufhören, wenn man sich zu 80 Prozent satt fühlt, man sollte sich nie komplett vollessen – man sollte im Grunde genommen aufhören, wenn man gerade noch ein klein bisschen Hunger hat.

Damit nähern wir uns jetzt schon eher einem Konzept, das man praktisch umsetzen kann. Lieber immer ein bisschen weniger essen als zu viel. Lieber noch ein bisschen Hunger haben, als sich komplett vollgestopft fühlen. Es ist weniger schlimm, abends noch ein bisschen Hunger zu haben, als dass einem mit jedem weiteren Bissen womöglich noch schlecht wird.

In der Langlebigkeitsforschung ist man dennoch skeptisch, ob das Konzept der Kalorienrestriktion uns wirklich weiterbringen kann – einfach deshalb, weil es für die breite Masse zu schwer sein dürfte, eine solche Ernährung wirklich ein Leben lang durchzuhalten – und das muss man! Denn es bringt nicht viel, sich nur ein paar Jahre vernünftig zu ernähren oder nur ein paar Jahre Kalorienrestriktion zu betreiben. Wenn man wirklich große Effekte erzielen will, muss man Ernährungskonzepte lebenslang beibehalten.

Bei allen Änderungen im Sinne der Langlebigkeit scheint es wichtig zu sein, dass man die Änderungen bis zum Schluss durchhält. Hört man mit einer positiven Angewohnheit auf, kassiert der Körper die gewonnenen Vorteile anscheinend relativ schnell wieder ein. Warum das so ist, weiß die Wissenschaft noch nicht – sie konnte es allerdings immer wieder beobachten.

In der Wissenschaft hofft man deshalb eher auf eine Art Medikament, das den Effekt der Kalorienrestriktion imitieren kann. Das bereits erwähnte Rapamycin ist ein Kandidat dafür – mehr dazu im Supplement-Kapitel 2.6. Auch Peptide wie Semaglutid (enthalten im Diabetesmedikament Ozempic) könnten helfen – theoretisch könnte ein Peptid unseren Hunger so steuern, dass wir schon bei 70 oder 80 Prozent Nahrungsaufnahme satt sind und dadurch quasi automatisch Kalorien beschränken. Mehr dazu später in Kapitel 2.10 zu innovativen medizinischen Verfahren. Schauen wir uns zum

Abschluss erst noch eine andere Lösung an, die Kalorienrestriktion praktikabler machen könnte: das Intervallfasten.

Intervallfasten: Iss – aber nicht immer

Je mehr sich Forscherinnen und Forscher mit dem Thema Kalorienrestriktion beschäftigt haben, desto präzisere Fragen stellten sie sich dazu. Eine Frage war, ob man wirklich jeden Tag die Kalorienzufuhr begrenzen muss oder ob es auch andere Methoden geben könnte, das gleiche Ziel zu erreichen. Sie stellten sich konkret die Frage, was passieren würde, wenn man Mäuse einen Tag lang essen lassen würde, was sie wollten, und ihnen am nächsten Tag gar nichts geben würde. Dieses Ernährungskonzept wird als »Alternate-Day-Fasting«, kurz ADF, bezeichnet.

Die Ergebnisse waren erstaunlich. Mäuse, bei denen man ADF anwendete, lebten deutlich länger als normale Mäuse – wenn auch etwas kürzer als Mäuse, die man jeden Tag einer Kalorienrestriktion aussetzte. In einer Studie[42] aus dem Jahr 2022 konnte man das Leben von Mäusen durch ADF und einer zusätzlich an den inneren Tag-Nacht-Rhythmus der Maus angepassten Fütterung um 35 Prozent verlängern.

ADF hatte auch positive Auswirkungen auf sämtliche altersbedingten Krankheiten. Es scheint also tatsächlich so zu sein, dass man dem Körper nicht unbedingt jeden Tag Nahrung wegnehmen muss, sondern dass es vor allem darum geht, dass der Körper in irgendeiner Form regelmäßig in eine Art »Hungermodus« kommt, in dem dann vermehrt Autophagiemechanismen und vermutlich auch noch andere Dinge wirken.

Aber einen Tag essen und einen Tag nichts essen? Für Menschen ist auch das nicht wirklich praktikabel. Deshalb ist das Konzept des Intervallfastens, oder anders formuliert, des zeitlich begrenzten Essens besonders spannend. Die Idee dahinter ist denkbar simpel: Eine bestimmte Zeit des Tages isst man, während man dem Körper die restliche Zeit des Tages seine Ruhe gönnt, keine Nahrung zu sich nimmt und den Körper Autophagiemechanismen in Gang bringen lässt.

Verschiedene Untersuchungen[43] in Mäusen und anderen Säugetieren zeigen, dass der Körper mindestens zwölf Stunden am Tag keinerlei Kalorien zu sich nehmen sollte – je länger, desto besser. Die bekannteste Methode ist die 16:8-Methode – also sechzehn Stunden keinerlei Kalorien zu sich nehmen und acht Stunden, in denen essen »erlaubt« ist. Konkret könnte das zum Beispiel heißen, dass man täglich nur zwischen 12 Uhr und 20 Uhr Kalorien zu sich nimmt und danach sechzehn Stunden fastet.

Ein anderes bekanntes Modell ist die 5:2-Methode. Dabei isst man an fünf Tagen in der Woche wie gewohnt, während man an zwei Tagen die Kalorienaufnahme stark – beispielsweise auf nur noch 500 bis 600 Kilokalorien – begrenzt. Wer es auf die Spitze treiben möchte, kann auch mit dem »One Meal A Day«- beziehungsweise OMAD-Ansatz experimentieren. Wie der Name hier schon sagt, isst man dabei wirklich nur eine große Mahlzeit am Tag. Wir selbst haben die besten Erfahrungen mit 16:8 gemacht. Lediglich zwischen 12 und 20 Uhr zu essen fiel uns relativ leicht und zeigte für uns durchaus auch andere positive Effekte auf Schlaf und Energielevel.

Intervallfasten hat sich sowohl in Tiermodellen als auch in menschlichen Studien als vielversprechende Methode zur Verlängerung der Lebenserwartung und Verbesserung der Gesundheit erwiesen. In Mäusen konnte gezeigt werden, dass Intervallfasten tatsächlich die Lebensspanne verlängern kann – in Menschen gibt es solche lebenslangen Studien noch nicht, man konnte allerdings in kurzfristigen Studien[44] gesundheitliche Vorteile nachweisen, sodass die Gesamtlage darauf hindeutet, dass Intervallfasten auch im Menschen die Lebenserwartung verlängern könnte.

Auch wenn man die Wirkmechanismen noch nicht genau versteht, scheinen sie ähnlich zu sein wie bei der Kalorienrestriktion. Welches Intervallfasten-Modell das Beste ist – darauf hat die Wissenschaft noch keine eindeutige Antwort. Vielmehr scheint es so, als ob jede Form von Fasten wie eine Art Frühjahrsputz für unsere Zellen wirkt.

Als allgemeine Empfehlung kann man also durchaus sagen, dass man irgendeine Form von Fasten in sein Leben integrieren sollte. Es lässt sich dagegen keine allgemeine Empfehlung aussprechen, welches Modell des Fastens das sein sollte – vielmehr sollte es vermutlich einfach dasjenige Modell sein, das man auf Dauer am besten in das eigene Leben integrieren kann. Starte vielleicht mit einem 12:12-Modell und steigere die Fastenzeit nach und nach um eine weitere Stunde. Trinke während der Fastenzeit ausreichend Wasser, schwarzen Kaffee oder ungesüßten Tee – das kann helfen!

Achte darauf, dass du während der Essenphase ausreichend hochwertige, nährstoffreiche Lebensmittel zu dir nimmst und insgesamt auf deine Kalorien und eine gute Makro- und Mikronährstoffversorgung kommst. Bei alldem sollte man sich im Rahmen des Modells durchaus aber auch noch eine gewisse Flexibilität erhalten – wenn man mal aus privaten oder beruflichen Gründen von seinem Plan abweicht, also früher oder später isst, wird das nicht die Gesamtwirkung zerstören.

Was folgt nun aus alldem?

Die Wissenschaft ist sich einig, dass Ernährung ein entscheidender – aktuell vermutlich noch immer der entscheidendste – Hebel ist, wenn es darum geht, unsere Lebenszeit zu verlängern und unser Risiko für altersbedingte Krankheiten zu senken. Ein Wechsel von einer westlichen auf eine mediterrane Ernährung allein kann die Lebenszeit um etwa zehn Jahre verlängern – vielleicht sogar etwas mehr. Wenn man zusätzlich irgendeine Form von Fasten oder Kalorienrestriktion in sein Leben integriert, kommen vermutlich noch ein paar Jahre obendrauf! Wenn man dann noch seine Versorgung mit Makro- und Mikronährstoffen sowie sekundären Pflanzenstoffen, Ballaststoffen und Probiotika etwas weiter optimiert, ist vermutlich noch ein bisschen mehr Luft nach oben.

Es ist alles in allem nicht vermessen zu behaupten, dass viele Menschen – je nachdem, wie sie sich heute ernähren, etwa zehn bis fünfzehn Jahre gesunde Lebenserwartung durch die Strategien und Tipps in diesem Kapitel gewinnen können.

Trotzdem muss man bei all diesen Erkenntnissen noch einmal einschränkend sagen: Viel Forschung im Bereich Ernährung beruht auf Tiermodellen. Andere Erkenntnisse kommen aus Beobachtungen von bestimmten Gruppen über einen gewissen Zeitraum. All diese Studien zeigen Zusammenhänge, aber nicht unbedingt kausale Beweise. Viele Zusammenhänge – beispielsweise »Mehr Protein in der Ernährung verkürzt die Lebenszeit« – können wiederkehrend und eindeutig beobachtet werden. Trotzdem hat die Wissenschaft bis heute nicht exakt verstanden, warum das so ist.

Bei alldem ist wichtig: Ernährung ist keine Wissenschaft der Perfektion. Wer versucht, von heute auf morgen seine Ernährung zu perfektionieren und radikal zu verändern, wird vermutlich scheitern. Unser Körper braucht eine Weile, um sich an eine neue Ernährung zu gewöhnen – er verlangt tendenziell immer wieder nach dem gleichen Essen zur gleichen Zeit.

Was Ernährung angeht, ist unser Körper ein Gewohnheitstier. Wer zu schnell zu viel verändert, droht zu scheitern, nur um dann am Ende ziemlich schnell wieder genauso weiterzumachen wie vorher. Mach dir deshalb immer wieder bewusst: Die eigene Ernährung zu verändern ist kompliziert. Du musst anders einkaufen, neue Geschäfte finden, neue Rezepte lernen, anders kochen, Strukturen in deinem Alltag verändern und mehr.

Ändere und verbessere deine Ernährung deshalb Schritt für Schritt – jeden Tag, jede Woche, jeden Monat ein bisschen besser. Es ist nicht schlimm, wenn du am Ende ein halbes Jahr dafür brauchst – du hast dich zwanzig, dreißig, vierzig, fünfzig, sechzig oder noch mehr Jahre so ernährt, wie du dich bisher ernährt hast –, auf sechs Monate mehr oder weniger kommt es nun wirklich nicht an.

Und dann noch etwas: Selbst wenn du deine Ernährung irgendwann »im Griff« hast, sei großzügig mit dir. Dich mal einen Tag nicht ideal zu ernähren wird dich nicht umbringen. Wenn du auf Reisen bist und es an der Autobahn eben nur Fast Food gibt – dann ist das eben so! Wenn du Geburtstag hast und dir mittags den Bauch mit Kuchen und abends mit einem riesigen Steak vollschlagen willst – dann ist das eben so! Wenn du zum Frühstück bei Freunden eingeladen bist und es dort nur Wurst mit Käse auf Weißbrot zu essen gibt – dann ist das eben so!

Am Ende ist vermutlich die 80:20-Regel eine gute Regel. Wenn du es in 80 Prozent der Fälle richtig und nur in 20 Prozent der Fälle falsch machst – dann bist du schon auf einem verdammt guten Weg!

2.3 BEWEGUNG UND SPORT: KOMM IN DIE PUSCHEN

Dass es gut ist, wenn man regelmäßig Sport treibt, wird dich wohl kaum überraschen. Dass die meisten Menschen sich tendenziell zu wenig bewegen, genauso wenig. Auf der anderen Seite halten sich universelle »Weisheiten« wie »Sport ist Mord«, »Man muss auch aufpassen, dass man nicht zu viel macht!« oder Sätze wie »Der Karl-Heinz ist sein Leben lang gelaufen, und dann hatte er trotzdem einen Herzinfarkt« erstaunlich hartnäckig. Und, wie bitte, 50 Prozent Regenwahrscheinlichkeit? Da bleibt man eben doch auf dem Sofa.

Auch in diesem Kapitel lautet die alles entscheidende Frage: Um wie viele Jahre kann man – in diesem Fall durch Sport und Bewegung – sein Leben verlängern? Weil Sport nicht gleich Sport ist, sondern es sehr darauf ankommt, wer was genau, wie häufig und wie hart trainiert, schwanken die Ergebnisse der unterschiedlichen Studien. Ganz allgemein kann man sagen, dass sich die Wissenschaft unumstritten darin einig ist, dass Sport und Bewegung das Leben verlängern, während Bewegungsmangel das Leben verkürzt.

In der »Copenhagen City Heart Study«, einer der am meisten beachteten Studien auf diesem Gebiet, kommen die Wissenschaftlerinnen und Wissenschaftler zu dem Ergebnis[45], dass moderates Joggen, zwei- bis dreimal pro Woche und insgesamt nicht länger als vier Stunden, das Leben von Männern um 6,2 Jahre und das Leben von Frauen um 5,6 Jahre verlängern kann.

Eine andere Analyse[46] aus dem Jahr 2017 kam zu dem Ergebnis einer Lebensverlängerung um nur etwa drei Jahre durch regelmäßiges Joggen. Und noch eine andere Untersuchung aus dem Jahr 2018 stellt für soziale Freizeitsportarten wie Tennis sogar eine potenzielle Verlängerung der Lebenserwartung um bis zu 9,7 Jahre fest. Übrigens zeigen alle Studien übereinstimmend, dass sich ein positiver Effekt auch dann noch einstellt, wenn man erst im höheren Alter mit Sport beginnt – es ist also nie zu spät. Wenn man zum Beispiel erst mit vierzig Jahren aktiv wird, kann man sein Sterberisiko noch um etwa 30 Prozent senken.

Auf die Frage, ob zu viel oder zu harter Sport dem Körper möglicherweise nicht sogar schaden könnte, findet man in Studien[47] sowohl mit US-amerikanischen als auch mit französischen Olympiateilnehmerinnen und -teilnehmern eine Antwort. Beide kommen unabhängig voneinander zu dem gleichen Ergebnis, dass Athletinnen und Athleten, die zumindest einen großen Teil ihres Lebens sehr, sehr hart trainiert haben, in etwa fünf Jahre länger leben als der Durchschnitt der Bevölkerung. Also nein, Sport ist kein Mord.

Sport verlängert nicht einfach nur das Leben, sondern verringert auch das Risiko für altersbedingte Krankheiten erheblich – dadurch erhöht Sport die Lebensqualität im Alter signifikant. Am stärksten ist der Effekt von Sport auf das kardiovaskuläre System, das heißt, wer Sport macht, hat ein deutlich geringeres Risiko, im Alter an einem Herzinfarkt oder vergleichbaren Krankheiten zu leiden. Auch das Risiko für Diabetes Typ 2, Krebs, Demenz und Alzheimer sinkt durch körperliche Aktivität.

Außerdem wird durch ein gutes Training – bestehend aus Ausdauer, Kraft und Dehnen – auch die Bewegungsfreiheit und Mobilität im Alter verbessert. Das steigert nicht nur »innerlich« die Lebensqualität, sondern reduziert auch das Risiko für Stürze und Verletzungen, die im Alter immer gefährlicher werden.

Bleiben zwei entscheidende Fragen übrig. Warum sind Sport und Bewegung eigentlich so gut für uns? Und noch wichtiger: Welche Art von Sport und wie viel ist optimal?

Warum Sport das Altern verlangsamt

Wenn du noch einmal an die »Hallmarks of Aging« aus Kapitel 1.2 denkst, erinnerst du dich sicher noch an die Mitochondrien – die kleinen Kraftwerke in unseren Zellen, die Energie produzieren. Wenn wir Sport machen, müssen unsere Zellen Energie produzieren, um diese Bewegungen umzusetzen – je nachdem, ob wir eher (kraft-)intensives, kurzes Training machen oder eher lockeres, langes (Ausdauer-)Training, nutzen sie dafür entweder Glukose, also Zucker, oder den Fettstoffwechsel. Egal welche Art von Sport wir machen, trainieren wir also unsere Zellen darin, Energie zu produzieren. Geschädigte Mitochondrien werden abgebaut, und die Mitochondrien, die noch da sind, werden besser und effektiver.

Doch das ist nur der Anfang. Bewegung hat noch tiefgreifendere Effekte auf unsere Zellen. Wenn wir Krafttraining machen, setzen wir unsere Muskeln einer kontrollierten Belastung aus. Dabei entstehen kleinste Risse in den Muskelfasern – ein völlig natürlicher Prozess, der die Zellen dazu anregt, sich zu reparieren und zu stärken. Auf diese Art und Weise bauen wir mehr und mehr Muskelmasse auf.

Muskeln sind vor allem im Alter entscheidend. Wenn wir keinen Sport treiben, verlieren wir pro Jahrzehnt etwa 3 bis 8 Prozent Muskelmasse. Je älter wir werden, desto mehr beschleunigt sich dieser Prozess. Und je weniger Muskelmasse wir haben, desto schlechter können wir Dinge heben und tragen, und desto instabiler gehen und laufen wir irgendwann. Dies kann zu Rücken- und anderen Schmerzen führen. Und es erhöht das Risiko für Stürze und Verletzungen massiv. Krafttraining kann die Muskelkraft bewahren oder sogar verbessern und damit das biologische Altern verlangsamen.

Darüber hinaus gibt es noch weitere Effekte. Nach einer Belastung müssen sich unsere Zellen regenerieren. Dabei spielen wieder die bereits bekannten mTOR- und AMPK-Signalwege, die Wachstum oder Autophagie steuern, eine wichtige Rolle. Wenn unsere Zellen regelmäßig belastet werden und sich anschließend regenerieren müssen, scheinen diese Signalwege länger intakt zu bleiben. Wie wir von den »Hallmarks of Aging« wissen, lässt uns das langsamer altern.

Insbesondere bei hochintensivem Intervalltraining (HIIT) kommt noch ein weiterer Effekt hinzu: Der extreme Wechsel zwischen Belastung und Erholung zwingt unsere Zellen, sich schnell anzupassen. Das scheint dafür zu sorgen, dass unsere Telomere besser vor Verkürzung geschützt werden[48]. Zur Erinnerung: Längere Telomere sind ein Kennzeichen für langsamere Alterung. Last, but not least verbessert Training auch die Insulinsensitivität und reduziert systemische Entzündungen. Viele gute Gründe also, den inneren Schweinehund zu überwinden. Und das ist längst noch nicht alles.

Wie Ausdauersport unser Herz beschützt

In vielen Studien[49] zeigt sich, dass insbesondere regelmäßiger, lockerer Ausdauersport signifikant das Risiko für Herz-Kreislauf-Erkrankungen und auch für Herzinfarkte – eine der häufigsten Todesursachen im Alter – senkt. Warum ist das so?

Ein Herzinfarkt entsteht, wenn ein Herzkranzgefäß – also eine der Arterien, die den Herzmuskel mit Blut versorgen – plötzlich verstopft ist. In den meisten Fällen passiert das, weil eine Ablagerung aus Fetten, Cholesterin und Entzündungszellen, die bereits erwähnten Plaques, in der Gefäßwand aufreißt. Dadurch kommt es an dieser Stelle dann zu einer Blutgerinnselbildung, die das Gefäß verschließt, in deren Folge das Herz nicht mehr ausreichend versorgt wird. Der betroffene Bereich des Herzmuskels stirbt langsam ab, wenn die Durchblutung nicht schnell wiederhergestellt wird – das ist der eigentliche Herzinfarkt.

Das Herz ist ein Muskel, und wie jeder andere Muskel auch wird es durch regelmäßiges Training stärker und effizienter. Aber Sport verbessert nicht nur die Schlagkraft des Herzens, sondern auch die Elastizität der Blutgefäße. Je flexibler die Arterien sind, desto besser kann das Blut fließen, ohne dass es zu Ablagerungen oder Verstopfungen kommt. Das schützt vor Bluthochdruck, Arteriosklerose und letztlich Herzinfarkt.

Studien[50] zeigen, dass Sport die Fähigkeit der inneren Gefäßwände verbessert, sich zu erweitern und auf den Blutfluss zu reagieren. Sport erhöht die Produktion von Stickstoffmonoxid (NO), eines Gases, das die Gefäße entspannt und erweitert. Dadurch kann das Blut leichter fließen, und es werden Ablagerungen aus den Arterien »gespült«, bevor sie sich verhärten und zu gefährlichen Plaques werden.

Außerdem reduziert regelmäßige Bewegung die Menge an LDL-Cholesterin (»schlechtes Cholesterin«) und erhöht das HDL-Cholesterin (»gutes Cholesterin«). Weniger LDL bedeutet weniger Ablagerungen in den Arterien – und damit ein geringeres Risiko für Herzinfarkt und Schlaganfall.

Und es geht noch weiter. Ausdauersport verbessert die Kapillardichte in der Muskulatur – das heißt, es bilden sich neue, sehr feine Blutgefäße, die den Sauerstofftransport optimieren. Das sorgt nicht nur für eine bessere Durchblutung in Armen und Beinen, sondern vor allem auch im Herzen selbst: Das Herz wird durch das dichte Netzwerk an Kapillaren widerstandsfähiger gegen Durchblutungsstörungen – und kann sogar kleine Infarkte besser überstehen, weil es alternative Blutwege nutzen kann.

Sport verlangsamt also auf ganz unterschiedlichen Wegen unseren biologischen Alterungsprozess. Aber wie sieht aus Langlebigkeitssicht ein optimales Sportprogramm aus? Diese Frage zu beantworten ist nicht leicht – weil es dazu im Grunde genommen keine eindeutigen Langzeitstudien gibt. Man kann allerdings ein paar allgemeine Empfehlungen aussprechen und sich anschließend mit einigen Zielgrößen, von denen wir wissen, dass sie im Sinne eines langen, gesunden Lebens erstrebenswert sind, einem konkreteren Sportplan nähern. Legen wir los.

Welches Sportprogramm ist das beste?

Auf diese Frage gibt es zwei Antworten: eine simple, schnell umsetzbare und eine ausführliche, komplexe Antwort. Wir starten mit der einfachen Antwort und der Erkenntnis: Wenn es um Sport und Bewegung geht, ist es zunächst einmal das Wichtigste, überhaupt vom Sofa herunterzukommen. Den größten positiven Effekt erzielt man, wenn man ein bestimmtes grundsätzliches Aktivitätslevel erreicht und sich regelmäßig bewegt – anschließend kann man sein Training noch weiter optimieren.

Dabei kommt es zentral auf drei Dinge an: Zum einen solltest du deine Muskeln im Alter erhalten, also Krafttraining machen, um nicht zu schwach zu werden. Darüber hinaus solltest du die Gesundheit des Herz-Kreislauf-Systems erhalten, indem du Ausdauertraining betreibst. Und schließlich spielt Sport auch bei der Kontrolle des Gewichts eine wichtige Rolle. Für ein langes, gesundes Leben sollte der Körperfettanteil bei Männern zwischen 12 und 20 Prozent, bei Frauen zwischen 20 und 30 Prozent liegen – Sport und Bewegung können neben der Ernährung dabei helfen, diesen Bereich zu erreichen und zu halten.

Für das Mindestmaß an Bewegung und einen einfachen Überblick kann man sich an die wissenschaftlich fundierte Empfehlung der WHO[51] halten. Danach sollte man wöchentlich mindestens 150 Minuten eine moderate, also lockere Ausdauertätigkeit machen. Das kann leichtes Joggen oder, für körperlich eher schwächere Personen, auch strammes Spazierengehen oder Wandern sein.

Alternativ empfiehlt die WHO, 75 Minuten intensivere aerobe Aktivität – also zum Beispiel Rennen, Rudern oder Rennradfahren. Grundsätzlich kommt hier jede Ausdauersportart, also beispielsweise auch Schwimmen infrage. Darüber hinaus sollte man laut WHO mindestens zweimal pro Woche muskelstärkende Übungen machen – also entweder Krafttraining mit dem eigenen Körpergewicht oder aber mit Gewichten, zum Beispiel im Fitnessstudio. Dabei sollte man möglichst darauf achten, dass man alle Muskelgruppen im Körper berücksichtigt – also beispielsweise nicht nur den Bizeps trainiert, sondern im Idealfall den gesamten Ober- und Unterkörper.

Außerdem empfiehlt die WHO explizit, sitzende Tätigkeiten zu reduzieren und im Gegenzug leichte körperliche Aktivitäten auszuweiten – auf einen Steh-Schreibtisch zu wechseln oder Telefonate im Spazieren zu führen kann also durchaus sinnvoll sein. Die Treppe nehmen statt Rolltreppe oder Aufzug! Je mehr du dich im Alltag bewegst, desto besser. Hält man sich an diese Vorgaben, hat man den Mindeststandard erfüllt – aber noch kein optimales Niveau erreicht.

Der optimale Sportplan für die Langlebigkeit

Will man Sport und Bewegung im Sinne der Langlebigkeit optimieren und sein persönliches Sterberisiko minimieren, sollte man die WHO-Mindestempfehlung in etwa verdoppeln. Das bedeutet: Etwa 300 Minuten moderate Bewegung pro Woche, oder 150 Minuten intensiveres Training – plus drei- bis viermal pro Woche Krafttraining werden von vielen Wissenschaftlerinnen und Wissenschaftlern – und deshalb auch von der WHO – gerade als eine Art Goldstandard betrachtet.

Das klingt wahnsinnig viel – ist es unterm Strich aber nicht. 300 Minuten moderate Bewegung pro Woche sind gerade mal 43 Minuten pro Tag – weil hiermit aber auch Spazierengehen und Ähnliches gemeint ist, kriegt man das durchaus schnell zusammen. 150 Minuten intensiveres Training sind nur etwa 20 Minuten pro Tag, und ein Krafttraining, egal ob mit Körpergewicht oder Hanteln, daheim, im Park oder im Studio, lässt sich bei guter Planung und Strukturierung ebenfalls in 15 bis 20 Minuten durchziehen.

Unterm Strich landet man dann bei der Empfehlung, täglich etwa 30 bis 50 Minuten Sport zu treiben. Joggen, Spazieren, Krafttraining, vielleicht mal sprinten – vielleicht unter der Woche ein paar kürzere Einheiten, dafür am Wochenende etwas länger. Man muss dafür nicht unbedingt in ein Fitnessstudio fahren. Laufen gehen oder Fahrrad fahren kann man vor der Haustür – zu jeder Tageszeit – Krafttraining kann man heute leichter denn je zu Hause mit einem Trainingsvideo auf dem Smartphone machen.

Wenn man will und Sport zu einer Routine macht, kann das jeder locker schaffen – schließlich sind 30 Minuten am Tag kürzer als die allermeisten Folgen einer Netflix-Serie, weniger als eine Bundesligahalbzeit und kürzer als eine Ausgabe »Wer wird Millionär?«. Und zur Not kannst du auch vor dem Fernseher trainieren.

Aber wie starten? Lass uns hier aus eigener Erfahrung berichten. Wir haben in den letzten Jahren einen langen Weg hin zu einem aktiveren Lebensstil hinter uns. Früher hat in unser beider Leben Sport keine zentrale Rolle gespielt – niemand von uns hat wirklich aktiv oder regelmäßig irgendeine Sportart betrieben. Über die letzten gut fünf Jahre hinweg hat sich das maßgeblich verändert. Mittlerweile machen wir beide an etwa fünf bis sechs Tagen die Woche Sport und übertreffen die WHO-Empfehlung.

Das Verdoppeln der WHO-Empfehlung gelingt uns in manchen, aber nicht in allen Wochen. Wir machen beide eine Mischung aus Gassi gehen mit unserem Hund, Laufen, Radfahren und Kraftsport, wobei sich Tim in den vergangenen Jahren beim Ausdauersport besonders fürs Radfahren begeistern konnte, während Jennie lieber Joggen geht und dabei HIIT-Training mit Sprints bevorzugt – einfach, weil es schnell und effektiv ist und somit gut in den Familienalltag zu integrieren ist.

Sport ist zu einem absolut essenziellen Teil unseres Lebens und Alltags geworden – wir müssen uns nicht mehr motivieren, um zu trainieren, sondern fühlen uns schlecht, wenn wir es nicht tun. Nicht wegen eines schlechten Gewissens, sondern weil wir uns körperlich und mental schlechter fühlen. Sport ist neben Schlafen, Essen und Trinken zu einem fixen Bestandteil unseres Lebens geworden. Genau das sollte – in der für dich passenden Kombination – auch dein Ziel sein. Und wenn wir es schaffen, dann kriegst du das auch hin!

Warum wir das hier schreiben? Weil wir persönlich sehr gut nachvollziehen können, wie überwältigend es zunächst klingen kann, wenn man als Mensch, der bislang keinen Sport macht, von 30 bis 45 Minuten Sport pro Tag liest. Wir haben gedacht: Wie zur Hölle soll man das schaffen?

Das Wichtigste ist zunächst einmal die Routine. Ganz am Anfang ist es völlig egal, was du machst – Hauptsache, du trainierst, irgendwie, jeden Tag oder mit ein oder zwei Ruhetagen pro Woche, in etwa 30 bis 45 Minuten.

Dir macht Laufen Spaß? Prima, geh laufen! Du fährst gern Rad? Gut, mach das! Du machst lieber Yoga mit einem YouTube-Video oder ein Krafttraining mit Körpergewicht aus einer Zeitschrift? Dann fang damit an! Du bist der Typ Mensch, der gern im Fitnessstudio trainiert, und genießt es, dort auf dem Weg zur oder von der Arbeit vorbeizufahren? Wunderbar! Du hast die Möglichkeit, dir einen Hometrainer, beispielsweise ein Spinning-Bike, in deine Wohnung zu stellen und damit zu trainieren? Perfekt. Es war nie einfacher als heute, mit Sport anzufangen. Für Krafttraining findest du ganz einfach bei YouTube unzählige Workouts in jeder vorstellbaren Länge.

Du kannst auch ganz einfach ohne jedes Equipment zu Hause auf einem Teppich mit ein paar Kniebeugen, Sit-ups und Liegestützen anfangen. Wer einen Schritt weitergehen möchte, kauft sich eine Fitnessmatte, vielleicht ein paar Latexbänder oder Hanteln. Yogablöcke und Gymnastikball können auch noch gute Ergänzungen sein. Wer möchte, kann sich eine App herunterladen – es gibt unzählige –, in der man maßgeschneiderte Workouts mit oder ohne Videoanleitung bekommt. Man kann in diesen Apps genau eingeben, wie oft man trainieren möchte, wie lang und welche Körperregionen, und dann muss man nur noch nachmachen, was der Trainer oder die Trainerin vormacht. Wir können zum Beispiel Peloton, Freeletics und Trainingpeaks empfehlen.

Für Ausdauersport ist es ebenfalls leicht. Wenn wir von der WHO-Empfehlung zur moderaten Bewegung ausgehen, kann man als einfachste Orientierung nehmen, dass man dabei (gerade) noch in der Lage sein sollte, sich zu unterhalten. Keine ewig langen Sätze – es ist schon okay, wenn es schwerfällt –, aber so, dass man dich noch versteht.

Wer es genauer wissen will, kann sich auch an der Herzfrequenz orientieren. Viele Leute haben heute eine Smartwatch, mit der man beim Laufen den Puls messen kann. Bei moderater Aktivität sollte man bei etwa 60 bis 70 Prozent seiner maximalen Herzfrequenz sein. Seine maximale Herzfrequenz kann man näherungsweise bestimmen, indem man von 220 das eigene Lebensalter abzieht. Bei Tim, mit 34 Jahren, wäre die maximale Herzfrequenz aktuell also bei 186. Bei Jennie mit 42 bei 178.

Bei einer moderaten Aktivität sollte Tims Puls also bei etwa 60 bis 70 Prozent von 186 liegen, das heißt zwischen 112 und 130, bei Jennie zwischen 107 und 125. Ist der Puls niedriger als die Untergrenze, ist man zu langsam. Ist der Puls höher als die Obergrenze, ist man zu schnell. Diese Näherung gilt für alle Ausdauersportarten.

Für die alternativen 150 Minuten »intensiveres Training« der WHO kann man mit Training im Bereich von etwa 70 bis 80 Prozent der maximalen Herzfrequenz planen.

Also – sofern du keine gesundheitlichen Probleme hast, die dich davon abhalten –, leg los! Trainiere los, lauf los, fahre los – jetzt gleich oder spätestens morgen, und mach es zu deiner Routine. Es wird sich lohnen. Und wir versprechen dir: Je länger du Sport machst, desto mehr wirst du dich im Laufe der Zeit sowieso mit der Ausgestaltung deines Trainings und deinem eigenen Körper beschäftigen. Nach und nach wirst du dein Training dadurch vermutlich immer weiter optimieren. Aber für diejenigen, die schon weiter sind – oder für diejenigen, die von Anfang an sehr neugierig sind –, gehen wir jetzt noch ein bisschen weiter ins Detail.

Die komplexe Antwort

Wenn wir verstehen wollen, wie wir unser Training gezielt auf Langlebigkeit ausrichten, dann müssen wir uns zunächst anschauen, welche biologischen Marker – also messbare Werte in unserem Körper – tatsächlich nachweisbar mit einer längeren Lebensdauer in Verbindung stehen. Es gibt einige Marker oder Parameter, die in der Wissenschaft immer wieder als entscheidend für unsere Gesundheit und unser Sterberisiko genannt werden. Und genau die gilt es zu kennen, zu verstehen und dann mit gezieltem Training zu verbessern.

VO_2max – je mehr Sauerstoff, desto besser

Beginnen wir mit der maximalen Sauerstoffaufnahme, auch VO_2max genannt. Dieser Wert beschreibt, wie viel Sauerstoff unser Körper unter maximaler Belastung aufnehmen und verwerten kann. Bei der Leistungsfähigkeit unseres Herz-Kreislauf-Systems geht es im Kern um die Frage, wie viel Sauerstoff dieses System dem Körper zur Verfügung stellen kann – wir erinnern uns: Zellen, die arbeiten, zum Beispiel weil man sprintet, brauchen Sauerstoff.

Unser Körper nimmt Sauerstoff über die Lunge auf und pumpt diesen dann mithilfe des Herzens über das Blut zu den Zellen im ganzen Körper. Wie gut das funktioniert, hängt von zwei Dingen ab. Erstens von der Frage, wie schnell unser Herz schlagen und wie viel Blut es dadurch durch den Körper pumpen kann. Und zweitens davon, wie viel Sauerstoff unsere Lunge in der Lage ist aufzunehmen, wie gut die roten Blutkörperchen diesen transportieren und wie effizient die Muskeln ihn nutzen.

Denken wir als Metapher mal kurz an Lastwagen auf einer Baustelle. Wenn diese nun möglichst schnell möglichst viel Sand transportieren sollen, gibt es dabei zwei entscheidende Faktoren. Zum einen, wie schnell die Lastwagen fahren (Herzfrequenz), zum anderen, wie viel Sand jeder einzelne Lastwagen transportieren kann (VO_2max). Eine andere beliebte Metapher ist der Hubraum eines Motors: Je größer der Hubraum, desto mehr Leistung kann der Motor bringen. Oder bei uns: Je höher die VO_2max, desto mehr Sauerstoff können wir maximal aufnehmen.

Studien[52] zeigen, dass die VO_2max ein direkter Prädiktor für die Lebenserwartung ist. Wer also eine hohe Sauerstoffaufnahme hat, lebt länger – so einfach ist das. Genauer gesagt: Menschen mit einer hohen VO_2max haben ein bis zu 50 Prozent geringeres Risiko, frühzeitig zu sterben, verglichen mit denen, die am unteren Ende der Skala liegen.

Eine Studie[53] aus dem Jahr 2018 kommt zu dem Ergebnis, dass Männer mit einer VO_2max über dem oberen Normalwert im Durchschnitt 4,9 Jahre länger leben als diejenigen, deren VO_2max unter dem Normalwert liegt. In einer Metaanalyse[54], veröffentlicht 2019 im *British Journal of Sports Medicine,* wurde ein nahezu linearer Zusammenhang zwischen Lebenserwartung und VO_2max festgestellt – je höher, desto besser. Das liegt vor allem daran, dass eine gute Sauerstoffversorgung der Zellen bedeutet, dass unser Herz-Kreislauf-System effizient arbeitet und der Körper Belastungen besser wegsteckt.

Man misst bei der VO_2max, wie viele Milliliter Sauerstoff pro Kilo Körpergewicht und Minute aufgenommen werden können. Will man seinen eigenen VO_2max-Wert exakt bestimmen, sollte man das in einem Sportlabor machen. Dort wird man dann mit einer Atemmaske, die die Atemgase analysiert, auf ein Laufband gestellt oder auf ein Fahrrad gesetzt und trainiert, bis man nicht mehr kann, in einem Stufentest. Das Laufband wird also jede Minute immer schneller, bis man irgendwann nicht mehr kann und auf den Stoppknopf drückt.

Ein solcher Test ist zeitaufwendig und teuer – außerdem muss man in seiner Nähe erst mal ein Labor finden, das ihn anbietet. Wir haben so einen Test selbst mal gemacht. Im Naturhotel Forsthofgut in Österreich und im Longevity-Zentrum Extension Health in New York. Wir kamen dabei beide auf Werte, die auf eine erhöhte Lebenserwartung hindeuten. Alternativ können mittlerweile auch viele Smartwatches, wie zum Beispiel die Apple Watch, eine Garmin oder auch Health-Tracking-Geräte wie Whoop eine VO_2max bestimmen.

Diese Werte sind zwar etwas ungenau, bieten aber dennoch eine Orientierung und – vor allem weil die Geräte sie immer wieder messen – eine Info darüber, ob sich die eigene VO_2max verbessert oder verschlechtert. Die Referenzwerte für die VO_2max variieren stark je nach Alter, Geschlecht und Fitnesslevel. Die folgende Tabelle kann eine grobe Orientierung bieten.

Die Kategorien »Sehr schlecht« bis »Elite« sind nicht zufällig gewählt, sondern nach konkreten Konsequenzen für das alltägliche Leben. Menschen mit einer sehr niedrigen VO_2max befinden sich in einem kritischen Bereich – sie haben eine hohe Sterblichkeit, eine stark eingeschränkte körperliche Belastbarkeit und ein massiv er-

Männer

Alter	Sehr niedrig	Niedrig	Durchschnitt	Gut	Sehr gut	Elite
20–29	< 33	33–38	38–44	44–52	52–60	60+
30–39	< 31	31–35	35–42	42–49	49–57	57+
40–49	< 29	29–34	34–40	40–46	46–54	54+
50–59	< 26	26–31	31–37	37–44	44–52	52+
60+	< 22	22–28	28–35	35–41	41–49	49+

Frauen

Alter	Sehr niedrig	Niedrig	Durch-schnitt	Gut	Sehr gut	Elite
20–29	< 25	25–30	30–36	36–42	42–50	50+
30–39	< 23	23–27	27–33	33–39	39–46	46+
40–49	< 21	21–25	25–31	31–36	36–43	43+
50–59	< 19	19–23	23–28	28–34	34–40	40+
60+	< 17	17–21	21–26	26–31	31–37	37+

höhtes Risiko für Herz-Kreislauf-Erkrankungen. Wer sich in der niedrigen Kategorie befindet, ist zwar noch in der Lage, alltägliche Aufgaben zu bewältigen, hat aber ein signifikant erhöhtes Risiko für chronische Krankheiten wie Diabetes, Bluthochdruck und Herzkrankheiten.

Liegt die VO_2max im durchschnittlichen Bereich, entspricht das dem typischen untrainierten Erwachsenen. Das bedeutet zwar kein unmittelbares Gesundheitsrisiko, aber auch keinen besonderen Schutz vor altersbedingten Krankheiten und keine erhöhte Lebenserwartung. Menschen mit einer guten VO_2max sind hingegen körperlich aktiv und bewegen sich regelmäßig. Sie profitieren nicht nur von einer besseren Fitness im Alltag, sondern auch von einer nachweislich längeren Lebenserwartung. Wer einen sehr guten VO_2max-Wert hat, gehört bereits zu den überdurchschnittlich fitten Menschen. Diese Gruppe hat ein besonders geringes Risiko für Herz-Kreislauf-Erkrankungen, bleibt im Alter länger leistungsfähig und hat eine deutlich erhöhte Lebenserwartung.

Die höchste Kategorie bildet die »Elite«, also Athleten oder Menschen mit einer außergewöhnlich hohen Ausdauerleistung. Sie haben nicht nur eine extrem gute Sauerstoffaufnahme, sondern auch die niedrigste Sterblichkeitsrate, da ihr Herz-Kreislauf-System maximal effizient arbeitet. Studien zeigen, dass Menschen mit VO_2max-Werten in diesem Bereich im Durchschnitt die längste Lebenserwartung haben und bis ins hohe Alter körperlich und geistig fit bleiben.

Wenn man nichts macht, wird die VO_2max von Jahr zu Jahr

immer schlechter – etwa 1 Prozent pro Jahr. Will man das eigene Altern verlangsamen, sollte man die VO_2max mindestens stabil halten, im besten Fall versuchen, sie zu verbessern. Zwar gibt es bei der VO_2max einen nicht unerheblichen genetischen Anteil – manche Menschen werden mit einer sehr guten VO_2max geboren, während andere es von Anfang an schwerer haben –, aber man kann mit gezieltem Training sehr sicher und vorhersehbar Verbesserungen erzielen.

Die Verbesserung der VO_2max erfordert ein strukturiertes Training, das sowohl das Herz-Kreislauf-System als auch die Fähigkeit der Muskeln, Sauerstoff zu verwerten, gezielt herausfordert. Grundsätzlich gibt es zwei zentrale Wege, um die maximale Sauerstoffaufnahme zu steigern: lockeres, langes Ausdauertraining (Zone-2-Training) und kurzes, extrem hartes Intervalltraining (HIIT). Beide Trainingsmethoden erfüllen unterschiedliche Zwecke und sollten in einem sinnvollen Verhältnis kombiniert werden.

Man teilt Ausdauertraining in Zonen ein. Je höher die Belastung, desto höher die Zone. Zone 1 bis 3 sind dabei noch aerob – das heißt, dass der Körper diese Intensität auf Dauer stabil aufrechterhalten kann. Zone 4 bis 6 sind anaerob – der Körper trainiert hier also so intensiv, dass er das nur kurze Zeit durchhält.

Zone-2-Training ist die Grundlage für eine gute aerobe Kapazität. Dabei handelt es sich um mäßige, aber lange Belastungen, bei denen der Körper hauptsächlich Fett als Energiequelle nutzt und die Mitochondrien effizienter arbeiten lässt. Wer seine VO_2max verbessern möchte, sollte im Training, wie gesagt, 60 bis 70 Prozent seiner maximalen Herzfrequenz anpeilen. Man kann sich bei dieser Belastung noch gerade so in ganzen Sätzen unterhalten. Am besten kontrollierst du deinen Puls mit einem Pulsmesser oder Fitnesstracker. Viele Lauf-Apps und auch Hometrainer bieten mittlerweile ein genaues Training nach Trainingszonen an, nachdem man einen einmaligen Leistungstest gemacht hat. Zone-2-Training sollte je Einheit etwa 45 Minuten bis zwei Stunden dauern und insgesamt idealerweise etwa 70 bis 80 Prozent des gesamten Trainingsumfangs ausmachen.

Allerdings reicht reines Zone-2-Training allein nicht aus, um die

VO_2max signifikant zu steigern. Hier kommen die hochintensiven Intervalle (HIIT) ins Spiel. Diese sorgen dafür, dass das Herz-Kreislauf-System unter maximaler Belastung arbeiten muss und der Körper lernt, Sauerstoff effizienter aufzunehmen und zu nutzen.

Es gibt die unterschiedlichsten Varianten von HIIT. Apps und Hometrainer bieten vorgefertigte Workouts an. Eine der bekanntesten Methoden ist das 4×4-Intervalltraining: vier Minuten harte Belastung bei etwa 90 bis 95 Prozent der maximalen Herzfrequenz, gefolgt von drei Minuten aktiver Erholung im leichten Bereich. Das Ganze wird viermal wiederholt. Alternativ kann man zum Beispiel auch zehn 30-Sekunden-All-Out-Sprints (also wirklich alles geben) mit je 90 Sekunden Erholung dazwischen durchführen.

Eine sinnvolle Wochenstruktur zur Verbesserung der VO_2max könnte aus drei bis vier Einheiten Zone-2-Training mit jeweils 60 bis 90 Minuten, ein bis zwei Einheiten HIIT-Training mit jeweils 20 bis 40 Minuten und mindestens einem komplett freien oder sehr, sehr lockeren Tag bestehen.

Studien zeigen, dass bereits nach sechs bis acht Wochen gezieltem Training die VO_2max um 5 bis 15 Prozent gesteigert werden kann. Menschen mit niedrigem Ausgangsniveau können teilweise sogar 20 Prozent oder mehr verbessern, während trainierte Athleten und Athletinnen irgendwann nur noch kleinere Zuwächse erzielen. Entscheidend ist bei der Verbesserung der VO_2max immer die Kombination aus Grundlagenausdauer und hochintensiven Reizen, um das gesamte Spektrum der Sauerstoffaufnahme zu optimieren.

Die Ruheherzfrequenz

Ein weiterer entscheidender Marker für unsere Lebenserwartung ist die Ruheherzfrequenz (RHF), die nichts anderes misst, als ihr Name verspricht: die Herzschläge pro Minute im Ruhezustand – also wenn wir faul herumliegen oder schlafen. Je niedriger die RHF, desto ökonomischer arbeitet unser Herz. Ein gut trainiertes Herz schlägt langsamer, weil es mit jedem einzelnen Schlag mehr Blut pumpen kann – das entlastet den Organismus und macht uns langlebig.

Studien[55] zeigen, dass eine niedrige RHF eindeutig mit einer längeren Lebensdauer und einer geringeren Sterblichkeit verbunden sind. Unterschiedliche Studien[56] zeigen, dass eine RHF von etwa 60 Schlägen pro Minute und weniger im Sinne der Langlebigkeit optimal ist. Sehr gut trainierte Athleten haben nicht selten sogar eine RHF von 40 bis 50 – der Durchschnitt der Bevölkerung liegt irgendwo zwischen 60 und 80. Man sollte darauf achten, die RHF möglichst in der Nähe von 60 zu halten. Eine Erhöhung der Ruheherzfrequenz um nur fünf Schläge pro Minute erhöht laut einer oft zitierten Studie[57] aus dem Jahr 2016 das Sterberisiko um 20 Prozent, was einer Verkürzung der Lebenserwartung um knapp drei Jahre entspricht.

Die Ruheherzfrequenz zu bestimmen ist einfach. Leg einfach einen Finger auf deine Hauptschlagader und zähle morgens, unmittelbar nach dem Aufwachen eine Minute lang deine Herzschläge – schon hast du deine RHF. Alternativ kann auch so ziemlich jede Smartwatch und jeder Fitnesstracker die RHF anzeigen und vor allem Veränderungen im Laufe der Zeit messen. Die RHF ist nicht nur im Sinne der Langlebigkeit ein interessanter Indikator, Schwankungen bei ihr geben auch einen guten Hinweis auf die körperliche Verfassung.

Nach einem Abend mit Alkohol ist die RHF gut und gern mal zehn Schläge höher als sonst. Ein Zeichen, dass der Alkohol dem Körper nicht guttat und man sich schonen sollte. Auch vor einer Erkältung, noch bevor man erste echte Symptome spürt, kann die RHF bereits ansteigen und einem so eine Vorwarnung geben, dass man es lieber langsam angehen sollte. Auch chronischer Stress oder Übertraining können sich in einer erhöhten RHF widerspiegeln. Ganz allgemein sollte man eine RHF, die plötzlich steigt, immer als Warnzeichen ansehen, dass der Körper gerade mit irgendetwas Unvorhergesehenem beschäftigt ist, und sich im Zweifel schonen.

Wie aber kann man seine Ruheherzfrequenz nun verbessern? Es gibt bei der RHF eine genetische und eine Lebensstilkomponente. Da du die genetische sowieso nicht verändern kannst – manche Menschen haben eben eine niedrigere, andere eine etwas höhere RHF –, lohnt es sich, nur auf den Lebensstil und in diesem Kapitel insbesondere auf dein Training zu blicken.

Der effektivste Weg, die Ruheherzfrequenz zu senken, ist Ausdauertraining. Im Grunde genommen gilt hier das Gleiche wie beim VO_2max-Training – wobei für eine Senkung der RHF das lockere Zone-2- und Zone-3-Training sogar noch wichtiger ist, während das HIIT-Training keine so entscheidende Rolle spielt. In einer großen Metaanalyse[58] im *Journal of Clinical Medicine* aus dem Jahr 2018 zeigte sich, dass insbesondere auch Yoga in der Lage ist, die RHF zu senken. Dieser Effekt könnte dadurch erklärbar sein, dass Yoga das Nervensystem insgesamt beruhigt und den Körper in einen verstärkten Entspannungsmodus versetzt. Vor allem Menschen, die häufig und stark gestresst sind, könnten davon profitieren.

Wenn man bisher keinen oder nur sehr wenig Sport, insbesondere Ausdauertraining, gemacht hat, kann man seine Ruheherzfrequenz mit einem guten Training über einen langen Zeitraum realistischerweise um etwa zehn bis zwanzig Schläge pro Minute verringern und damit einige Jahre an Lebenserwartung gewinnen. Wer schon sportlich ist, kann durch gezielte Verbesserung im Training oder Entspannungsübungen wie Yoga vielleicht noch mal fünf bis zehn weitere Schläge pro Minute herausholen. Wer bereits eine RHF von etwa 50 hat, wird sie vermutlich kaum noch weiter senken können. Das Herz arbeitet dann schon äußerst effektiv.

Warum Muskeln wichtig sind

Je älter wir werden, desto mehr nimmt unsere Muskelmasse und -funktion ab. Studien[59] zeigen eindeutig: Je höher Muskelmasse und Muskelstärke im Alter noch sind, desto bessere Chancen hat man, lange gesund zu leben, und desto mehr Lebensqualität erhält man sich. Es ist also durchaus erstrebenswert, etwas für die Muskeln zu tun. Aber was?

Zunächst brauchen wir auch hier ein paar Biomarker, mit denen wir messen können, wie gut oder schlecht wir aufgestellt sind. Der erste Biomarker an dieser Stelle irritiert dich vielleicht – weil er ein wenig seltsam, fast banal klingt: die Griffkraft. Bei der Griffkraft wird mit einem sogenannten Hand-Dynamometer gemessen, wie viel Kraft (angegeben in Newton oder als Gewichtskraft in Kilogramm) man mit der Hand aufbringen kann. Männer zwischen achtzehn und fünfzig Jahren sollten in etwa zwischen 35 bis 55 Kilogramm Griffkraft haben. Werte deutlich unter 35 sind schlecht – Werte deutlich über 55 sind stark. Für Frauen derselben Altersspanne kann man von etwa 20 bis 35 Kilo ausgehen.

Wer seine Griffkraft nicht mit einem Messgerät messen will, kann auch ganz einfach im Alltag beobachten, wie schwer oder leicht es einem fällt, schwere Tüten zu tragen, eine fest zugedrehte Flasche aufzudrehen oder sich an einer Klimmzugstange zu halten – diese Aufzählung zeigt übrigens bereits, warum die Griffkraft tatsächlich ein sehr praxisnaher und für das Leben relevanter Biomarker ist. Studien[60] zeigen, dass es einen überraschend eindeutigen Zusammenhang zwischen Griffkraft und Lebenserwartung gibt. Schon ein Rückgang der Griffkraft um nur 5 Kilogramm konnte in mehreren Studien signifikant mit einer höheren Sterblichkeit in Verbindung gebracht werden. Wer lange leben möchte, sollte also unbedingt seine Griffkraft im Blick behalten – und vor allem zupacken.

Ein weiterer wichtiger Biomarker aus dem Bereich Muskeln ist das Verhältnis von Muskelmasse zu Körperfett. Die Hauptkomponenten unseres Körpers sind die Fettmasse, die Muskelmasse, die Knochenmasse und Wasser. Das Verhältnis aus Fett und Muskeln ist für die Langlebigkeit entscheidend. Studien zeigen, dass eine höhere Muskelmasse mit einer niedrigeren Sterblichkeit verbunden ist. Ein höherer Muskelanteil im Alter geht mit einer höheren Lebenserwartung und einem niedrigeren Risiko für altersbedingte Krankheiten einher.

Eine Studie[61] aus dem Jahr 2014, veröffentlicht im *American Journal of Medicine*, konnte zeigen, dass die Menschen mit dem höchsten »Muscle Mass Index« aus der Studiengruppe ein erheblich geringeres Sterberisiko hatten als die Menschen mit einem niedrigen »Muscle Mass Index«. Es gilt: Je höher die Muskelmasse und je niedriger der Körperfettanteil, desto besser – wobei der Körperfettanteil bei Männern etwa 5 Prozent und bei Frauen 10 Prozent nicht unterschreiten sollte. Wer seine Muskelmasse messen und beobachten will, kann das ziemlich einfach mit einer smarten Waage machen. Wir haben eine solche Waage zu Hause. Tim versucht schon lange von etwa 19 Prozent auf unter 15 Prozent zu kommen – kein einfaches Unterfangen. Körperfett reduzieren ist ein langsamer Prozess.

Krafttraining ist der Schlüssel, um dieses Ziel zu erreichen – aber wie genau sollte man es angehen? Die gute Nachricht ist: Es gibt nicht den einen richtigen Weg, sondern verschiedene Möglichkeiten, je nach persönlicher Vorliebe, Lebensstil und Zielsetzung. Entscheidend ist, eine Methode zu finden, die sich langfristig in den Alltag integrieren lässt und regelmäßig praktiziert wird. Denn Muskelaufbau ist kein einmaliges Projekt, sondern eine kontinuierliche Anpassung des Körpers an Belastungen.

Grundsätzlich gilt: Wer Muskelmasse aufbauen oder erhalten will, sollte mindestens zwei- bis dreimal pro Woche Krafttraining machen. Dabei reichen oft schon etwa 30 Minuten pro Einheit, solange die Intensität stimmt. Wer noch stärker auf Muskelwachstum abzielt oder seine Kraft gezielt steigern will, kann auch vier bis fünf Einheiten pro Woche einplanen – dann können die Einheiten bei guter Planung sogar jeweils nur 20 Minuten lang sein.

Der wichtigste Grundsatz lautet: Muskeln wachsen durch Widerstand. Das bedeutet, dass sie mit einer Belastung konfrontiert werden müssen, die über das normale Alltagsniveau hinausgeht. Diese Belastung kann auf unterschiedliche Weise erzeugt werden – durch schwere Gewichte im Fitnessstudio, durch das eigene Körpergewicht oder durch Widerstandsbänder. Entscheidend sind die richtige Intensität und eine gute Auswahl an Übungen. Dazu gehören Klassiker wie Kniebeugen, Kreuzheben, Klimmzüge oder Liegestütze.

Wer keine klassischen Hanteln oder Maschinen nutzen möchte, kann alternativ mit funktionellen Workouts arbeiten: Übungen mit Kettlebells, kugelförmigen Hanteln mit einem festen Griff, die man schwingen kann, oder Battle-Ropes, schweren langen Seilen, die man schwingen oder auf den Boden schlagen kann, oder das simple Tragen schwerer Gewichte trainieren gleichzeitig Griffkraft und Ganzkörperkraft.

Ein besonders wichtiger Punkt für den langfristigen Erfolg ist Routine. Muskelaufbau ist ein Prozess, der Geduld erfordert. Eine nachhaltige Trainingsroutine sollte langfristig umsetzbar sein. Wer sich direkt vornimmt, sechs Tage die Woche zu trainieren, wird schnell merken, dass das nicht in jeden Alltag passt – und dann möglicherweise frustriert aufhören. Stattdessen sollte man lieber mit kleinen Zielen anfangen, die man selbst in der schlechtesten Woche erreichen kann – also zum Beispiel zweimal pro Woche für 20 Minuten –, und sich dann nach und nach langsam steigern.

Neben der Häufigkeit und Intensität spielt auch die Progression eine zentrale Rolle. Muskeln passen sich nur dann an, wenn sie immer wieder neue Reize bekommen. Wer immer mit denselben Gewichten, Übungen oder Wiederholungszahlen trainiert, wird irgendwann stagnieren. Deshalb solltest du versuchen, alle paar Wochen das Training zu ändern – mehr Gewicht, mehr Wiederholungen, andere Übungen oder andere Ausführung –, was du wechselst, ist eigentlich egal, Hauptsache, deine Muskeln erhalten neue Reize.

Warum wir die Knochendichte nicht übersehen dürfen

Die Knochendichte sagt aus, wie stabil unsere Knochen sind. Je höher die Knochendichte, desto widerstandsfähiger sind unsere Knochen gegen Brüche, und desto stabiler sind wir auch im gesamten Körper. Eine niedrige Knochendichte ist dagegen ein Zeichen dafür, dass der Körper fragil ist. Wenn man eine Knochendichtemessung machen lässt, bekommt man einen sogenannten T-Score, der die Knochendichte mit der durchschnittlichen Knochendichte eines gesunden, jungen Erwachsenen im Alter zwischen zwanzig und dreißig Jahren vergleicht.

Mit zunehmendem Alter nimmt die Knochendichte stetig ab – sollte aber trotzdem nie viel schlechter werden als der Referenzwert. Im Normalfall sollte die Knochendichte deshalb größer oder gleich

-1 sein. Bei einer Knochendichte zwischen -1 und -2,5 spricht man von Osteopenie – einer Vorstufe von Osteoporose, einer Störung des Knochenstoffwechsels, die Knochen poröser und dünner macht. Ab einem T-Score von weniger als -2,5 spricht man von Osteoporose – also Knochenschwund. Man hat dann ein deutlich höheres Risiko für Frakturen, zum Beispiel in der Hüfte, der Wirbelsäule oder den Handgelenken.

Konkret bedeutet das: Wer keine Osteoporose hat, stürzt und sich mit den Händen abfängt, kommt vielleicht mit dem Schrecken davon – wer Osteoporose hat, kann sich bei dem gleichen Sturz das Handgelenk brechen. Wenn man mit einer Osteoporose bereits eine Fraktur hatte, bleiben Schmerzen und Funktionseinschränkungen häufig dauerhaft zurück.

Studien[62] zeigen, dass eine niedrige Knochendichte ein signifikanter Prädiktor für eine erhöhte Sterblichkeit insbesondere bei älteren Erwachsenen ist. Oder andersherum: Je länger man eine hohe Knochendichte erhalten kann, desto höher ist die Lebenserwartung. Das setzt natürlich voraus, dass man die Knochendichte regelmäßig kontrollieren lässt, beispielsweise durch einen Hausarzt, und durch gezieltes Training stabilisiert und möglicherweise sogar verbessert, bevor es zu spät ist.

Je früher man anfängt, desto besser, denn die Knochendichte lässt sich wesentlich schwieriger verbessern als zum Beispiel der Muskelanteil im Körper. Ernährung, Supplements und Medikamente spielen bei Knochendichte auch eine wichtige Rolle – dazu später noch mehr in den Kapiteln 2.6 und 2.10.

Studien[63] zeigen, dass Krafttraining dabei helfen kann, Knochendichte zu erhalten und sogar wieder etwas zu verbessern. Welches Krafttraining dabei am effektivsten ist – da ist man sich noch nicht abschließend sicher. Insgesamt deutet die Studienlage darauf hin, dass Training mit Gewichten besser für die Knochendichte ist als Training nur mit Körpergewicht. Als positiv hat sich auch ein Training herausgestellt, das den Körper einem gewissen »Impact« aussetzt – wie zum Beispiel Springen oder Sprinten.

Insgesamt scheint es so zu sein, dass unsere Knochen gut erhalten bleiben, wenn wir sie, ähnlich wie beim Muskeltraining, regelmäßig über das alltägliche Niveau hinaus belasten, also schwer heben, tragen oder hochspringen. Insbesondere in der Lendenwirbelsäule und im Schenkelhals haben sich interessanterweise auch Geist-Körper-Übungen wie Yoga oder Tai-Chi – also langsame, sehr kontrollierte Bewegungen – als wirksam erwiesen. Man sollte allerdings vorsichtig sein. Wenn man bereits schwache Knochen hat, kann solches Training auch gefährlich sein und zu Frakturen führen. Prüfe vorher also unbedingt den aktuellen Zustand, und sprich bei einem schlechten T-Score mit deinem Hausarzt oder einer Fachärztin.

Eine niedrige Knochendichte kann im Alter zu einer echten Falle werden. Wenn die Knochendichte erst einmal niedrig und der Körper dadurch instabil ist, kann man das Training, das eigentlich nötig wäre, um die Knochendichte zu verbessern, nur noch sehr schwierig – wenn überhaupt – durchführen. In der Folge wird der Körper dann häufig immer schwächer, nicht nur die Knochen, sondern auch die Muskeln, weil man natürlich auch für diese ein gutes Krafttraining machen müsste.

In vielen Fällen ist diese Spirale aus niedriger Knochendichte, eingeschränkter Trainingsmöglichkeit, Verlust an Muskelmasse etc. ein Grund dafür, warum im Alter die Lebensqualität immer weiter sinkt und viele Aufgaben immer schwerer fallen. Die Betroffenen werden nach und nach immer gebrechlicher und kommen aus dieser Spirale kaum noch raus.

Genau aus diesem Grund raten heute Expertinnen und Experten dazu, möglichst früh im Leben mit Krafttraining, möglichst auch mit schweren Gewichten, anzufangen, und diese Gewohnheit als feste Routine ein Leben lang beizubehalten.

Elastizität – bleib geschmeidig!

»Ich kann mich nicht mehr so bücken!« Den Satz haben wir bestimmt alle schon mal von einer älteren Person gehört. Mit Kraft und Stabilität allein würden wir wahrscheinlich ziemlich hölzern durchs Leben gehen – was wir zusätzlich noch brauchen, ist ein gutes Maß an Elastizität! Diese beschreibt die Fähigkeit unseres Körpers, sich geschmeidig und ohne Einschränkungen zu bewegen. Oder anders ausgedrückt: Elastizität ist ein Zeichen dafür, wie flexibel unsere Muskeln, Sehnen und Faszien sind.

Je elastischer wir sind, desto leichter fallen Bewegungen, desto geringer ist das Verletzungsrisiko und desto freier und schmerzfreier fühlen wir uns im Alltag. Eine niedrige Elastizität ist ein Indikator dafür, dass der Körper steif wird – oft begleitet von Verspannungen, Schmerzen und einer reduzierten Beweglichkeit. Mit zunehmendem Alter nimmt die Elastizität tendenziell ab, was dazu führt, dass schon alltägliche Bewegungen wie Aufstehen, Hinsetzen oder Sich-Bücken anstrengender werden.

Die Elastizität lässt sich mit einfachen Tests zu Hause überprüfen. Ein erster Test ist der Finger-Boden-Abstand-Test. Dafür stellt man sich mit durchgestreckten Beinen hin und beugt sich langsam mit den Händen Richtung Boden. Die Ergebnisse lassen sich grob so einordnen: Wer mit den Handflächen den Boden berührt, hat eine sehr gute Elastizität. Wer mit den Fingerspitzen gerade so den Boden erreicht, liegt im normalen Bereich. Wer mehr als 10 Zentimeter Abstand zwischen Fingerspitzen und Boden hat, hat eine eingeschränkte Flexibilität – oft durch verkürzte Muskeln oder verklebte Faszien, jenes Netzwerk aus Bindegewebe, das unsere Muskeln umhüllt. Wer gar nicht erst unter die Knie kommt, sollte ganz dringend mit regelmäßigen Dehnübungen beginnen.

Ein zweiter einfacher Test ist der Schulterbeweglichkeitstest. Dabei nimmt man ein Handtuch oder einen Gürtel in beide Hände und streckt die Arme gerade über den Kopf nach hinten, so weit wie möglich. Wer die Arme ohne Widerstand weit nach hinten bewegen kann, hat eine gute Schulter- und Brustmuskelflexibilität. Wer dabei deutlichen Widerstand spürt oder die Arme nicht hinter den Kopf bekommt, hat oft eine verkürzte Brust- oder Schultermuskulatur – ein häufiges Problem bei Menschen, die viel sitzen und/oder am Computer arbeiten.

Kollagen und Elastin spielen bei der Elastizität unseres Körpers eine zentrale Rolle. Das Strukturprotein Kollagen gibt dem Gewebe Stabilität, während das Faserprotein Elastin für die Dehnbarkeit sorgt. Mit zunehmendem Alter nimmt die Produktion beider Stoffe ab, wodurch Faszien und Sehnen steifer werden. Studien[64] zeigen, dass eine verringerte Elastizität nicht nur zu Schmerzen und Verspannungen führt, sondern auch das Risiko für Stürze und Verletzungen erhöht. Das heißt: Wer steif ist, stürzt nicht nur eher, sondern verletzt sich dabei auch schneller, weil der Körper Stöße schlechter abfangen kann.

Lange Zeit dachte man, dass das Nachlassen der Elastizität ein unumkehrbarer Teil des Alterns ist. Heute weiß man, dass sich die Prozesse sehr wohl verlangsamen oder sogar teilweise umkehren lassen – und dass gezieltes Training dabei eine entscheidende Rolle spielt. Stretching, Yoga und Übungen auf der Faszien-Rolle helfen tatsächlich. Aber wie funktioniert das?

Wie bereits erwähnt, ist Elastin das Protein, das unserem Gewebe die Fähigkeit gibt, sich auszudehnen und wieder in die Ausgangsposition zurückzukehren. Wie ein Gummiband. Die Produktion von Elastin nimmt mit dem Alter ab, neuere Studien[65] zeigen allerdings, dass regelmäßige Dehn- und Mobilitätsübungen dazu führen können, dass der Körper wieder mehr Elastin produziert und wir dadurch elastischer und beweglicher bleiben.

Vor allem langsame, kontrollierte Dehnübungen scheinen dabei eine positive Wirkung zu haben. Und auch Faszien kann man beweglich halten. Mit Faszien-Rollmassagen werden Verklebungen mechanisch gelöst, wodurch das Gewebe wieder geschmeidiger wird. Man rollt dazu einfach mit dem entsprechenden Körperteil über eine harte Rolle – es gibt dazu Videoanleitungen und vorgefertigte Workouts im Internet.

Zum Schluss gibt es noch einen weiteren, oft unterschätzten Faktor. Auch unser Gehirn kann unsere Beweglichkeit beeinflussen. Was ist damit gemeint? Viele Menschen fühlen sich »steif«, weil ihr Gehirn bestimmte Bewegungen irgendwann mal als ungewohnt oder unsicher abgespeichert hat und daher reflektorisch die Muskeln anspannt, sobald eine dieser Bewegungen ausgeführt wird.

Dadurch ist diese Bewegung dann nur schwer möglich. Es ist wie ein »Verspannungsgedächtnis«. Regelmäßiges bewusstes Dehnen und Mobilitätstraining, auch Yoga und Tai-Chi trainieren das Nervensystem dabei, wieder zu merken, dass bestimmte Bewegungen vielleicht eben doch möglich sind und gar nicht so wehtun, wie unser Gehirn denkt. Schon nach wenigen Wochen Training dieser Art kann sich die gefühlte Steifheit deutlich verbessern.

Wie bei vielen gesundheitlichen Aspekten gilt: Prävention ist leichter als Korrektur. Wenn die Elastizität erst einmal stark eingeschränkt ist, wird es immer schwieriger, sie wiederherzustellen. Deshalb raten Expertinnen und Experten dazu, dass man Beweglichkeitstraining frühzeitig als festen Bestandteil des Alltags etabliert. Wer es schafft, eine gute Elastizität bis ins hohe Alter zu erhalten, profitiert nicht nur von einer besseren Beweglichkeit, sondern reduziert auch das Risiko für Schmerzen im Alltag. Beweglichkeit ist nicht zwangsläufig eine Frage des Alters, sondern eine Frage der Gewohnheiten. Man muss im Alter nicht »einrosten«. Je früher man mit einem entsprechenden Training beginnt, desto leichter bleibt man auch im Alter flexibel und schmerzfrei.

Was folgt nun aus alldem?

Nach Ernährung ist Sport vermutlich der zweitwichtigste Faktor, der darüber entscheidet, wie alt wir werden und vor allem auch wie lange wir gesund bleiben und unsere Lebensqualität erhalten. Die wissenschaftlichen Daten zeigen ganz eindeutig, dass wir älter werden und dabei länger fit bleiben, wenn wir Ausdauer-, Kraft- und Mobilitätstraining zu einem festen Bestandteil unseres Lebens machen. Unsere persönliche Empfehlung lautet: Mach, abgesehen von einem Ruhetag pro Woche, täglich Sport – schon nach wenigen Wochen oder Monaten wird das Training so selbstverständlich werden wie Zähneputzen, essen und trinken.

Es ist erstaunlich, wie schnell man sich von »Sport spielt in meinem Leben keine Rolle« zu »Ich kann mir kein Leben mehr ohne Sport vorstellen« verändern kann. Das Schönste an Sport ist dabei, dass es auch noch Spaß macht! Such dir die Sportart und das Training aus, das dir gefällt! Aus unserer Sicht ist Sport sogar die beste

Langlebigkeitsmaßnahme von allen: Regelmäßiger Sport sorgt nicht nur dafür, dass man hintenraus mehr Jahre bei besserer Gesundheit hat – Sport ist vermutlich auch von allen Maßnahmen diejenige, die die Lebensqualität im Hier und Jetzt am spürbarsten und effektivsten verbessert.

2.4 SCHLAF: WERDE EIN PROFESSIONELLER SCHLÄFER

Als Tim Bryan Johnson in Los Angeles fragte, was sein wichtigster Tipp für alle sei, die länger und gesünder leben wollen, sagte er sofort: »Werde ein professioneller Schläfer!«

Tim war über diese Antwort zunächst ziemlich verblüfft. Doch je länger wir uns damit beschäftigten, desto klarer wurde, dass es tatsächlich kaum einen Lebensbereich gibt, in dem man *mit so wenig Aufwand* so viel Gutes für seine Lebenserwartung tun kann. Aber von vorn.

Schlafen gehört zu den wichtigsten biologischen Prozessen unseres Körpers. Um es drastisch auszudrücken: Wenn wir nicht schlafen, sterben wir. Tierversuche[66] haben gezeigt, dass Lebewesen, wenn man ihnen auf Dauer den Schlaf entzieht, irgendwann daran sterben. Schlaf ist neben Ernährung und Bewegung eine wesentliche Säule unserer Gesundheit – wird aber bis heute von vielen als etwas »Lästiges« unterschätzt.

In manchen Kreisen, beispielsweise in Politik oder Wirtschaft, wird gar damit geprahlt, mit wie wenig Schlaf man auskommt – als sei das etwas Erstrebenswertes. Die Wissenschaft weiß es mittlerweile besser. Schlaf ist nicht nur für unser kurzfristiges Wohlbefinden wichtig, sondern beeinflusst auch maßgeblich, wie schnell oder langsam wir altern, wie hoch unsere Lebenserwartung und wie hoch unser persönliches Risiko für bestimmte Erkrankungen ist.

Warum guter Schlaf so wichtig ist

Schlaf ist weit mehr als nur eine Ruhephase, er ist ein aktiver Prozess, in dem unser Körper regeneriert, repariert und sich neu organisiert. Während wir schlafen, laufen zahlreiche lebenswichtige Prozesse ab: Unser Gehirn verarbeitet und speichert Informationen, entfernt schädliche Stoffwechselprodukte und festigt Erinnerungen. Gleichzeitig wird das Immunsystem gestärkt, indem schlafabhängige Immunzellen Entzündungen bekämpfen und Krankheitserreger effektiver abwehren.

Auf zellulärer Ebene erfolgt eine intensive DNA-Reparatur, die hilft, Mutationen und Schäden, die sich tagsüber ansammeln, zu beheben. Zudem werden Wachstumshormone ausgeschüttet, die für Zellregeneration, Muskelerhalt und Wundheilung essenziell sind. Auch unser Stoffwechsel und das Hormonsystem profitieren: Schlaf reguliert den Blutzucker, hält unser Hungergefühl in Balance und schützt vor Stoffwechselstörungen. Schlafen ist so etwas wie unser biologischer »Reset-Button« – während wir friedlich schlummern, spült unser Körper durch, räumt auf und repariert. Es ist, als würde unser Körper jede Nacht in die Werkstatt geschickt und instandgehalten.

Schlafen wir jedoch nicht oder zu wenig, werden diese Prozesse behindert – wir altern schneller, sind anfälliger für Krankheiten und verlieren sowohl körperliche als auch geistige Leistungsfähigkeit. Blicken wir in diesem Zusammenhang noch einmal genauer auf die »Hallmarks of Aging«. Viele der zwölf Kennzeichen des Alterns werden durch chronischen Schlafmangel negativ beeinflusst: Genomische Instabilität nimmt zu, weil weniger DNA-Reparaturprozesse stattfinden, wodurch sich Mutationen ansammeln, die das Risiko für Krebs erhöhen. Gleichzeitig verändern sich epigenetische Markierungen, was zu einer Fehlregulation von Genen führt, die für Langlebigkeit wichtig sind.

Ein weiterer Effekt: Menschen mit dauerhaft schlechtem Schlaf haben nachweislich kürzere Telomere. Auch die Mitochondrien, unsere »Zellkraftwerke«, leiden. Durch diesen Energiemangel wird die Zellfunktion beeinträchtigt, was dann wiederum zu einem Anstieg von oxidativem Stress führt. Zudem verstärkt Schlafmangel chronische Entzündungen, indem er entzündungsfördernde Botenstoffe erhöht – ein Mechanismus, der bei vielen altersbedingten Krankheiten wie Alzheimer, Herz-Kreislauf-Erkrankungen und Diabetes eine Rolle spielt.

Besonders dramatisch sind die Auswirkungen auf das Gehirn:

Hier gibt es das sogenannte glymphatische System, das während des Tiefschlafs Giftstoffe und Abfallprodukte aus dem Gehirn entfernt. Schlafen wir schlecht, arbeitet das glymphatische System weniger effizient. Dies kann zu einer Anhäufung von Beta-Amyloid-Proteinen führen, die eine zentrale Rolle bei neurodegenerativen Erkrankungen wie Alzheimer spielen.

Oder um es mal ganz kurz zu sagen: Wer dauerhaft schlecht schläft, schadet nahezu all seinen Kennzeichen des Alterns und beschleunigt seinen Alterungsprozess massiv. Die Wissenschaft bestätigt das. Eine der aussagekräftigsten Studien[67] dazu wurde im Jahr 2023 vorgestellt. Die Forscher wollten herausfinden, wie stark ein gesundes Schlafmuster das Sterberisiko verringert beziehungsweise wie stark sich die Lebenserwartung verändert, je nachdem ob man einen guten oder schlechten Schlaf hat.

Insgesamt haben an der Studie mehr als 170 000 Erwachsene aus den USA teilgenommen. Die Forschenden haben den Schlaf der Studienteilnehmer anhand von mehrerer Faktoren als gut oder schlecht bewertet. Wer zwischen sieben und acht Stunden pro Nacht schlief, maximal zweimal pro Woche Einschlaf- oder Durchschlafprobleme hatte, keine Schlafmittel nahm und sich an mindestens fünf Tagen pro Woche morgens ausgeschlafen fühlte, hatte laut dieser Definition einen guten Schlaf. Wer diese Bedingungen nicht erfüllte, hatte eine niedrigere Schlafqualität. Die Ergebnisse der Studie waren erschütternd.

Männer, die alle fünf gesunden Schlaffaktoren erfüllten, konnten ihre Lebenserwartung um 4,7 Jahre verlängern – statt 77,5 Jahre lebten sie 82,2 Jahre. Bei Frauen war der Effekt geringer. Sie steigerten ihre Lebenserwartung mit einem gesunden Schlaf um lediglich 2,4 Jahre von 84,3 Jahren auf 86,7 Jahre.

In der Studie wurde für jeden einzelnen Teilnehmer, der während der Studienzeit verstarb, die Todesursache ermittelt. Dadurch ergaben sich konkrete Werte, wie stark gute Schlafqualität – also die Erfüllung aller fünf Faktoren – das Risiko für unterschiedliche Todesursachen verringert. Mit einem guten Schlaf verringerten die Teilnehmerinnen und Teilnehmer der Studie ihr Risiko, an einer Herz-Kreislauf-Erkrankung zu versterben, um 14 Prozent, an Krebs zu versterben um 19 Prozent, und ihr Risiko an einer sonstigen Ursache wie zum Beispiel Unfall oder Infektion frühzeitig zu sterben sogar um 40 Prozent.

Die Ergebnisse scheinen drastisch – insbesondere wenn man bedenkt, dass die meisten Menschen Schlaf eher als eine selbstverständliche Nebensächlichkeit abtun und nicht als einen maßgeblichen Lebensfaktor betrachten. Doch andere Studien bestätigen die Ergebnisse. Die bereits im Alkohol-Kapitel erwähnte »Global Burden of Disease Study« aus dem Jahr 2022 konnte zeigen, dass eine Schlafdauer von weniger als sechs Stunden pro Nacht mit einer 13 Prozent erhöhten Sterblichkeit assoziiert ist.

Untersuchungen von Clémence Cavaillès und anderen zeigen, dass Schlafmangel insbesondere unserem Gehirn schadet[68]. So konnten sie in ihrer Arbeit zeigen, dass chronischer Schlafmangel die Alterungsprozesse des Gehirns um bis zu 30 Prozent beschleunigt. Zu guter Letzt wollen wir noch erwähnen, dass Studien[69] zeigen konnten, dass Schlafstörungen das Risiko für Herz-Kreislauf-Erkrankungen, Diabetes und Demenz um 20 bis 40 Prozent erhöhen können.

Was guten Schlaf ausmacht

Alle Studien kommen also zum selben Ergebnis: Schlechter Schlaf kann unser Leben um mehrere Jahre verkürzen – guter Schlaf kann es verlängern. Aber was ist guter Schlaf überhaupt? Wie die Forscher aus Boston gezeigt haben, geht es erst mal darum, ausreichend lang zu schlafen. Sieben bis acht Stunden Schlaf pro Nacht sind dabei ein guter Richtwert, in der Tendenz brauchen wir, je älter wir werden, jedoch etwas weniger Schlaf. Während Erwachsene unter vierzig noch sieben bis neun Stunden schlafen sollten, reichen bei Senioren über sechzig auch sechs bis acht Stunden[70].

Doch es geht beim Schlaf nicht nur um die Länge, sondern auch um die Qualität des Schlafs. Während des Schlafs durchläuft unser Körper verschiedene Schlafphasen – Tiefschlaf, Leichtschlaf und

REM-Schlaf. Jede dieser Phasen erfüllt unterschiedliche Funktionen.

Tiefschlaf ist die erholsamste Phase des Schlafs. In dieser Phase schüttet unser Körper Wachstumshormone aus, repariert Zellen, stärkt das Immunsystem und transportiert Giftstoffe aus dem Gehirn. Den Leichtschlaf kann man als eine Art Vorbereitungsphase auf den Tiefschlaf betrachten. Hier reguliert unser Körper Atmung, Herzfrequenz und mehr, um eine ideale Tiefschlafphase zu haben. Der REM-Schlaf ist insbesondere für unser Gehirn wichtig. Während der »Rapid Eye Movement«-Phase werden im Hirn Erinnerungen und Informationen verarbeitet. Ausreichender REM-Schlaf ist essenziell für kognitive Fähigkeiten und psychische Gesundheit.

Der Anteil von REM- und Tiefschlaf nimmt im Alter, genau wie die Gesamtmenge an Schlaf, in der Tendenz ab. Jüngere Menschen zwischen zwanzig und vierzig Jahren sollten noch etwa 20 bis 25 Prozent, also bei ausreichender Schlafmenge in etwa eineinhalb bis zwei Stunden REM-Schlaf haben. Senioren ab sechzig dagegen haben nur noch 15 bis 20 Prozent, also 50 bis 90 Minuten REM-Schlaf. Jüngere Menschen sollten zwischen 15 bis 25 Prozent, also ein bis zwei Stunden Tiefschlaf haben – ältere Menschen kommen auch mit 10 bis 15 Prozent, also mit 35 bis 80 Minuten klar.

Wichtig ist auch die Anzahl der Aufwachereignisse. Auch in gesundem Schlaf wachen wir mehrfach kurz auf – können uns aber am Morgen nicht mehr daran erinnern. Fünf bis zehn dieser Mini-Aufwachereignisse pro Nacht gelten als normal. Auch zwei bis drei längere Wachphasen, die allerdings unter fünf Minuten andauern sollten, gelten als unbedenklich.

Woher man weiß, ob man gut schläft

Die Menge an Schlaf lässt sich leicht nachrechnen – schließlich weiß man ja, wann man sich ins Bett gelegt hat und wann man aufgestanden ist. Setz dabei allerdings nicht die Zeit im Bett mit der Schlafdauer gleich. Je länger du brauchst, um abends einzuschlafen, desto kürzer ist dein Schlaf – naheliegenderweise. Die Qualität des Schlafs zu beurteilen ist dagegen deutlich schwieriger. Die einfachste Methode ist, auf sein Gefühl zu achten. Wenn du nachts nicht ständig wach liegst, dich morgens nach dem Aufstehen erholt und wach fühlst und tagsüber nicht übermäßig müde bist, spricht das dafür, dass du nachts einen guten Schlaf hast. Kommst du morgens aber nur schlecht aus dem Bett und bist tagsüber ständig müde, spricht es eher für einen schlechten Schlaf.

Wer es genau wissen will, sollte seinen Schlaf tracken. Bei uns hat das zum Beispiel dazu geführt, dass wir sehr viel über unseren Schlaf gelernt haben und ihn dadurch stark verbessern konnten. Seinen Schlaf tracken kann man mit unterschiedlichen Smartwatches, Fitnessarmbändern oder -ringen. Die Geräte messen alle Schlafdaten mehr oder weniger genau. Sie zeigen die Schlafdauer, den Anteil an Leicht-, Tief- und REM-Schlaf und die Häufigkeit der Aufwachereignisse an.

Die Messungen und Ergebnisse sind dabei nicht immer perfekt – geben einem aber insbesondere durch die tägliche Messung schon sehr gute Informationen über den eigenen Schlaf. Wer ernsthafte Probleme mit dem Schlaf hat, kann außerdem ein Schlaflabor aufsuchen. Hier können Ärztinnen und Ärzte den Schlaf exakt beobachten und dabei auch ernsthafte Schlaferkrankungen wie Schlafapnoe ausschließen. Dabei handelt es sich um Atemaussetzer in der Nacht, die die Schlafqualität massiv verringern.

Außerdem gilt bei Schlaf nicht: Je mehr, desto besser! Im Gegenteil gibt es sogar Studien[71], die zeigen, dass zu viel Schlaf die Lebenszeit verkürzen könnte. Wer also etwa acht Stunden pro Nacht schläft und einen angemessenen Anteil an REM- und Tiefschlaf hat, kann dieses Kapitel quasi an dieser Stelle beenden und mit dem nächsten weitermachen. Für alle anderen gibt es nun konkrete, wissenschaftlich belegte Strategien, mit denen man den Schlaf verbessern kann.

Wie wir unseren Schlaf verbessern können

Wir müssen dich vorwarnen: Diese Etappe wird unter Umständen keine einfache – und sich womöglich sogar sehr unfair anfühlen. Wir sind beide beispielsweise extrem unterschiedlich vom Glück beziehungsweise Pech geküsst worden, wenn es um Schlaf geht. Während Jennie ohne viel zu tun und selbst bei Missachtung vieler vermeintlich guter Schlafgewohnheiten noch einen sehr guten Schlaf hat, kämpft Tim seit vielen Jahren darum – selbst unter der Berücksichtigung der unterschiedlichsten Schlaftricks –, einen einigermaßen hochwertigen Schlaf zu haben.

Wenn wir morgens zur gleichen Zeit, nach der gleichen Menge Schlaf aufwachen, springt Jennie fröhlich und fit durchs Schlafzimmer, während Tim seinen Kopf zurück ins Kopfkissen drückt und sich fühlt, als hätte ihm jemand mit der Pfanne eins übergebraten. Wir tracken beide unseren Schlaf, und nicht selten ist es bei uns so, dass Jennie selbst in einer Nacht, in der sie allein unser schlecht schlafendes Kleinkind mit mehrfachem Aufwachen betreut hat, mehr REM- und Tiefschlaf hatte als Tim, der ungestört allein im Gästezimmer lag.

Glaub uns, wenn wir sagen, dass Tim wirklich schon alles probiert hat. Supplements, Eisbaden, mit nackten Füßen von dem Schlafen durch den Garten laufen, warm duschen, früh aufhören zu essen, Raumtemperatur runter, Schlafen mit Rauschgeräuschen, getrennt oder zusammen. Es ist eine unendliche Geschichte. Schon als Kind war Tim ein grottenschlechter Schläfer.

Unser Beispiel ist insofern wichtig, als es etwas Wesentliches zeigt: Alle Methoden und Interventionen sind individuell. Was für den einen funktioniert, muss nicht für den anderen klappen. Manchmal spielt Veranlagung einfach die ausschlaggebende Rolle. Tim hat vermutlich einfach einen angeboren schlechten Schlaf – eine REM-Schlafstörung ohne wirkliche Ursache. Dafür hat er es genetisch beispielsweise bei Ausdauersport deutlich leichter als Jennie. So hat jeder seine Baustellen – und auf der Reise zur Langlebigkeit kommt es vermutlich darauf an, sich genau um diese zu kümmern.

Und es geht! Selbst Tim – und es gibt vermutlich wirklich kaum jemanden mit schlechterem Schlaf – hat es inzwischen geschafft, in den meisten Nächten eine akzeptable Schlafqualität zu erreichen. Während Tim früher ständig müde war und nachts mehrfach aufwachte, hat er die Tagmüdigkeit heute besiegt, schläft nachts nahezu durch und hat in vielen Nächten REM- und Tiefschlaf zumindest am unteren Ende des Normalbereichs. Der Preis dafür war, so ziemlich jede Methode aus diesem Kapitel selbst ausprobieren zu müssen.

Der Rhythmus – je spießiger, desto besser

Zunächst sollte man sich um die Schlafdauer kümmern, die erwähnten sieben bis neun Stunden pro Nacht. Der erste und wichtigste Tipp ist also schlicht und ergreifend, darauf zu achten, dass man auch wirklich in so vielen Nächten wie möglich auf diese Schlafmenge kommt. Da man meist eher schlecht verändern kann, wann man morgens aufstehen muss (Job, Kinder & Co.), hilft es, rückwärts zu rechnen. Wenn man weiß, dass man spätestens um 7 Uhr aufstehen muss, sollte man zwischen 21:30 und 23:30 Uhr im Bett liegen und das Licht ausmachen. Wenn man davon ausgeht, dass man vermutlich noch etwa 15 bis 30 Minuten brauchen wird, um einzuschlafen, kommt man gut hin.

Der zweite wichtige Tipp ist eine regelmäßige Schlafens- und Aufstehzeit. Auch hier ist die Studienlage[72] eindeutig. Nichts hilft sowohl bei der Schlafmenge als auch bei der Schlafqualität so sehr wie eine regelmäßige Schlafenszeit. Unser Schlafrhythmus hängt von zwei Dingen ab – vom Hell-Dunkel-Rhythmus unserer Umgebung und einer »inneren Uhr«, die durch das Schlafhormon Melatonin steuert, ob wir müde oder wach sind. Je regelmäßiger dieser Rhythmus, desto besser wird der Schlaf.

Da wir schlecht verändern können, wann es draußen hell und dunkel wird, sollten wir an dem arbeiten, was wir selbst in der Hand haben. Geh jeden Tag einigermaßen zur gleichen Uhrzeit ins Bett und steh jeden Tag einigermaßen zur gleichen Uhrzeit wieder auf. Schon nach kurzer Zeit wirst du eine Verbesserung deines Schlafs feststellen. Du wirst schneller einschlafen, weniger aufwachen, fitter sein beim Aufstehen und mehr REM- und Tiefschlafanteile haben.

Bryan Johnson hat dieses Prinzip – wie alles – auf die extreme Spitze getrieben und geht tatsächlich jeden Tag fast auf die Minute genau um die gleiche Uhrzeit ins Bett und steht auch immer zur gleichen Zeit auf. Die Wissenschaft sieht es nicht ganz so streng, sondern geht davon aus, dass eine Abweichung bei der Schlaf- und Aufstehzeit von bis zu einer Stunde – übrigens auch am Wochenende – schon in Ordnung ist.

Die Umgebung – Kälte, Stille, Dunkelheit

Als Nächstes solltest du dich mit der Schlafumgebung beschäftigen. Damit unser Körper in Tief- und REM-Schlaf fallen kann, muss er seine Kerntemperatur senken. Das gelingt unserem Körper allerdings nur dann gut, wenn auch die Umgebung eher kühl ist. Das zeigen unterschiedliche Studien[73]. Schlafzimmertemperaturen über 24 Grad verschlechtern die Schlafeffizienz deutlich. Auch eine zu hohe Luftfeuchtigkeit von mehr als 60 Prozent wirkt sich negativ aus.

Die Wissenschaft geht davon aus, dass die ideale Schlafzimmertemperatur bei etwa 18 Grad Celsius liegt, bei einer niedrigen Luftfeuchtigkeit. Ja, das ist ziemlich frisch. Darüber hinaus sollte auch die Decke nicht zu warm sein und die Matratze in der Lage, Wärme gut abzuleiten. Denn letztlich kommt es für dich und deinen Körper auf die Temperatur unter der Decke an. Wenn Matratze oder Decke dazu führen, dass es unter der Decke zu warm ist, kann sich das ebenfalls negativ auf den Schlaf auswirken. (In Kapitel 2.9 findest du noch mehr zum Thema Kälte.)

Die Luft im Schlafzimmer sollte im Idealfall möglichst frisch sein – verbrauchte Luft mit einem hohen CO_2-Gehalt hat in Studien[74] die Schlafqualität messbar verschlechtert. Zusammenfassend kann man sagen, dass du dein Schlafzimmer kühl, trocken und gut durchlüftet lassen solltest. Stell das Fenster auf Kipp – auch im Winter! Falls dir das mit komplett gekipptem Fenster zu kalt wird, können wir dir einen Kippregler (kostet unter 10 Euro) empfehlen, den wir fürs Kinderzimmer gekauft haben. Mit ihm kann man das Fenster auch nur einen Spalt öffnen.

Und was die Themen Dunkelheit und Geräusche betrifft, lautet die Kurzversion: Es sollte so dunkel wie möglich und so still wie möglich sein. Ein genauerer Blick in die Wissenschaft[75] ist dennoch spannend und lohnenswert. Helles Licht am Abend kann die Produktion von Melatonin – dem Hormon, das unseren Schlaf-Wach-Rhythmus steuert – hemmen. Das führt in der Konsequenz zu einer längeren Einschlafphase.

In Studien[76] konnte gezeigt werden, dass Teilnehmer, die in völliger Dunkelheit schliefen, einen messbar besseren Schlaf hatten als solche, die in Räumen mit hellen Lichtquellen schliefen. Starke Lichtquellen wie Fernseher oder Smartphone kurz vor dem Schlafengehen stehen im Verdacht, unseren Schlaf zu stören und die Einschlafzeit zu verlängern. Also, Licht aus, Vorhänge zu und im Idealfall kurz vor dem Schlafen keine hellen Displays mehr nutzen.

Auch Lärm beeinträchtigt unseren Schlaf. Insbesondere Verkehrslärm von Flugzeugen, Autos oder Zügen ist mit der Störung unseres Schlafs verbunden. Bereits ein Anstieg des nächtlichen Lärmpegels um nur 10 Dezibel erhöht die Wahrscheinlichkeit von Schlafstörungen messbar. In einer experimentellen Feldstudie[77] konnte gezeigt werden, dass nächtlicher Lärm ab 30 Dezibel zu einer messbaren Veränderung der Schlafarchitektur führt. Dafür reicht bereits eine nächtlich gut befahrene Straße in der Nähe.

In der Tendenz verringert Lärm die Tief- und REM-Schlafphasen und verlängert die Leichtschlafphasen. Auch die WHO weist in ihren Richtlinien[78] darauf hin, dass Umgebungslärm zwischen 30 und 40 Dezibel Schlafstörungen verursachen kann. Andere Studien[79] zeigen, dass Menschen in lauten Städten häufiger von Schlafproblemen betroffen sind als Menschen in ruhigen, ländlichen Regionen. Da man seinen Wohn- und Schlafort meist nicht ohne Weiteres ändern kann, stellt sich die Frage: Was tun?

In erster Linie solltest du natürlich versuchen, deine Schlafumgebung so still wie möglich zu gestalten. Wenn dein Schlafzimmer aktuell zur Straße gelegen ist – kannst du den Raum vielleicht tauschen? Kannst du durch Vorhänge etwas die Geräusche reduzieren?

Gibt es Lärmquellen im Haus, die sich eliminieren lassen? Bauliche Maßnahmen wie Lärmschutzfenster oder Ähnliches werden für die meisten wohl kaum eine Alternative sein. Aber: Studien[80] zeigen, dass simple Ohrenstöpsel den Schlaf verbessern können. So hat man beispielsweise sogar auf Intensivstationen, wo es nun wirklich laut und hell ist, durch den Einsatz von Ohrenstöpseln und Schlafmasken den Schlaf von Patienten messbar verbessern können.

Ein anderer, auch ziemlich aktueller Trend ist »White Noise«. Damit ist eine Art dauerhaftes Rauschgeräusch gemeint – wie ein Meeresrauschen –, das man nachts laufen lässt. Die Idee ist, dass dieses Weiße Rauschen die anderen Geräusche quasi »schluckt«, wodurch man selbst besser schläft. Es gibt sowohl Apps fürs Smartphone, die White Noise generieren, als auch eigenständige, kleine Geräte. Obwohl weitverbreitet und aktuell geradezu gehypt, muss man sagen, dass die wissenschaftlichen Erkenntnisse zu White Noise noch eher dünn sind. Einige Studien berichten zwar von Verbesserungen – andere hingegen konnten keine Verbesserung feststellen.[81]

Man schläft, wie und wann man isst (und trinkt)

Was wir den Tag über essen und trinken – insbesondere das, was wir kurz vor dem Zubettgehen zu uns nehmen, hat einen maßgeblichen Einfluss auf unseren Schlaf.

Fangen wir morgens an. Viele von euch werden – so wie wir auch – Kaffee trinken. In Kaffee ist Koffein, das uns wach macht. Morgens gut, abends schlecht. Das wissen die meisten – was viele allerdings nicht wissen, ist, wie lange Koffein in unserem Körper noch nachwirkt. Fünf Stunden, nachdem du einen Kaffee getrunken hast, sind durchschnittlich noch etwa 50 Prozent des Koffeins in deinem Körper – bei manchen Menschen etwas mehr, bei manchen etwas weniger.

Was uns morgens hilft, stört unseren Schlaf massiv. Koffein kann die Dauer des Tief- und des REM-Schlafs verringern. Deshalb sollte man einen großen Abstand zwischen Koffein und Schlafen einhalten – und zwar einen größeren, als die meisten Kaffeetrinker denken. Wer sechs Stunden vor dem Schlafengehen noch Koffein zu sich nimmt, verschlechtert seinen Schlaf signifikant. Höhere Dosen Koffein, im Sinne von mehr als 400 Milligramm, was in etwa vier Tassen Filterkaffee entspricht, können sich sogar zwölf Stunden danach noch negativ auf den Schlaf auswirken. Wer also morgens mehrere Tassen Kaffee trinkt, sollte spätestens um 11 Uhr damit aufhören, wenn er ab 23 Uhr schlafen möchte. Bei kleineren Dosen Kaffee ist vielleicht auch 13 Uhr noch in Ordnung.

Natürlich gilt das alles nicht nur für Kaffee, sondern für alle koffeinhaltigen Getränke. Übrigens: Anders als viele denken, gibt es bei Koffein keinen Gewöhnungseffekt. Auch wenn du das Gefühl hast, dass du trotz Koffein gut schlafen kannst, würdest du ohne deutlich besser schlafen.

Wie sieht's mit Alkohol aus? Alkohol ist trügerisch. Viele Menschen haben das Gefühl, dass sie durch Alkohol sogar besser schlafen. Und dieses Gefühl ist nicht unberechtigt. Tatsächlich ist es so, dass in Studien[82] gezeigt werden konnte, dass Alkohol die Einschlafzeit verkürzen kann. Doch dieser positive Effekt wird über die Nacht hinweg durch negative Effekte vernichtet – man muss es so deutlich sagen. Bereits niedrige Dosen Alkohol stören zuerst den Tief- und dann auch den REM-Schlaf. Außerdem wachen Personen, die Alkohol getrunken haben, häufiger auf.

Doch die Folgen von Alkohol auf unseren Schlaf sind sogar noch gravierender. Durch Alkoholkonsum wird der REM-Schlaf in der folgenden Nacht unterdrückt, und nach dem Absetzen des Alkohols versucht der Körper, diesen REM-Schlaf nachzuholen, und der Anteil an REM-Schlaf steigt. Dadurch hat man dann in der Konsequenz allerdings zu wenig Tiefschlaf. Je höher die Dosis, desto schlimmer die Folgen.

Bei Personen, die wirklich alkoholabhängig sind, ist dieser Effekt bekannt und ein wirklich massives Problem. Aber auch bei gelegentlichen Trinkern führt dieser Effekt zu erheblichen Schwierigkeiten. Wenn du am Wochenende trinkst, ab Montag dann für ein paar Tage nicht, dann wieder etc., findet dein Körper keine nachhaltige, regelmäßige und erholsame Schlafarchitektur mehr. Wer also wirklich sehen will, ob er ohne Alkohol besser schläft, sollte über einen längeren Zeitraum hinweg nichts trinken und dabei seinen Schlaf genau beobachten.

Essen spät am Abend kann ebenfalls die Schlafarchitektur verändern – und zwar nicht zum Guten. Jennie ist eine Abend-Snackerin. Wenn sie Süßigkeiten isst, dann meist zwischen 21 und 23 Uhr. Durch späte Mahlzeiten schlafen wir in der Tendenz tatsächlich kürzer und schlechter. Je schlechter und langsamer verdaulich die Mahlzeiten sind (zum Beispiel protein- und fettreiche Gerichte), desto eher stören sie den Schlaf. Einig ist sich die Wissenschaft[83] weitestgehend darin, dass man eine Stunde vor dem Schlafen auf jeden Fall gar nichts mehr essen sollte. Im Idealfall sollte man seine letzte Mahlzeit zum Beispiel drei bis vier Stunden vor dem Schlafengehen zu sich nehmen.

Auch wir konnten tatsächlich einen positiven Effekt auf unseren Schlaf feststellen, als wir das Abendessen ein wenig nach vorne geschoben haben – also zum Beispiel um spätestens 19:30 Uhr gegessen haben, wenn wir um 23 Uhr ins Bett gegangen sind. Jennie hat rausgefunden, dass spätes Snacken bei ihr zu schlechterem Schlaf führt, ein Fast-Food-Restaurant-Besuch um 23 Uhr nach einer Spätschicht sogar zu sehr viel schlechterem Schlaf.

Und wie sieht es mit Trinken aus? Die Forschung[84] deutet insgesamt darauf hin, dass sich genügend Flüssigkeit, also mehr als 1,5 Liter Wasser pro Tag, positiv auf den Schlaf auswirkt. Umgekehrt konnte beispielsweise in einer Studie[85] gezeigt werden, dass Personen, die dehydriert waren, eine deutlich schlechtere Schlafqualität aufwiesen. Auch beim Trinken gibt es eine Timing-Komponente. Wer spät am Abend noch viel trinkt, wird nachts häufiger aufwachen, weil er auf die Toilette muss. Generell kann man also sagen: Trink genug, aber lieber keine großen Mengen am späten Abend.

Interessant ist an diesem gesamten Abschnitt über Schlaf und Ernährung, dass man wieder einmal sieht, wie viel man intuitiv falsch machen kann. Wer intuitiv das Gefühl hat, dass Alkohol seinen Schlaf besser macht, verschlechtert ihn am Ende des Tages nur. Ein schönes, langes spätes Abendessen – am besten noch mit einem Espresso danach? Gesellschaftlich völlig anerkannt, aus der Schlafperspektive eine Katastrophe.

Selbstverständlich kann man sich aus Genussgründen trotzdem dazu entscheiden – aber vielleicht wundert man sich nach diesem Abschnitt dann zumindest nicht mehr, warum der Schlaf am letzten Wochenende nach zwei Glas Rotwein, Pasta spät am Abend und einem doppelten Espresso danach nicht der erholsamste war.

Mehr bewegen, um besser zu schlafen?

Auch Sport und Bewegung haben einen großen Einfluss auf unseren Schlaf. Insgesamt zeigt die Wissenschaft[86], dass sich regelmäßige körperliche Aktivität positiv auf unseren Schlaf auswirkt. Eine Trainingseinheit kann die Einschlafzeit verkürzen und die Schlafqualität verbessern. Außerdem gibt es eine starke Wechselwirkung zwischen Sport und Schlaf. Insbesondere intensiver Sport erhöht das Schlafbedürfnis – wer hart und viel trainiert, muss mehr schlafen. Einerseits braucht der Körper also mehr Zeit, um sich vom Sport wieder zu erholen, andererseits verringert Schlafmangel massiv unsere sportliche Leistungsfähigkeit.

Ganz allgemein sind Sport und Bewegung also gut für unseren Schlaf. Aber auch hier gibt es im Detail eine wichtige Timing-Komponente. Hochintensives Training kurz vor dem Schlafengehen wirkt sich negativ auf unseren Schlaf aus. Es kann den REM-Schlaf verringern und die Schlafqualität insgesamt verschlechtern. In Studien[87] konnte gezeigt werden, dass man insbesondere ein bis zwei Stunden vor dem Schlafengehen auf intensiven Sport verzichten sollte. Moderate, leichte Bewegung am Abend – beispielsweise ein Spaziergang – beeinträchtigt die Schlafqualität dagegen nicht und kann im Gegenteil sogar zu einer Verbesserung des Schlafs führen[88].

Insgesamt haben Studien allerdings auch gezeigt, dass die Auswirkungen von Sport am Abend von Person zu Person variieren. Zusammenfassend kann man also sagen: Sport wirkt sich insgesamt positiv auf unseren Schlaf aus, intensiven Sport sollte man eher früher am Tag machen, später am Abend nur noch leichtere Aktivitäten. Aber wie immer gilt auch hier: Im Zweifelsfall einfach mal ausprobieren, was dem eigenen Schlaf tatsächlich hilft.

Psychische Faktoren – wer sich schlecht fühlt, schläft auch schlecht

Jeder kennt vermutlich das Gefühl, dass sich kaum etwas so negativ auf unseren Schlaf auswirkt, wie wenn man abends im Bett liegt und die Gedanken kreisen und kreisen und kreisen. Doch wie wir in diesem Kapitel bereits mehrfach gesehen haben, können wir unserem Bauchgefühl nicht immer trauen. Also blicken wir lieber in die Wissenschaft.

Ganz allgemein kann man sagen, dass psychologische Faktoren ganz wesentlich die Qualität unseres Schlafs beeinflussen[89]. Nicht nur gefühlt, sondern auch schwarz auf weiß. Insbesondere Stress, Angst und depressive Zustände verschlechtern unseren Schlaf signifikant. Wir reden hierbei nicht nur von dramatischen Zuständen. Auch Stress oder Überforderung auf der Arbeit wirken sich bereits negativ auf den Schlaf aus. Je stärker wir Stress empfinden, desto schlechter der Schlaf.

Psychosozialer Stress verändert unser Schlafmuster, verkürzt Tief- und REM-Schlaf und lässt uns häufiger aufwachen. Das liegt daran, dass Stress dafür sorgt, dass in unserem Körper mehr Cortisol ausgeschüttet wird. Dieses Stresshormon wiederum aktiviert in unserem Körper die »Kampf-oder-Flucht-Reaktion«, die uns in eine Art permanente Alarmbereitschaft versetzt. Diese verschlechtert, nachvollziehbarerweise, unseren Schlaf. Normalerweise steigt unser Cortisolpegel morgens an und fällt dann Richtung Abend ab, um Entspannung und Schlaf einzuleiten.

Wer unter chronischem Stress leidet, dessen Cortisolspiegel bleibt allerdings auch abends noch hoch, was den Schlaf verschlechtert. Auch vermeintlich »kleinere« Probleme, wie emotionale Instabilität, fehlende soziale Unterstützung oder Ärger in der Familie, können uns bereits stressen und unseren Schlaf verschlechtern.

Das alles ist auch insofern hochproblematisch, als dass es eine Wechselwirkung zwischen psychologischen Faktoren und unserem Schlaf gibt. Einerseits verschlechtern Faktoren wie Stress oder Depressionen unseren Schlaf – andererseits verschlimmert dieser schlechte Schlaf dann auch weiter die Symptome des psychologischen Problems. Es ist also eine Art Teufelskreis, der schnell dazu führen kann, dass man über einen längeren Zeitraum hinweg immer schlechter schläft und sich gleichzeitig psychologisch immer schlechter fühlt. Umgekehrt konnte in Studien[90] auch gezeigt werden, dass Menschen, die glücklich und ausgeglichen sind, in der Tendenz einen besseren Schlaf haben.

Wie eindeutig der Zusammenhang zwischen unserem Seelenleben und Schlaf ist, sieht man am Beispiel von Menschen, die unter Depressionen leiden. Etwa 90 Prozent der Menschen mit Depressionen haben einen schlechten Schlaf. Sie können abends schlecht einschlafen, werden nachts häufig wach, wachen morgens zu früh auf, haben weniger REM- und Tiefschlaf, sind tagsüber häufig müde, und in extremen Fällen leiden sie sogar unter regelrechter Schlaflosigkeit.

Was also kann man tun? Zunächst der wichtige Hinweis, dass man sich bei ernsthaften psychischen Problemen unbedingt professionelle Hilfe holen sollte. Gerade weil sich psychische Gesundheit und Schlaf so sehr gegenseitig beeinflussen, ist es wichtig, aus dieser Spirale so schnell wie möglich herauszukommen. Wenn sich Stress, Ängste und Sorgen in einem normalen Umfang halten, gibt es durchaus Dinge, mit denen man sich selbst helfen kann. Regelmäßiges Meditieren beispielsweise kann das Stresshormon Cortisol reduzieren, die Herzfrequenz senken, die Entspannung steigern und dadurch auch die Schlafqualität verbessern – das konnte in Studien[91] belegt werden.

Auch einfache Achtsamkeitstechniken im Alltag können Stress reduzieren und den Schlaf verbessern. Eine typische und weitverbreitete Achtsamkeitstechnik dafür ist beispielsweise, am Abend, vor dem Schlafengehen, seine Gedanken und Sorgen in ein Tagebuch zu schreiben. Allgemein sollte man sowieso am Abend Tätigkeiten vermeiden, die einen im negativen Sinne stressen, aufwühlen oder aufregen. Mehr dazu aber auch noch mal in Kapitel 2.5 über Anspannung und Entspannung.

Supplements – dank Pille zum guten Schlaf?

Viele Menschen greifen auf der Suche nach besserem Schlaf zu Tabletten. Auf richtige Schlafmittel wollen wir an dieser Stelle nicht eingehen – diese sollten sowieso nur in Absprache mit einem Arzt eingenommen werden und stellen nie eine langfristige Lösung dar. Langfristig sollte man immer an einer gesunden Schlafarchitektur arbeiten, die auch ohne Schlafmittel auskommt. Worauf wir in diesem Abschnitt also blicken, sind verschreibungsfreie Supplements wie Melatonin, Magnesium oder CBD, von denen man immer wieder hört – teils auch ziemlich aggressiv von Unternehmen beworben –, dass sie den Schlaf verbessern können. Aber was funktioniert wirklich, und was ist rausgeworfenes Geld?

Melatonin

Beginnen wir mit dem wohl bekanntesten Schlaf-Supplement. Melatonin ist das körpereigene Hormon, das den Schlaf-Wach-Rhythmus in uns steuert. Wenn es dunkel wird, schüttet unser Körper (hauptsächlich die Zirbeldrüse im Zwischenhirn) Melatonin aus, was dem Körper signalisiert, dass es Schlafenszeit ist. In der Konsequenz werden wir müde und schlafen besser ein. Melatonin ist wie ein Dimmer für unsere Wachheit oder Müdigkeit. Dreht unser Gehirn das Melatonin hoch, werden wir müde. Dreht unser Gehirn den Hahn zu, sind wir wach.

Wenn man nun Melatonin als Tablette nimmt, greift man in diesen Rhythmus ein. Man macht den Körper quasi früher müde, als er es sonst geworden wäre. Es ist, als würde man den Dimmer händisch aufdrehen, der sonst automatisch durch die Helligkeit und Dunkelheit draußen gesteuert wird. Melatonin kann deshalb besonders sinnvoll sein für Menschen, die Schicht arbeiten oder unter Jetlag leiden. Wenn man den Körper in solchen Situationen in einen anderen Schlaf-Wach-Rhythmus »zwingen« muss, kann die Supplementierung von Melatonin helfen.

Eine typische und wissenschaftlich belegt[92] sinnvolle Anwendung von Melatonin geht beispielsweise so: Du arbeitest im Schichtwechsel, und montags steht plötzlich Frühschicht auf dem Plan. Du musst also kurzfristig am Sonntag früher ins Bett als sonst. Vermutlich wirst du am Sonntagabend so früh nicht müde genug sein, um gut einschlafen zu können. Hier kann die Einnahme von Melatonin etwa eine Stunde vor dem Schlafengehen tatsächlich die Einschlafzeit verkürzen.

Aber wie sieht es mit einer dauerhaften Einnahme von Melatonin aus? Es gibt Menschen in der Langlebigkeitsszene, die darauf schwören, dass man dauerhaft eine niedrige Dosis Melatonin jeden Abend nehmen sollte. Wenn wir dies rein hinsichtlich der Auswirkungen auf den Schlaf betrachten, ist das nicht sinnvoll.

Wissenschaftliche Studien[93] zeigen, dass Melatonin über einen kurzen Zeitraum die Einschlafzeit verkürzen kann. Ob eine langfristige Einnahme den Schlaf dauerhaft verbessert, ist wissenschaftlich bislang nicht eindeutig belegt. Die Datenlage ist durchwachsen: Manche Studien zeigen leichte Verbesserungen bei Menschen mit bestimmten Schlafstörungen, andere keinen klaren Effekt. Fest steht: Eine Abhängigkeit oder eine Unterdrückung der körpereigenen Produktion ist bei längerer Einnahme nicht zu befürchten

Magnesium

Magnesium nehmen, um besser zu schlafen? Das ist vermutlich nicht das Erste, woran die meisten Menschen bei Magnesium denken. Vermutlich denkst auch du bei Magnesium eher an viel Sport oder sogar Krämpfe. Tatsächlich aber gehört Magnesium zu den Supplements, die den Schlaf wesentlich verbessern können. Magnesium ist ein Mineralstoff, der in unserem Körper verschiedene Funktionen erfüllt. Er unterstützt den Energiestoffwechsel und reguliert Muskel- und Nervenfunktionen. Die Wirkung von Magnesium auf unsere Nerven – das ist hier das Entscheidende.

Stellen wir uns unser Nervensystem wie eine Autobahn vor, auf der Signale mit hoher Geschwindigkeit unterwegs sind. Wenn wir am Tag aktiv sind, ist auf dieser Autobahn viel Verkehr – unser Gehirn verarbeitet Informationen, steuert Bewegungen, hält uns wach und konzentriert. Damit wir aber gut einschlafen können, muss dieser Verkehr abends heruntergefahren werden, die Autos müssen langsamer fahren oder sogar anhalten. Hier kommt Magnesium ins Spiel.

Magnesium wirkt nämlich auf einen wichtigen Botenstoff im Gehirn: GABA (Gamma-Aminobuttersäure). GABA ist so etwas wie eine Ampel oder Geschwindigkeitsbegrenzung auf der Straße. GABA sorgt dafür, dass die Autos deutlich langsamer fahren oder sogar anhalten. Der Verkehr wird reduziert. In unserem Fall bedeutet das, dass unser Nervensystem zur Ruhe kommt und wir entspannen – die Gedanken verlangsamen sich, Muskeln entspannen, wir bereiten uns auf den Schlaf vor. Wenn unser Körper genug Magnesium hat, hilft das dabei, dass die GABA-Ampeln richtig funktionieren.

Studien[94] zeigen, dass Menschen, die regelmäßig genug Magnesium zu sich nehmen, oft schneller einschlafen, tiefer schlafen und sich am Morgen erholter fühlen. Hat man dagegen zu wenig Magnesium, funktionieren diese »Ampeln« nicht richtig. Die Straße bleibt zu voll, die Gedanken rasen zu schnell, es ist zu viel los, und wir können nicht richtig abschalten. Das führt dazu, dass wir schlechter einschlafen oder nachts häufiger aufwachen.

Magnesium ist also kein Schlafmittel im klassischen Sinne, sondern eher ein Regulator, der unserem Körper hilft, abends auf »Ruhemodus« umzuschalten. Für guten Schlaf sollte man darauf achten auf keinen Fall einen Magnesiummangel zu haben. Die DGE empfiehlt eine tägliche Zufuhr von 300 bis 400 Milligramm. Diese Menge kann man durchaus durch eine ausgewogene Ernährung erreichen. Wenn man aber viel Sport macht, sehr gestresst ist oder sich abends nur schwer entspannen kann, kann es sinnvoll sein, eine Magnesium-Supplementierung zu probieren, um den Schlaf zu verbessern.

Glycin

Glycin ist ein Supplement, von dem die meisten Menschen vermutlich noch nie etwas gehört haben. Sollten sie aber – denn Glycin kann den Schlaf wissenschaftlich belegt verbessern[95]. Eine Mehrheit der Studien attestiert Glycin eine schlafverbessernde Wirkung – nur etwa 6 Prozent der von uns gefundenen Studien verneinen diese Wirkung. Aber was ist Glycin überhaupt?

Glycin ist eine Aminosäure, die eine wichtige Rolle bei der Bildung von Proteinen im Körper spielt. Glycin hat aber auch eine erstaunliche Wirkung auf unseren Schlaf. Wir erinnern uns kurz: Um zu schlafen, muss unser Körper die Kerntemperatur absenken – und genau dabei kann Glycin helfen.

Die Temperatur unseres Körpers folgt einem natürlichen Rhythmus. Tagsüber ist unsere Kerntemperatur höher, abends sinkt sie ab, und in der Nacht erreicht sie einen Tiefpunkt. Diese Temperaturkurve signalisiert dem Körper, wann es Zeit ist, zu schlafen oder wach zu sein. Wenn wir unter Stress stehen, abends spät essen, spät Sport treiben oder eine zu warme Schlafumgebung haben, ist die Körpertemperatur abends noch zu hoch – das verzögert die Einschlafzeit und mindert die Schlafqualität.

Die Einnahme von Glycin am Abend kann dagegen die Kerntemperatur absenken. Studien[96] zeigen, dass Glycin die Durchblutung der Haut erhöht, wodurch unser Körper Wärme schneller abgeben kann und schneller abkühlt – das wiederum führt dann zu einer kürzeren Einschlafzeit und einer besseren Schlafqualität. Darüber hinaus hat Glycin eine ähnlich beruhigende Wirkung auf unser zentrales Nervensystem wie Magnesium.

Glycin kann man aufgelöst in Wasser oder in Kapselform einnehmen. Die Dosen in gewöhnlichen Lebensmitteln reichen für eine direkte schlaffördernde Wirkung nicht aus. Besonders spannend ist Glycin auch deshalb, weil es anders als andere Schlaf-Supplements nicht schläfrig oder müde macht, sondern die Einschlafzeit und die Schlafqualität nur indirekt unterstützt. Ob es einem hilft oder nicht, kann man ziemlich schnell herausfinden, weil die Wirkung unmittelbar nach der Einnahme einsetzt.

L-Theanin

L-Theanin ist eine Aminosäure, die vor allem in grünem Tee vorkommt und für ihre beruhigende Wirkung bekannt ist. Während viele Schlaf-Supplements direkt schläfrig machen sollen, wirkt L-Theanin auf eine etwas subtilere Weise: Es fördert Entspannung, ohne müde zu machen. Die schlaffördernde Wirkung von L-Theanin beruht auf seiner Fähigkeit, die Alpha-Wellen im Gehirn zu erhöhen. Alpha-Wellen sind mit einem Zustand entspannter Wachheit verbunden – das Gefühl, das man beispielsweise kurz vor dem Einschlafen oder während einer Meditation hat. Gleichzeitig kann L-Theanin die Aktivität von Stresshormonen wie Cortisol senken und fördert die Ausschüttung von GABA.

Studien[97] zeigen, dass L-Theanin helfen kann, die Einschlafzeit zu verkürzen und die Schlafqualität zu verbessern – vor allem, weil es das »Gedankenkarussell« im Kopf beruhigt. Besonders gut eignet es sich für Menschen, die unter Stress oder Nervosität leiden und deshalb schlecht abschalten können. L-Theanin kann man entweder als Pille nehmen oder aber direkt in grünem Tee. Aber Vorsicht – normalerweise enthält grüner Tee Koffein, das den Schlaf stört –, deshalb unbedingt darauf achten, dass es sich um entkoffeinierten grünen Tee handelt.

CBD

CBD, kurz für Cannabidiol, ist eine natürliche Verbindung aus der Hanfpflanze, die in den letzten Jahren viel Aufmerksamkeit als Mittel zur Entspannung und Stressbewältigung erhalten hat. Anders als THC (Tetrahydrocannabinol), der psychoaktive Bestandteil von Cannabis, macht CBD nicht »high« – dafür kann es dabei helfen, den Körper zu beruhigen und den Schlaf zu verbessern.

CBD beeinflusst das sogenannte Endocannabinoid-System, ein körpereigenes Netzwerk, das eine Rolle bei der Regulierung von Stress, Entzündung und Schlaf spielt. Eine seiner Hauptwirkungen ist die Senkung des Cortisolspiegels – also des Stresshormons, das uns in Alarmbereitschaft hält. Menschen mit hohem Cortisolspiegel haben, wie wir bereits gesehen haben, oft Schwierigkeiten, abends abzuschalten und einzuschlafen. Durch die Regulierung von Cortisol kann CBD dabei helfen, das Nervensystem in den »Ruhemodus« zu bringen.

So weit die Theorie – in der Realität ist die Studienlage sehr durchwachsen. Von 19 relevanten Papieren, die wir in der von uns verwendeten Studien-Datenbank gefunden haben, bescheinigen nur fünf CBD eine schlaffördernde Wirkung, sieben sagen »vielleicht« und weitere sieben können keine schlaffördernde Wirkung feststellen. Dem Hype wird CBD, zumindest im Hinblick auf eine Schlafverbesserung, also nicht gerecht.

Ashwagandha

Ashwagandha, auch bekannt als Schlafbeere, wird seit Jahrhunderten in der ayurvedischen Medizin eingesetzt, um Stress zu reduzieren und die allgemeine Gesundheit zu fördern. In den letzten Jahren hat sich gezeigt, dass Ashwagandha auch positive Effekte auf den Schlaf haben kann. Verschiedene Studien[98] untersuchten die Wirkung von Ashwagandha auf Schlafqualität und -dauer. Die Ergebnisse zeigen, dass die Schlafbeere ihrem Namen gerecht wird, indem sie das Einschlafen erleichtert, die Schlafdauer verlängert und die Schlafqualität insgesamt verbessert.

Die Wirkung von Ashwagandha auf den Schlaf wird oft mit seiner beruhigenden und stressreduzierenden Eigenschaft in Verbindung gebracht. Durch die Einnahme von Ashwagandha konnten Studienteilnehmende ihren Cortisolspiegel senken, was sich positiv auf ihre Entspannungsfähigkeit auswirkte. Wie Magnesium & Co. fördert es den Schlaf durch eine Unterstützung der GABA-Rezeptoren.

Erste Studien legen nahe, dass eine tägliche Einnahme von Ashwagandha, beispielsweise als Tablette, über mindestens acht Wochen die größten positiven Effekte auf den Schlaf zeigt. Interessanterweise profitierten nicht nur Personen mit Schlafproblemen, sondern auch gesunde Erwachsene: Sie bemerkten eine Verbesserung ihrer Schlafqualität und eine gesteigerte mentale Frische am Morgen. Es gab keine schwerwiegenden Nebenwirkungen, was darauf hindeutet, dass Ashwagandha ein sicheres, natürliches Mittel zur Verbesserung des Schlafs sein könnte.

Baldrian

Baldrian ist eines der bekanntesten pflanzlichen Schlafmittel und wird seit Jahrhunderten zur Beruhigung und Verbesserung der Schlafqualität eingesetzt. Die Wurzel des Baldrians enthält eine Mischung aus aktiven Verbindungen, die das zentrale Nervensystem beeinflussen und dabei helfen, den Körper in einen entspannten Zustand zu versetzen. Besonders spannend ist dabei die Wirkung auf das – richtig, du ahnst es schon – GABA-System im Gehirn.

Baldrian wirkt dabei nicht wie ein klassisches Schlafmittel, das einen sofort in einen tiefen Schlaf versetzt, sondern eher wie eine sanfte Unterstützung, um den Übergang in den Schlaf zu erleichtern. Studien[99] zeigen, dass Baldrian vor allem die Einschlafzeit verkürzen kann, indem er Nervosität und innere Unruhe reduziert. Menschen, die dazu neigen, abends gedanklich nicht abschalten zu können, profitieren am ehesten von dieser beruhigenden Wirkung. Gleichzeitig gibt es Hinweise darauf, dass Baldrian die Schlafqualität verbessern kann, insbesondere indem er die Tiefschlafphasen verlängert und die nächtliche Unruhe verringert.

Allerdings wirkt Baldrian nicht bei jedem Menschen gleich. Während einige eine spürbare Verbesserung ihres Schlafs erleben – tatsächlich auch objektiv in Studien messbar – berichten andere nur von einer milden oder gar keiner Wirkung. Entsprechende Studien legen nahe, dass es bei Baldrian einen starken Placeboeffekt gibt. Dies liegt vermutlich an seiner gesellschaftlichen Akzeptanz und Bekanntheit. Wenn Leute erwarten, weil sie es schon oft gehört haben, dass sie mit Baldrian schneller einschlafen, tun sie das am Ende auch tatsächlich. Insgesamt muss man sagen, dass Baldrian zwar das in Deutschland bekannteste, frei verkäufliche Schlaf-Supplement ist, aber laut Studien bei Weitem nicht das effektivste.

Was denn nun nehmen?

Letztlich gibt es also nicht das eine perfekte Schlaf-Supplement, das für alle gleichermaßen sofort funktioniert. Viele dieser Substanzen greifen über ähnliche Mechanismen in das Nervensystem ein – sei es durch die Förderung von GABA, die Reduktion von Cortisol, die Verstärkung von Alpha-Wellen oder die Entspannung der Muskulatur. Nun könnte man meinen, man nimmt einfach alles, und dann wird der Schlaf immer besser. So ist es aber nicht. Die unterschiedlichen Effekte lassen sich nicht einfach aufaddieren – außerdem: Ist dein GABA-System erst einmal aktiv und dein Cortisol gering genug, solltest du gut ein- und durchschlafen – noch mehr Supplements zu nehmen, den Stress noch weiter zu reduzieren, hat dann keine zusätzlich positive Wirkung mehr. Also nicht einfach alles gleichzeitig einwerfen und hoffen, dass es besser wird!

Der beste Ansatz ist, sich nicht von pauschalen Empfehlungen leiten zu lassen, sondern gezielt auszuprobieren, was für den eigenen Körper am besten funktioniert, aufmerksam zu beobachten und gegebenenfalls anzupassen. Tim nimmt mittlerweile jeden Abend Glycin, Ashwagandha und Magnesium, schläft die meisten Nächte allein in einem nahezu komplett dunklen Raum – bei kühlen Temperaturen. Er versucht, einen sehr regelmäßigen Schlaf-Wach-Rhythmus einzuhalten, und konnte mit all diesen Maßnahmen gemeinsam in den vergangenen Jahren seine Schlafqualität spür- und messbar verbessern.

Was folgt nun aus alldem?

Schlaf ist weit mehr als bloße Erholung – er ist ein essenzieller Baustein unserer Gesundheit und Langlebigkeit. Wie wir gesehen haben, zeigen Studien, dass schlechter Schlaf nicht nur kurzfristige Auswirkungen wie Müdigkeit oder Konzentrationsprobleme hat, sondern langfristig den Alterungsprozess beschleunigt, das Risiko für schwere Erkrankungen erhöht und unsere Lebenszeit um Jahre verkürzt. Die gute Nachricht: Schlafqualität ist beeinflussbar. Durch einen stabilen Schlafrhythmus, eine optimierte Schlafumgebung, bewusste Ernährung und Bewegung können wir unseren Schlaf gezielt verbessern. Auch bestimmte Supplements können – je nach individueller Situation – unterstützend wirken.

Aber: Schlaf ist komplex. Es wird sehr wahrscheinlich nicht die eine Maßnahme geben, die ihn sofort perfekt macht. Überprüfe als Erstes, wie gut oder schlecht du überhaupt schläfst. Anschließend kannst du nach und nach unterschiedliche Faktoren und Tipps aus diesem Kapitel in deinem Leben ausprobieren und beobachten, wie sie den Schlaf beeinflussen. Gib den Dingen Zeit! Nichts im Bereich Schlaf funktioniert von einer Nacht auf die andere. Wenn du es schaffst, langfristig, über einen Zeitraum von etwa einem Jahr zum Beispiel, deine Schlafqualität zu verbessern, hast du im Sinne deiner Langlebigkeit, aber auch im Sinne deiner Lebensqualität im Hier und Jetzt viel gewonnen. So, und jetzt: Buch zuklappen, weglegen und schlafen. Gute Nacht!

2.5 ANSPANNUNG UND ENTSPANNUNG: MIT STRESS RICHTIG UMGEHEN

Anstatt zu fragen, wer gestresst ist, muss man heute eigentlich eher fragen, wer es nicht ist. Wir sind eine gestresste Gesellschaft. Ständig erreichbar, ständig online, Smartphone und Social Media immer griffbereit – wir leben heutzutage permanent an der Schwelle zur Überforderung. Stress ist omnipräsent – und wird immer noch von vielen unterschätzt. Denn Stress macht krank, nicht nur seelisch, sondern auch körperlich.

Stress verkürzt unsere Lebenserwartung drastisch. Stress erhöht das Risiko für Herz-Kreislauf-Erkrankungen, er kann Schlaganfälle und Herzinfarkte auslösen. Er kann zu Bluthochdruck führen und Diabetes begünstigen. Stress macht uns ängstlich, depressiv und steigert das Risiko für Autoimmunerkrankungen, Alzheimer und sogar bestimmte Krebsarten. Stress lässt uns schneller altern. Lange wurde Stress als belanglos abgetan. Nur Menschen, die nicht »hart« genug sind, sind gestresst. In manchen Kreisen wurde Stress sogar als eine Art Statussymbol angesehen – heute weiß man es besser.

Wer noch immer glaubt, dass nur »schwache Menschen« Stress als etwas Negatives oder Gefährliches empfinden, dem hilft zum Beispiel eine Studie[100] der Wissenschaftlerin Maria Razzoli. Sie hat Mäuse dauerhaftem sozialem Stress ausgesetzt und kam in ihrer Untersuchung zu einem erstaunlich eindeutigen Ergebnis: Die gestressten Mäuse hatten eine signifikant kürzere Lebenserwartung als ihre entspannten Artgenossen. Gestresste Mäuse entwickelten häufiger Entzündungen, Organschäden und vor allem Herz-Kreislauf-Erkrankungen. Dass Stress Lebewesen schadet, ist also kein Ammenmärchen und auch keine Erkenntnis für »Weichlinge«, sondern eine biologische Tatsache.

Was ist Stress?

Wir nehmen Stress häufig als etwas Abstraktes, Mentales wahr. Tatsächlich steckt dahinter aber ein sehr konkreter biologischer Prozess, wie schon die erwähnte Mausstudie gezeigt hat. Stress ist eine Reaktion unseres Körpers auf Gefahrensituationen – eine komplexe Kette physischer Prozesse. Er ist eigentlich also eine Art Schutzmechanismus, um unser (Über-)Leben zu gewährleisten, und daher im Sinne der Langlebigkeit etwas grundsätzlich Begrüßenswertes.

Wenn wir eine Bedrohung empfinden – das kann eine reale Gefahr wie ein heranrasendes Auto, aber auch eine abstrakte Gefahr wie finanzielle Sorgen oder Streit mit den Kollegen sein –, sendet unser Hypothalamus (eine kleine Region in unserem Zwischenhirn, die unser vegetatives Nervensystem steuert) Signale, durch die die Stresshormone Cortisol und Adrenalin ausgeschüttet werden. Diese beiden Hormone versetzen unseren Körper dann in Alarmbereitschaft. Unser Puls steigt, die Muskeln spannen sich an, die Atmung wird schneller, der Blutzucker steigt – uns steht kurzfristig mehr Energie zur Verfügung.

Eigentlich war dieser Mechanismus mal so gedacht: Wir sehen einen Tiger, die Stressreaktion wird ausgelöst, und dadurch haben wir im Handumdrehen mehr Energie und können schneller weglaufen. Ergibt Sinn. Wenn der Tiger, und damit die Gefahr, weg ist, bauen sich Cortisol und Adrenalin wieder ab, wir werden etwas müde, und alles ist wieder gut.

Problematisch ist nun, dass unser Gehirn in der modernen Welt häufig nicht zwischen konkreten Gefahren wie einem Tiger und abstrakteren Gefahren wie finanziellen Sorgen, Streit oder Social Media unterscheiden kann. In der Folge versetzen permanent irgendwelche Dinge unseren Körper in Alarmbereitschaft, unsere Cortisol- und Adrenalinspiegel sind dauerhaft erhöht, und wir fühlen uns permanent gestresst. Was wir abstrakt als Stress empfinden, ist also ein realer Prozess in unserem Körper, der sich sogar messen lässt, eben an den erhöhten Cortisol- und Adrenalinpegeln im Blut.

Wichtig ist an dieser Stelle, noch einmal festzuhalten, dass Stress an sich nichts Schlechtes ist. Kurzfristig kann uns akuter Stress –

also der Situation angemessener Stress – helfen, schnell und gut auf eine bedrohliche Situation zu reagieren, mit Energie und Fokus. Nicht nur, wenn uns ein Tiger gegenübersteht, sondern beispielsweise auch in einer Prüfungssituation oder bei einem Vortrag. Stress wird allerdings dann zum Problem, wenn er chronisch wird – wenn er bleibt, auch wenn eigentlich gar keine konkrete Gefahr mehr vorliegt, für die wir mehr Energie bräuchten. Genau deshalb sollte man immer zwischen akutem und chronischem Stress unterscheiden.

Stecken wir Stress unterschiedlich gut weg?

Es scheint uns oft so, als ob manche Menschen besser mit Stress umgehen können als andere. Was den einen völlig fertigmachen würde – das steckt der andere einfach so weg. Diese Beobachtung ist einerseits nicht ganz falsch – und andererseits doch nicht ganz richtig.

Zunächst einmal muss man sich klarmachen, dass wir nur dann gestresst sind, wenn unser Körper etwas als »Bedrohung« empfindet. Für Person A ist es zum Beispiel der absolute Horror, vor auch nur zehn Menschen im Büro eine Präsentation halten zu müssen. Person A ist deshalb auch schon eine Woche vor ihrem Vortrag komplett gestresst und angespannt. Währenddessen ist Person B Comedian, und es ist seine größte Leidenschaft, vor Menschen Witze zu erzählen. Es ist also durchaus möglich, dass es für B keinerlei Stress darstellt, jeden Abend vor 10 000 wildfremden Menschen in einer anderen Halle aufzutreten, während es für A schon der größte Stress ist, auch nur einen einzigen Vortrag im Büro vor bekannten Gesichtern halten zu müssen.

Auf der anderen Seite könnte es sein, dass B total gestresst ist, weil er eine unglückliche Ehe und zu Hause permanent Streit hat, während A zu Hause glücklich und zufrieden ist. Stress ist superindividuell. Uns stresst das, was wir als bedrohlich empfinden. Hier liegt der Hauptgrund dafür, dass Menschen sehr unterschiedlich belastbar erscheinen.

Tatsächlich ist es aber auch so, dass die Stressachse – also der Prozess, den der Hypothalamus auslöst – von Mensch zu Mensch verschieden ist. Bei einigen Menschen reagiert er sehr schnell – bei anderen eher langsam. Bei den einen entspannt sich der Hypothalamus nach einer Phase des Stresses sehr schnell wieder – bei anderen feuert er noch eine ganze Weile weiter. Studien[101] zeigen außerdem, dass Menschen, die aktiv etwas gegen Stress und Belastung tun, ihren Cortisolspiegel wesentlich besser wieder herunterbringen können als Menschen, die den Stress einfach passiv hinnehmen – sich ihm hingeben und denken: »Das muss ich schon aushalten.«

Zusammenfassend kann man also sagen, dass Stress ein realer, messbarer biologischer Prozess in unserem Körper ist – kein mentales, abstraktes Empfinden. Das ist bei allen Menschen gleich. Unterschiedlich ist allerdings von Person zu Person, was uns stresst und wie schnell unser Cortisol in die Höhe schießt und wieder abfällt.

Aber was passiert nun in unserem Körper, wenn wir permanent, dauerhaft, über einen längeren Zeitraum hinweg gestresst sind und unser Cortisolspiegel oben bleibt?

Warum uns chronischer Stress schneller altern lässt

Wenn wir chronisch gestresst sind, bleibt der Adrenalinspiegel dauerhaft erhöht. Das versetzt den Körper in einen ständigen Alarmzustand und beeinflusst auch den Energiestoffwechsel der Mitochondrien – den kleinen Kraftwerken in unseren Zellen. Unter dieser anhaltenden Belastung produzieren die Mitochondrien vermehrt freie Radikale, also aggressive und instabile Moleküle, die dazu neigen, Zellstrukturen wie Proteine und unsere DNA zu schädigen, verglichen mit einem entspannten Zustand.

Besonders kritisch ist dabei der Schaden an unserem Erbgut. Wie wir bei den Kennzeichen des Alterns gelernt haben, spielt die Unversehrtheit unserer DNA eine zentrale Rolle dafür, ob wir langsam oder schnell altern. Je stärker die DNA beschädigt wird, desto größer ist das Risiko für altersbedingte Erkrankungen wie Krebs. Erschwerend kommt hinzu, dass unser Körper unter chronischem Stress auch seine Fähigkeit zur DNA-Reparatur einschränkt. So entstehen nicht nur mehr Schäden, der Organismus hat auch gleichzeitig weniger Ressourcen, um diese zu beheben – ein gefährlicher Teufelskreis, der das Altern zusätzlich beschleunigt.

Weiter geht's mit der Verkürzung der Telomere. Die »Schutzkappen« unserer DNA spielen eine entscheidende Rolle dabei, wie lange unsere Zellen gesund bleiben. Die bereits erwähnten freien Radikale, die unter chronischem Stress vermehrt entstehen, greifen auch die Telomere an und setzen ihnen erheblich zu. Gleichzeitig schüttet der Körper unter Stress vermehrt entzündungsfördernde Stoffe aus, die die Telomere zusätzlich schädigen können.

Doch damit nicht genug: Stress erhöht auch den Zellteilungsdruck. Besonders das Immunsystem reagiert auf chronische Belastung oft mit einer Überaktivierung, wodurch Immunzellen häufiger nachproduziert werden müssen – und bei jeder Teilung verkürzen sich die Telomere weiter. Zusätzlich hemmt Stress das Enzym Telomerase, das eigentlich für die Reparatur und den Erhalt der Telomere verantwortlich ist. Stress greift unsere Telomere also auf mehreren Ebenen an: Er schädigt sie direkt, beschleunigt die Zellteilung und blockiert gleichzeitig die körpereigenen Reparaturmechanismen.

Dieser Dreifachangriff erklärt, warum chronischer Stress als einer der größten Beschleuniger der Zellalterung gilt. Die Forscherin Elissa Epel von der University of California konnte bereits Anfang der 2000er-Jahre in einer Studie[102] zeigen, dass Frauen mit chronisch kranken Kindern, die dadurch ausgelöst ein chronisch erhöhtes Stresslevel haben, kürzere Telomere haben. Sie waren biologisch durchschnittlich zehn Jahre älter als die ungestresste Kontrollgruppe.

Tatsächlich gibt es kaum eines der zwölf Kennzeichen des Alterns, das nicht negativ durch chronischen Stress beeinflusst wird. Nur noch zwei weitere Beispiele: Stress stört die Fähigkeit unserer Zellen, fehlerhafte Proteine abzubauen – also verminderte Autophagie –, was wiederum das Risiko für neurodegenerative Erkrankungen wie Alzheimer erhöht. Selbst das empfindliche Gleichgewicht unseres Mikrobioms im Darm, das eng mit unserem Immunsystem und unserer geistigen Gesundheit verknüpft ist, gerät durch anhaltenden Stress ins Wanken. Chronischer Stress wirkt wie ein Turbobeschleuniger für den Alterungsprozess.

Aber wie misst man präzise das Stresslevel? Wirklich aussagekräftige Zahlen sind schwer zu erheben, weil Stress – wie wir bereits gesehen haben – am Ende doch sehr individuell ist. Deshalb lassen sich Studien zu Konsequenzen von Stress mit Kontrollgruppen nur schwer umsetzen. Einige nennenswerte Versuche gibt es trotzdem.

In mehreren Studien[103] konnte gezeigt werden, dass Stress am Arbeitsplatz, insbesondere wenn er mit einem empfundenen Ungleichgewicht zwischen Aufwand und Belohnung einhergeht, das Risiko für Herz-Kreislauf-Erkrankungen wie Herzinfarkt mehr als verdoppeln kann. 1991 hat außerdem der Forscher Sheldon Cohen Menschen, die unter chronischem Stress leiden, und Menschen, die das nicht tun, Erkältungsviren ausgesetzt – die Ergebnisse dieser Studie[104] zeigten eindeutig: Menschen mit höherem Stresslevel hatten eine deutlich höhere Wahrscheinlichkeit zu erkranken, als die Menschen ohne Stress.

Stress beschleunigt unseren Alterungsprozess und erhöht das Risiko für altersbedingte Krankheiten also signifikant. Daraus folgt, dass man im Sinne der Langlebigkeit Strategien entwickeln sollte, um einerseits die Entstehung von Stress zu minimieren und andererseits aktiv die Entspannung zu fördern.

Herzfrequenzvariabilität – Stress und Entspannung messbar machen

Es ist gar nicht so leicht, Stress zu quantifizieren. Einerseits kann man mit der Eigenwahrnehmung arbeiten – also einfach in sich reinhören und fühlen. Das ist allerdings nicht besonders präzise. Andererseits könnte man den Cortisolspiegel messen – dafür muss man allerdings ständig Blut abnehmen. Für den Alltag und auf

Dauer wenig praktikabel. Genau deshalb erfreut sich die HFV, kurz für Herzfrequenzvariabilität, besser bekannt unter dem englischen Kürzel HRV für Heart Rate Variability, immer größerer Beachtung. Wir werden im Folgenden bei der englischen Abkürzung bleiben.

Die HRV gibt an, wie stark die zeitlichen Abstände zwischen zwei aufeinanderfolgenden Herzschlägen voneinander abweichen. Lass uns das noch etwas genauer anschauen. Anders als viele denken, schlägt unser Herz nicht wie ein Metronom in völlig gleichmäßigen Abständen. Stattdessen gibt es – immer! – minimale Schwankungen, wie viel Zeit zwischen zwei Schlägen vergeht. Und genau diese Schwankungen sind ein präziser Indikator dafür, ob unser Körper gestresst oder entspannt ist. Je höher diese Variabilität ist, desto entspannter ist unser Körper. Eine niedrige HRV hingegen signalisiert, dass unser Körper im »Dauerstressmodus« feststeckt und weniger gut in der Lage ist zu regenerieren.

Chronischer Stress, mangelnder Schlaf, Überforderung oder emotionale Belastungen senken die HRV – während gezielte Entspannungstechniken wie Meditation, Atemübungen oder Achtsamkeit diesen wichtigen Wert verbessern. Der Grund: Anhaltender Stress aktiviert das sympathische Nervensystem (»Fight-or-Flight«) und hemmt den parasympathischen Gegenspieler, der für Erholung und Regeneration zuständig ist. Gleichzeitig kommt es zu einer erhöhten Ausschüttung von Stresshormonen wie Cortisol und Adrenalin, die die Flexibilität des Herzrhythmus einschränken – die Herzfrequenz verharrt in einem monotoneren, weniger anpassungsfähigen Zustand.

Das Beste an der HRV: Sie lässt sich heute ganz einfach mit einer Smartwatch oder einem Fitnessarmband tracken. So kann man sein individuelles Stresslevel praktisch in Echtzeit beobachten – und den positiven Effekt von Entspannungstechniken direkt verfolgen. Forscher sehen in der HRV einen vielversprechenden Biomarker für unsere allgemeine Gesundheitsverfassung und Langlebigkeit. Ein stabiler, hoher HRV-Wert wird zunehmend als Zeichen eines gut funktionierenden vegetativen Nervensystems und damit auch als wichtiger Faktor für ein langes und gesundes Leben verstanden.

Bei der HRV gilt nicht allgemein »je höher, desto besser«. Das Niveau, wie hoch die HRV ist, ist individuell unterschiedlich – der eine hat von Natur aus eine etwas höhere HRV, der andere eine etwas niedrigere, nichts davon ist per se besser. Innerhalb der individuellen HRV-Spanne gilt dann allerdings »je höher, desto besser« und »je niedriger, desto schlechter«. Jennies durchschnittliche HRV in den vergangenen 6 Monaten lag zum Beispiel bei 56, Tims bei 47.

Stress vermeiden oder entspannen? – Beides!

Wer das eigene Stresslevel reduzieren möchte, hat nun zwei Möglichkeiten: Entweder Stress gar nicht erst aufkommen lassen oder aber aktiv etwas für die Entspannung tun. Oder in einer Metapher gesprochen: Entweder verhindern, dass Wasser ins eigene Haus läuft, oder aber versuchen, es möglichst schnell wieder rauszubekommen. Fangen wir mit dem Effektiveren an: Stress vermeiden.

Zur Vermeidung von Stress musst du zunächst einmal identifizieren, was deine persönlichen Stressoren sind. Oft merken wir zwar bewusst, dass wir gestresst sind – wissen aber gar nicht, was genau diesen Stress auslöst. Hier kann es hilfreich sein, für ein paar Wochen bewusst zu beobachten, in welchen Momenten man sich besonders gestresst fühlt. Wer dabei ehrlich zu sich selbst ist, wird schnell Muster erkennen: Vielleicht sorgt der ständige Blick aufs Smartphone für Unruhe, weil alle paar Minuten eine neue Nachricht hereinkommt. Vielleicht ist es aber auch das Gefühl, ständig zu viele Aufgaben gleichzeitig bewältigen zu müssen. Vielleicht ist es eher der Beruf – vielleicht aber auch das Privatleben.

Man kann diese Liste entweder schriftlich oder auch nur für sich selbst in Gedanken führen. Wenn du deine größten Stressquellen ausfindig gemacht hast, kannst du gezielt daran arbeiten, sie zu minimieren oder ihnen aktiv entgegenzuwirken.

Genauso wichtig wie das Vermeiden von Stressoren ist es, die eigene Haltung gegenüber potenziell belastenden Situationen zu überdenken. Manchen Stress kannst du schon dadurch vermeiden, dass du dir klarmachst, dass die Dinge in der Regel weniger dramatisch sind, als sie dir im ersten Moment erscheinen. Was soll schon passieren? Oder wie der Kölner sagt: »Et hätt noch immer jot jejange.«

Das kann in manchen Situationen tatsächlich schon helfen. Sich beispielsweise wegen der Organisation eines Kindergeburtstags oder des Geschenks für den Schwiegervater zu stressen ist vermutlich nicht zielführend. Ein unglücklicher Schwiegervater ist zwar nicht schön, wird dich – anders als ein Tiger – aber vermutlich nicht umbringen. Sich die Stressoren bewusst zu machen und realistisch einzuordnen – diese zwei Schritte können das Stresslevel bereits stark reduzieren.

Das nächste Geheimnis lautet häufig Organisation. Wer lernt, Prioritäten zu setzen, und nicht ständig das Gefühl hat, alles sofort und gleichzeitig erledigen zu müssen, kann vielen Stressmomenten die Schärfe nehmen. Dazu gehört auch, Grenzen zu setzen und bewusst »Nein« zu sagen, wenn mal etwas nicht geht. Gerade im beruflichen Alltag neigen viele Menschen dazu, sich mit zusätzlichen Aufgaben zu überladen – oft aus Angst, als nicht engagiert oder unzuverlässig zu wirken. Dabei kann ein klares und freundliches »Ich schaffe das heute nicht« nicht nur enorm entlastend sein, sondern wird von Kolleginnen und Vorgesetzten meist besser verstanden, als man denkt.

Auch der bewusste Umgang mit Zeit kann dabei helfen, Stress zu vermeiden. Wer seinen Alltag gut strukturiert und für sich selbst realistische Zeitpläne erstellt, kommt deutlich seltener in Zeitnot. Hierbei kann es hilfreich sein, nicht nur die beruflichen Aufgaben, sondern auch bewusste Pausen fest einzuplanen. Gerade kurze, geplante Erholungspausen können verhindern, dass sich Stress über den Tag hinweg anstaut und dann überwältigend wird.

Ebenso wichtig ist es, nicht ständig »auf Abruf« zu sein. Die dauernde Erreichbarkeit über Smartphone, Messenger und E-Mails trägt wesentlich zu einem dauerhaften Stressgefühl bei. Stattdessen solltest du klare »Inseln« einplanen, wann du arbeitest – und das dann auch konzentriert und gut geplant tun – und wann du frei hast, und dann aber auch gezielt abschalten.

Ein weiterer wichtiger Punkt ist der Umgang mit sozialen Kontakten. Wer ein stabiles soziales Umfeld hat und sich regelmäßig mit Familie, Freunden oder Kolleginnen austauscht, kann Stress deutlich besser bewältigen – das zeigt die Forschung[105]. Gespräche und der Austausch mit anderen helfen nicht nur dabei, Probleme zu relativieren, sondern sorgen auch für emotionale Stabilität. Umgekehrt kann es auch sinnvoll sein, bewusst Abstand von Menschen zu nehmen, die durch ihr Verhalten oder ihre Art immer wieder für Stress sorgen.

Nun kann es Zeiten oder Lebensbereiche geben, in denen du es auch durch bessere Organisation, eine andere Perspektive und ein gelegentliches »Nein!« nicht schaffst, Stress zu reduzieren. Zum Beispiel, weil die Arbeitskultur in deinem Job schlicht toxisch ist oder du grundsätzlich zu wenig Zeit für zu viele Aufgaben hast. Wenn dich ein bestimmter Faktor im Leben unaufhörlich stresst, solltest du dringend überlegen, etwas grundlegend in deinem Leben zu verändern. Ein Job, der dich permanent überfordert, der dich dauerhaft stresst – ist er wirklich der richtige? Ist dieser Job es wert, das persönliche Risiko für verschiedene Krankheiten, die möglicherweise sogar tödlich enden können, zu erhöhen?

In manchen Fällen kann es auch sinnvoll sein, den Kontakt zu Freunden oder Familienmitgliedern, die einen nur stressen, zu reduzieren oder abzubrechen. Solltest du dauerhaft in deiner Familiensituation überfordert und gestresst sein, kannst du dir womöglich in irgendeiner Form Hilfe durch Großeltern oder mehr Betreuung organisieren. Sei dir nicht zu schade, um nach Hilfe zu fragen!

Es mag drastisch klingen, solche Veränderungen »nur wegen Stress« durchzusetzen – aber denk mal an die vielen Geschichten, von Managern zum Beispiel, die nach einem Herzinfarkt mit Mitte fünfzig grundlegend ihr Leben auf den Kopf gestellt und den Job gewechselt haben. Und denk auch an diejenigen, die dazu gar nicht mehr die Chance hatten. Das ist es nun wirklich nicht wert.

Um es noch einmal zu betonen: Das Ziel bei alldem kann und sollte nie sein, Stress vollkommen aus dem Leben zu eliminieren, denn Stress an sich ist nicht nur etwas Schlechtes. Er darf nur nicht chronisch werden. »Eine gute Balance« ist das Stichwort, und dabei können auch aktive Entspannungstechniken helfen, die wir uns nun im folgenden Abschnitt genauer anschauen wollen.

Wie du Entspannung in dein Leben bringst

Die gute Nachricht: Genauso wie unser Körper auf einen Auslöser mit Stress, also der Erhöhung von Cortisol und Adrenalin, reagieren kann, verfügt er auch über Mechanismen, die gezielt Entspannung fördern können. Durch gezielte Entspannungstechniken können wir unserem Körper signalisieren, dass keine Gefahr mehr besteht – auch das löst eine Reihe von biologischen Reaktionen aus.

Wenn wir uns entspannen, aktiviert unser Körper den sogenannten Parasympathikus – jenen Teil unseres vegetativen Nervensystems, der für Ruhe und Regeneration zuständig ist. Der Parasympathikus ist der Gegenspieler zur »Kampf- oder Flucht-Reaktion« des Sympathikus, der bei Stress aktiv wird (wie wir im Schlaf-Kapitel 2.4 gesehen haben). Ist der Parasympathikus aktiv, sinkt unser Cortisolspiegel, der Blutdruck normalisiert sich, die Atmung wird langsamer und tiefer, die Muskeln entspannen sich, und unser Herzschlag wird ruhiger.

Gleichzeitig schüttet der Körper verstärkt Hormone wie Serotonin und Oxytocin aus, die uns ein Gefühl von Wohlbefinden und Sicherheit vermitteln. Besonders bemerkenswert: Auch unser Immunsystem kann erst dann wieder richtig arbeiten, wenn der Körper aus dem Alarmmodus herauskommt, weshalb der Parasympathikus auch als »Heilungsnerv« bezeichnet wird.

Während wir Stress häufig ungewollt auslösen – durch ständige Reizüberflutung, Termindruck oder Überforderung –, können wir den biologischen Entspannungsmechanismus viel besser bewusst aktivieren und damit nutzen. Bestimmte Techniken, wie Meditation, Yoga oder Atemübungen, sind effektiv darin, den Parasympathikus gezielt »einzuschalten«.

Aber auch weniger offensichtliche Dinge, wie Spaziergänge in der Natur, Musik hören oder ein warmes Bad, können diesen Effekt auslösen. Im Sinne der Langlebigkeit ist es daher vernünftig, regelmäßig bewusst in diesen Entspannungszustand zu wechseln – denn so kann unser Körper die durch Stress entstandenen Schäden reparieren und neue Energie aufbauen. Schauen wir uns doch mal einige Techniken und Methoden etwas genauer an.

Achtsamkeit

Achtsamkeit ist in den letzten Jahren zu einem fast schon abgedroschenen Modewort geworden. Tatsächlich steckt dahinter jedoch eine jahrhundertealte Praxis mit mittlerweile wissenschaftlich belegter Wirkung. Ursprünglich stammt der Begriff aus der buddhistischen Meditation, doch inzwischen wird Achtsamkeit längst auch außerhalb spiritueller Kontexte erfolgreich zur Stressbewältigung eingesetzt. Im Kern bedeutet Achtsamkeit nichts anderes, als bewusst und ohne Wertung im Hier und Jetzt zu sein. Es geht darum, die eigene Aufmerksamkeit gezielt auf den aktuellen Moment zu lenken – sei es auf den eigenen Atem, einzelne Sinneseindrücke oder Gedanken und Gefühle, die gerade auftauchen.

Das klingt zunächst einmal unspektakulär, doch die Effekte sind beeindruckend. Studien[106] zeigen, dass regelmäßige Achtsamkeitsübungen den Cortisolspiegel senken und uns nachhaltig beruhigen können. Besonders bemerkenswert ist, dass Achtsamkeit nicht nur das subjektive Stressempfinden reduziert, sondern auch körperliche Stressreaktionen messbar abmildert. In mehreren Studien[107] konnte über einen Tagesverlauf hinweg gemessen werden, dass Menschen, die Achtsamkeitsregeln in ihren Alltag einbauen, einen niedrigeren Cortisolspiegel haben.

Achtsamkeit kann die Alterung auf zellulärer Ebene verlangsamen. In Studien[108] konnte gezeigt werden, dass sich durch Achtsamkeitstraining die Aktivität des Enzyms Telomerase verstärken lässt – das Enzym, das dafür verantwortlich ist, dass unsere Telomere repariert werden und die DNA dadurch möglichst lang gut geschützt bleibt.

Der Vorteil an Achtsamkeit ist, dass du sie einfach, wie eine Art Lebensstil, in deinen Alltag einbauen kannst. Es sind nur kurze

Übungen, Grundkonzepte, Gedanken, die du – einmal verinnerlicht – quasi permanent und fortlaufend umsetzt. Gerade für Menschen, die nicht die Ruhe oder Zeit für eine Meditation oder Yogaeinheit haben, kann Achtsamkeitstraining eine gute Alternative sein.

Sehr vereinfacht gesagt bedeutet Achtsamkeit nichts anderes, als sich im Alltag immer wieder – besonders in stressigen Situationen – auf das Hier und Jetzt zu konzentrieren und in sich zu kehren. Das kann ganz unterschiedlich aussehen: Bewusst einen Kaffee trinken, bewusst beim Spazierengehen die Vögel beobachten, in einem Call nicht nebenher noch andere Dinge machen, sondern ganz bewusst dem anderen zuhören und sich aktiv Notizen über das Gespräch machen. Achtsamkeit kann am Ende alles sein, was einem dabei hilft, weniger abzuschweifen ins Morgen, Gestern oder eine andere Aufgabe als die, die man gerade erledigt – und sei es das Zähneputzen.

Meditation

Achtsamkeit und Meditation sind in gewisser Hinsicht ähnlich beziehungsweise verwandt. Bei beidem geht es darum, mit dem Geist im Hier und Jetzt zu sein – doch während Achtsamkeit eher kleine Übungen meint, die man in den Alltag integriert, ist Meditation eine bewusste eigenständige Übung. Man setzt sich also hin und meditiert. Vielleicht nur fünf Minuten zu Beginn, später zehn, zwanzig oder noch länger. Meditation ist daher auch vergleichbar mit Sport – es ist aber kein Training für den Körper, sondern ein Training für den Geist: ein Training, zu entspannen und im Hier und Jetzt anzukommen. Achtsamkeit ist Bewegung im Alltag – Meditation ist ein Workout.

Meditation ist eine uralte Praxis. Wissenschaftlich ist sie aber längst in der Moderne angekommen. Wie ernst die Wissenschaft Meditation nimmt, zeigt sich daran, dass sich auch die renommierte Harvard Medical School schon seit dem frühen 20. Jahrhundert damit beschäftigt. Besonders seit den 1970er-Jahren, als Herbert Benson empirisch zu Meditation forschte, zählt die Harvard Medival School zu den wissenschaftlichen Pionieren auf diesem Gebiet. Mit dem »Meditation Research Program« hat sie heute ein eigenes Forschungsprogramm nur zum Thema Meditation – hier werden unter anderem Menschen meditierend in ein MRT gesteckt, um herauszufinden, was genau dabei in ihrem Gehirn geschieht.

Was man heute weiß, ist wirklich beeindruckend: Meditation reduziert Stress, Angst und sogar Depressionen. Wer regelmäßig meditiert, hat einen besseren Hormonhaushalt und ist emotional belastbarer. Meditation verbessert unser Immunsystem und die Gesundheit unseres Herz-Kreislauf-Systems. Sie lässt uns besser schlafen und kann chronische Schmerzen reduzieren.

Was die direkte Auswirkung von Meditation auf unsere Lebenserwartung angeht, fehlt es derzeit noch an Langzeitstudien. Erste Studien[109] deuten allerdings darauf hin, dass Meditation durch die unterschiedlichen Verbesserungen sowohl der psychischen als auch der physiologischen Gesundheit durchaus in der Lage sein könnte, unser Leben zu verlängern.

Eindeutiger sind die Belege dagegen, was die »Healthspan« angeht. So konnte gezeigt[110] werden, dass man mit Meditation den altersbedingten kognitiven Abbau verlangsamen und die Hirnstruktur gesünder erhalten kann. Meditation ist also alles andere als ein abstraktes spirituelles Ritual, es gibt vielmehr wissenschaftlich klare Belege für direkte biologische Effekte, und zwar eindeutig positive.

Meditation ist dabei keineswegs kompliziert und kann wie das Sporttraining in den Alltag integriert werden. Man braucht dafür auch keine besonderen Dinge oder Gerätschaften – man kann jederzeit überall meditieren. Und dank Meditations-Apps oder geführten Meditationen als Audio oder Video bei Spotify, YouTube oder sonst wo ist der Einstieg leicht!

Besonders wirksam ist Mediation dann, wenn man sie regelmäßig praktiziert. Wie Zähneputzen zum Beispiel morgens und/oder abends. Schon fünf bis zehn Minuten reichen aus, um positive Effekte zu erzielen. Ein einfacher Einstieg gelingt über die sogenannte Atemmeditation: Dabei setzt du dich bequem hin, schließt die Augen und richtest die Aufmerksamkeit ausschließlich auf das Ein- und Ausatmen. Zähle mit jedem Ausatmen bis zehn und beginne anschließend wieder von vorn. Oder achte einfach darauf, wie der Atem durch deine Nase und Lunge strömt.

Gedanken werden dabei unweigerlich auftauchen – und das ist völlig normal. Entscheidend ist, diese Gedanken wahrzunehmen und dann wieder sanft zur Atmung zurückzukehren. Gerade dieser ständige Wechsel zwischen Abschweifen und Zurückkommen ist es, der langfristig die Stressresistenz fördert und den Geist beruhigt. Meditation ist somit nicht nur eine spirituelle Praxis, sondern ein wirksames Werkzeug.

Atemtechniken

Atemtechniken sind vielleicht das einfachste und gleichzeitig effektivste Werkzeug, um das eigene Stresslevel schnell zu senken. Anders als Meditation oder Achtsamkeit, die oft etwas Übung und Routine erfordern, kann man Atemtechniken praktisch immer und überall anwenden – und schon wenige bewusste Atemzüge können spürbar helfen.

Das Besondere am Atem ist, dass er eine Art Brücke zwischen Körper und Geist bildet. Atmung geschieht normalerweise automatisch, kann aber bewusst gesteuert werden. Und genau diese bewusste Steuerung hat einen enormen Einfluss auf unser Nervensystem. Du kannst dich selbst ins Herzrasen und Hyperventilieren hineinatmen, wenn du über mehrere Minuten hinweg bewusst und aktiv ganz schnell, kurz und oberflächlich atmest – das leuchtet jedem ein.

Aber genau dieser Mechanismus funktioniert auch andersherum: Bewusstes, langsames Atmen aktiviert den Parasympathikus, also jenen Teil des Nervensystems, der für Entspannung zuständig ist. Die Herzfrequenz sinkt, der Blutdruck normalisiert sich, und das gesamte Körpersystem beruhigt sich.

Es gibt viele unterschiedliche Atemtechniken, die sich zur Stressbewältigung eignen. Besonders wirksam ist das sogenannte Box Breathing – eine Technik, die sogar von Spezialeinheiten wie den Navy SEALs eingesetzt wird, um in Stresssituationen ruhig und fokussiert zu bleiben. Beim Box Breathing atmet man vier Sekunden lang ein, hält dann vier Sekunden lang die Luft an, atmet vier Sekunden aus und pausiert anschließend erneut für vier Sekunden, bevor man wieder einatmet und von vorn beginnt.

Auch die sogenannte 4-7-8-Atmung, entwickelt von Andrew Weil, einem US-amerikanischem Arzt für integrative Medizin, ist besonders für Menschen geeignet, die unter Einschlafproblemen leiden. Hierbei atmet man vier Sekunden lang ein, hält sieben Sekunden die Luft an und atmet dann acht Sekunden lang aus. Gerade die verlängerte Ausatmung aktiviert den Parasympathikus besonders stark und hilft so, den Körper schnell in einen Zustand der Entspannung zu versetzen.

Das Schöne an Atemtechniken ist, dass sie dir jederzeit zur Verfügung stehen – ob im Stau, während eines wichtigen Meetings, oder wenn du nachts wach liegst, und der Kopf nicht zur Ruhe kommt. Ein paar bewusste Atemzüge können in solchen Momenten oft mehr bewirken, als man glaubt. Und wer regelmäßig übt, kann mit der Zeit sogar seine HRV verbessern und das Stressniveau langfristig senken – und das ganz ohne Vorkenntnisse oder aufwendige Rituale.

Yoga

Yoga ist im Grunde genommen so etwas wie Meditation in Bewegung – und genau das macht es für viele Menschen besonders attraktiv. Wer Schwierigkeiten hat, sich beim Meditieren still hinzusetzen und seine Gedanken bewusst zur Ruhe zu bringen, findet in Yoga eine alternative Möglichkeit, Körper und Geist gleichzeitig zu entspannen. Gerade für Menschen, die sich in der Bewegung besser entspannen können, kann Yoga ein ideales Werkzeug sein.

Die Ursprünge von Yoga liegen Jahrtausende zurück, doch seine positiven Effekte sind heute wissenschaftlich gut belegt. Studien[III] zeigen, dass regelmäßige Yogapraxis den Cortisolspiegel senkt, die HRV steigert und somit das Stressniveau im Körper reduzieren kann. Durch die bewusste Atmung und die langsamen, kontrollierten Bewegungen wird das parasympathische Nervensystem aktiviert. Gleichzeitig werden in der Bewegung Verspannungen im Körper gelöst, die sich oft unbewusst durch Stress aufgebaut haben.

Yoga kann aber noch mehr: Wer regelmäßig praktiziert, verbessert seine Körperhaltung, stärkt die Muskulatur und wird insgesamt beweglicher. Gerade Menschen, die viel sitzen, profitieren davon enorm. Besonders effektiv sind dabei fließende Yogastile, die Atem und Bewegung eng miteinander verbinden. Diese dynamischen Yogaformen fordern den Körper, beruhigen gleichzeitig aber auch den Geist – genau das macht sie für Menschen attraktiv, denen klassische Meditation schwerfällt.

Yoga lässt sich wie jede Entspannungstechnik flexibel in den Alltag einbauen. Ob morgens zum Wachwerden, als kurze Dehneinheit nach dem Sport oder abends zur Entspannung vor dem Schlafengehen – schon wenige Minuten Yoga am Tag können spürbare Effekte auf das körperliche Wohlbefinden und die innere Ruhe haben.

Wer neu mit Yoga anfängt, kann sich entweder ein Yogastudio in der Nähe suchen oder einfach geführte Yogaeinheiten mit einem Video auf dem Handy machen. Es gibt freie Videos bei YouTube und auch diverse Apps wie Daily Yoga, Peloton oder Asana Rebel, in denen man einzelne Einheiten und ganze Kurse findet.

Körperliche Aktivität

Dass Sport und Bewegung für unseren Körper und unsere Langlebigkeit gut sind, haben wir bereits in Kapitel 2.3 gesehen. Nun sagen wir dir: Sport ist obendrein auch noch gut für deine Psyche! Regelmäßiger Sport ist eine effektive Methode, um Stress abzubauen. Kennst du das Gefühl, wenn man sich nach einem absolvierten Training einfach glücklich und zufrieden fühlt? Durch Sport werden Endorphine freigesetzt, die uns einerseits glücklich machen und andererseits Stresshormone wie Cortisol unterdrücken.

Die stressmindernde Wirkung von Sport ist wissenschaftlich gut belegt. Ein Beispiel: In einem wissenschaftlichen Experiment hat man Probanden einem Stresstest ausgesetzt und währenddessen ihren Cortisolspiegel gemessen. Dann wurden die Probanden in zwei Gruppen eingeteilt: Die eine Gruppe ist vor dem Stresstest 30

Minuten auf einem Laufband gelaufen, die andere Gruppe nicht. Das Ergebnis: Die Gruppe, die vorher gelaufen ist, hatte während des Stresstests deutlich niedrigere Cortisolwerte als die Kontrollgruppe. Heißt: Wer regelmäßig Sport macht, kann Stress insgesamt besser bewältigen.

Es ist jedoch wichtig, die Intensität und Ziele des Trainings im Blick zu behalten. Ein übermäßiger Ehrgeiz, insbesondere bei ohnehin schon gestressten und beruflich stark engagierten Personen, kann dazu führen, dass Sport selbst zur Stressquelle wird. Zu hohe Intensität kann den Körper anstrengen, anstatt ihn zu entspannen.

Profisportler beobachten beispielsweise mittlerweile sehr genau ihre HRV – wenn die in den Keller geht, streuen sie ein oder zwei Tage eher lockere Trainingseinheiten ein, um den Körper zu entspannen. Erst wenn die HRV wieder höher ist, wird die Intensität gesteigert. Ein ausgewogenes Verhältnis zwischen Anstrengung und Erholung, Anspannung und Entspannung ist essenziell, um die positiven Effekte der Bewegung vollständig zu nutzen. Man sollte die Bewegung mit Freude und nicht mit übermäßigem Leistungsdruck ausüben.

Digitale Hygiene

Einen der größten Stressauslöser überhaupt haben wir heutzutage fast alle rund um die Uhr bei uns. Die Rede ist von unserem Smartphone. Verstehe uns nicht falsch – wir sind keine Smartphone-Gegner, und jetzt kommt auch kein Aussteiger-Hokuspokus. Im Gegenteil: Als selbstständige Journalisten, die für ihren Beruf auf permanente Nachrichten, Erreichbarkeit und Social Media angewiesen sind, sind wir sicherlich die Letzten, die Smartphone und Digitalisierung verteufeln würden.

Aber wir spüren eben auch die negativen Folgen davon. Die Wissenschaft ist sich mittlerweile auch immer einiger darin, dass uns Smartphone, permanente Erreichbarkeit und Social Media massiv stressen. Studien[112] zeigen eindeutig, dass Smartphone und Social Media auf Dauer unser psychologisches Wohlbefinden senken.

Wegzudenken sind Smartphone & Co. aus unserem Leben aber

trotzdem nicht. Was also tun? Das Zauberwort lautet: digitale Hygiene. Die Studienlage ist auf diesem Gebiet zwar insgesamt noch dünn – insbesondere Langzeitstudien fehlen –, doch erste Erkenntnisse sind vielversprechend. Und dass es ein Thema ist, mit dem wir uns in der modernen Welt vermehrt beschäftigen sollten, ist unstrittig.

Wir wollen auf das Thema digitale Hygiene in diesem Buch zumindest einen kurzen Blick werfen, weil wir der Überzeugung sind, dass – mit dem Wissen über Stress und seinen negativen Einfluss auf unsere Lebenserwartung – auch der Umgang mit der Digitalisierung aller Lebensbereiche über die Qualität und möglicherweise sogar die Länge unseres Lebens entscheiden wird.

Zunächst einmal muss man sich klarmachen, dass unser Gehirn nicht für Smartphone und Social Media geschaffen ist. Unser Hirn ist im Grunde Tausende von Jahren alt. Früher haben wir vielleicht ein Dutzend Menschen am Tag gesehen, zwei, drei Geschichten in direkter Erzählung gehört und die meiste Zeit am selben Ort verbracht. Heute strömen über unser Smartphone jeden Tag Hunderte Gesichter, Hunderte Geschichten ungefiltert in unser Unterbewusstsein.

Für viele ist der Blick ins Handy das Erste am Morgen und das Letzte am Abend. Studien[113] zeigen, dass diese Fülle an audiovisuellen Reizen uns überfordert und stresst. Im Sinne der Stressvermeidung sollten wir also einen bewussten und kontrollierten Umgang finden. Wir beschränken uns an dieser Stelle auf ein paar wesentliche Tipps.

Eine effektive Methode besteht darin, bestimmte Zeiten festzulegen, in denen das Smartphone nicht genutzt wird, zum Beispiel während der Mahlzeiten oder vor dem Schlafengehen. Zusätzlich kann es helfen, sich sogenannte Offline-Orte zu schaffen – feste Bereiche in der Wohnung, in denen das Smartphone konsequent draußen bleibt. Besonders bewährt haben sich hier das Schlafzimmer und der Esstisch. Auf diese Weise entsteht ein natürlicher Rahmen für erholsamen Schlaf und ungestörte soziale Interaktion.

Um die Versuchung der ständigen Nutzung weiter zu minimieren, bieten moderne Smartphones inzwischen hilfreiche Funktionen wie »Bildschirmzeit« (iOS) oder »Digital Wellbeing« (Android), mit denen sich die Nutzungszeit überwachen und individuelle App-Limits festlegen lassen. Wer dabei noch konsequenter vorgehen möchte, kann auch gezielt Apps nutzen, die das Smartphone oder bestimmte Anwendungen für einen festgelegten Zeitraum blockieren. Neben den integrierten Funktionen auf iOS und Android gibt es hierfür auch spezialisierte Anbieter wie Brick, Forest, Opal oder Offtime.

Ein weiterer wichtiger Punkt ist der bewusste Umgang mit Benachrichtigungen. Studien[114] zeigen, dass ständige Pushnachrichten einen erheblichen Stressfaktor darstellen, da sie uns permanent aus unserer Konzentration reißen und das Gefühl vermitteln, wir müssten jederzeit und umgehend reagieren. Hier hilft es, Benachrichtigungen radikal einzuschränken und nur die wirklich wichtigen Mitteilungen aktiv zu lassen. Es macht einen großen Unterschied, wenn man auf seinem Smartphone einmal alle Benachrichtigungen konsequent abschaltet und es nur nutzt, wenn man sich bewusst dazu entscheidet.

Ein noch konsequenterer Schritt kann sein, bestimmte Apps komplett vom Smartphone zu löschen – vor allem dann, wenn man feststellt, dass man Social Media oder andere Plattformen aus reiner Gewohnheit und ohne wirklichen Nutzen öffnet. Das klingt radikal, ist aber oft der nachhaltigste Weg, den mentalen Druck zu reduzieren und das ständige Scrollen zu durchbrechen. Zumindest mal für ein paar Wochen im Urlaub. Wer seine Social-Media-Accounts beruflich benötigt, kann Alternativen wie das Deinstallieren der Apps auf dem Smartphone und die ausschließliche Nutzung am Laptop in festgelegten Zeiträumen ausprobieren.

Mit ein paar einfachen Tricks lässt sich der Stresspegel deutlich senken. Am Ende geht es nicht darum, das Smartphone komplett aus dem Leben zu verbannen, sondern die Kontrolle über die eigene Aufmerksamkeit zurückzugewinnen. Wer das schafft, reduziert sein Stresslevel und tut damit etwas für seine Langlebigkeit.

2.6 SUPPLEMENTS: WUNDERMITTEL ODER GELDVERSCHWENDUNG?

Einfach eine Tablette nehmen, und schon lebt man ein paar Jahre länger. Oder zumindest: Einfach eine Tablette nehmen, und schon hat man hintenraus im Leben ein paar Jahre mehr Gesundheit. Es klingt zu schön, um wahr zu sein – und wie meist im Leben, wenn etwas so klingt, ist es das auch. Das ist besonders deshalb ärgerlich, weil viele Hersteller und Verkäufer von Supplements und Tabletten uns genau das glauben lassen wollen. Der Wunsch nach einem perfekten Supplement ist verständlicherweise groß. Sport machen, die Ernährung umstellen, an seinem Schlaf arbeiten – das ist alles anstrengend. Eine Tablette oder ein Pülverchen nehmen – das ist einfach.

Vermutlich ist genau das auch der Grund dafür, warum mittlerweile sehr viele Menschen zumindest irgendeine Art von Nahrungsergänzungsmittel nehmen, in der Hoffnung, dass es etwas bringt. Deshalb zum Einstieg gleich ein wichtiger Hinweis für dieses Kapitel vorab: Ja, es gibt Nahrungsergänzungsmittel, die helfen. Aber klar ist auch: Die sind, Stand heute, eher die Ausnahme als die Regel.

Bevor man anfängt, irgendwelche teuren Tabletten, Tropfen oder Pulver zu schlucken, sollte man unbedingt seine schlechten Gewohnheiten stoppen und sich erst einmal auf Ernährung, Sport, Schlaf und Stress konzentrieren. Der Einfluss unserer Lebensstilfaktoren ist wesentlich größer als der Einfluss aller Supplements zusammen. Oder um es noch drastischer zu formulieren: Wenn du rauchst, viel Alkohol trinkst, dich schlecht ernährst und/oder keinen Sport treibst, kannst du dir das Geld für teure Supplements auch sparen.

Es gibt eine ganze Menge von Stoffen, von denen man immer wieder hört, dass sie einen vermeintlich langlebig machen. Um manche gibt es regelrechte Hypes. Tatsächlich aber ist der große Durchbruch auf diesem Gebiet heute noch nicht gelungen. Auf die Frage, ob Sebastian Grönke vom Max-Planck-Institut für Biologie des

Alterns sagen würde, dass alle Supplements, die heute verkauft werden, deshalb Nonsens seien, antwortete er: »Nein, so ist das nicht. Das kann schon funktionieren – aber wir wissen es heute noch nicht mit Sicherheit!«

Er und auch die meisten seiner Kolleginnen und Kollegen, die wir im Rahmen der Recherche kennengelernt haben, nehmen selbst kaum Supplements oder Tabletten. Andere, wie Bryan Johnson oder auch NOVOS-Gründer Chris Mirabile, nehmen eine ganze Reihe von Stoffen – jeden Tag. Und wahr ist auch: Renommierte Forschungsinstitute und Unternehmen weltweit suchen jeden Tag nach einem Präparat, das uns sicher und nebenwirkungsfrei langlebiger machen könnte – und theoretisch könnte es morgen so weit sein. Laut einhelliger wissenschaftlicher Meinung ist es keine Frage, *ob* man etwas findet, sondern nur, *wann*. Und einige aussichtsreiche Kandidaten gibt es heute schon. Einige Enttäuschungen aber auch. Was also ist nun Sache?

Ordnung ins Chaos bringen

Um den Überblick nicht zu verlieren – denn es gibt bereits richtig viele Supplements –, teilen wir sie in drei Kategorien ein. In Kategorie A findest du Supplements, die uns über einen »perfekten« Lebensstil hinaus langlebiger machen können. Konkret würde das zum Beispiel bedeuten: Führst du im Sinne der Langlebigkeit ein nahezu perfektes Leben, erreichst du ein Alter von 100 Jahren. Nimmst du zusätzlich noch Tablette A jeden Tag, hast du gute Chancen, 120 Jahre alt zu werden.

In Kategorie B findst du Supplements, die bestimmte Effekte, die auch durch andere Maßnahmen erreichbar sind, imitieren – nur eben mit viel weniger Aufwand. Auch hier ein Beispiel: Im Ernährungskapitel 2.2 haben wir gelernt, dass Kalorienrestriktion die Autophagie der Zellen anregt. Eine Tablette der Kategorie B würde die Autophagie genauso anregen – nur dass du dabei so viel essen könntest, wie du willst. Wenn du aber gleichzeitig Kalorienrestriktion betreibst und Tablette B nimmst, hat die Tablette kaum einen zusätzlichen Nutzen. Eine Tablette aus der Kategorie B macht es einem also leichter, hundert zu werden, als es möglicherweise durch eine Lebensstilveränderung gewesen wäre, verlängert aber die »Lifespan« nicht.

In Kategorie C findest du schließlich noch Supplements, die weitverbreitete Mängel kompensieren können, die die Lebenserwartung möglicherweise verkürzen könnten. Im Ernährungskapitel haben wir beispielsweise gesehen, dass die meisten Menschen zu wenig ungesättigte Fettsäuren zu sich nehmen, insbesondere Omega-3. Dieser Mangel verkürzt potenziell die Lebenszeit. Omega-3 zu supplementieren macht dein Leben nicht unbedingt einfacher und verlängert dieses auch nicht, kann aber gegebenenfalls eine Lebenszeitverkürzung kompensieren. In Kategorie C gibt es viele Supplements, die gut funktionieren – hier ist allerdings eine genaue Kontrolle wichtig, was man wirklich braucht, weil man ansonsten schnell Gefahr läuft, einfach wahllos immer mehr Tabletten in sich hineinzuwerfen, und das möglicherweise sogar überdosiert – was kontraproduktiv sein kann.

Auch in den Kategorien A und B gibt es einige aussichtsreiche Kandidaten, aber auch viele große Enttäuschungen. Wer Supplements aus diesen beiden Kategorien nehmen möchte, geht außerdem bis zu einem gewissen Grad eine Wette und damit letztlich auch ein Risiko ein, weil man sich häufig auf Studien an Tieren oder auf Kurzzeitstudien beim Menschen verlassen muss. Umso wichtiger ist es, inhaltlich wirklich verstehen und nachvollziehen zu können, warum ein bestimmtes Supplement eine möglicherweise positive Wirkung auf ein bestimmtes Kennzeichen des Alterns haben könnte, und noch wichtiger ist es sicherzustellen, dass die Einnahme sicher ist.

Teste dich, bevor du etwas nimmst

Wer Supplements – insbesondere der Kategorie C – nehmen möchte, muss wissen, wo er oder sie steht und ob tatsächlich ein Mangel vorliegt. Ansonsten nimmt man sehr schnell sehr, sehr viele Ergänzungsmittel für viel Geld – obwohl man vielleicht gar kein Problem hat. Ein ungezielter Konsum kann nicht nur ineffektiv, sondern im schlimmsten Fall auch schädlich sein. Daher ist es sinnvoll, mindestens einmal im Jahr – idealerweise sogar halbjährlich – einen umfassenden Test durchzuführen, um den aktuellen Stand der eigenen Biomarker zu kennen und gezielt nachsteuern zu können.

Ein Blutbild beim Hausarzt gibt bereits erste wichtige Hinweise auf den allgemeinen Gesundheitszustand. Außerdem hat es den großen Vorteil, dass man direkt eine ärztliche Einordnung der Ergebnisse und bei motivierten Hausärzten im Idealfall auch gleich eine Beratung bekommt, was man vielleicht nehmen sollte und was nicht. Ein Großes Blutbild liefert darüber hinaus Informationen zu Blutzuckerwerten, Cholesterinspiegel, Eisen-, Vitamin-D- und Vitamin-B_{12}-Werten sowie zu Entzündungsmarkern.

Diese Parameter sind essenziell, um erste Hinweise auf Mangelzustände oder gesundheitliche Risiken wie Diabetes, Herz-Kreislauf-Erkrankungen oder Immunschwächen zu erhalten. Die Kosten für ein solches Kleines Blutbild liegen in Deutschland meist zwischen 30 und 70 Euro, oft werden sie von der Krankenkasse übernommen – zumindest in gewissen Abständen. Der Vorteil hier: Wenn der Arzt eine berechtigte Sorge hat, kann er vom Labor auch noch weitere Werte gezielt kontrollieren lassen.

Es gibt inzwischen auch spezialisierte Anbieter wie Aware, die moderne Gesundheitschecks anbieten, die über das klassische Blutbild hinausgehen. Man lässt sich hier in einem Standort des Anbieters Blut abnehmen und bekommt das Ergebnis in einer App aufs Smartphone – inklusive Erklärung. Diese Tests umfassen detaillierte Analysen der Vitamin- und Mineralstoffwerte. Zudem werden der Hormonhaushalt und Entzündungsmarker überprüft.

Solche Tests kosten in der Regel zwischen 100 und 300 Euro und liefern durchaus ein paar mehr Informationen als das klassische

Blutbild beim Hausarzt. Insbesondere für etwas speziellere Supplements als zum Beispiel Vitamin D kann das sinnvoll sein. Statt einer persönlichen Beratung gibt es hier allerdings nur eine App zur Analyse und Interpretation. Stand heute werden sie von den Krankenkassen aber nicht erstattet.

Die umfassendste Analyse bieten epigenetische Tests wie die von TruDiagnostic. Diese Messungen gehen weit über die klassischen Blutwerte hinaus und zeigen, wie sich der Körper biologisch im Vergleich zum chronologischen Alter entwickelt. »Pace of Aging«, »DunedinPACE«, »Telomerlänge« – all das wird dort gemessen. Darüber hinaus kann auch das Mikrobiom analysiert werden, um zu bestimmen, wie sich die Darmgesundheit auf den Alterungsprozess auswirkt, sowie Stressmarker, die Rückschlüsse auf die langfristige Belastung des Körpers durch Umweltfaktoren und Lebensstil geben.

Diese Tests kosten zwischen 400 und 1000 Euro und werden ebenfalls nicht erstattet, können aber wertvolle Hinweise darauf liefern, ob eine bestimmte Supplementierung tatsächlich einen messbaren Einfluss auf die »Hallmarks of Aging« und damit auf die Alterungsgeschwindigkeit hat.

Nehmen wir mal an, du hast deinen Lebensstil schon weitestgehend optimiert und überlegst nun, ein bestimmtes Supplement der Kategorie A oder gleich eine Mischung aus mehreren Supplementen zu nehmen, um noch langsamer zu altern. Eine sinnvolle Herangehensweise könnte es sein, die eigene »Pace of Aging« vor der Einnahme des Supplements zu messen – dann das Supplement über einen Zeitraum von beispielsweise sechs Monaten zu nehmen und anschließend einen zweiten Test zu machen. Wenn das Supplement tatsächlich funktioniert, sollte die Geschwindigkeit des Alterns beim zweiten Test zumindest leicht niedriger sein als beim ersten.

Regelmäßige Tests sind ein entscheidender Bestandteil einer effektiven Supplement-Strategie. Für den Beginn reicht sicherlich ein einfaches Blutbild in Abstimmung mit dem Hausarzt – leider machen das viel zu wenig Leute, die Nahrungsergänzungsmittel nehmen. Wer noch weiter gehen und seine Nährstoffversorgung irgendwann perfektionieren möchte, kann im Laufe seiner Langlebigkeitsreise zu Anbietern wie TruDiagnostic oder Aware greifen – am Anfang sind die Daten dort ein Overkill.

Kategorie C – Individuelle Mängel ausgleichen

Wir beginnen mit Nahrungsergänzungsmitteln der Kategorie C. Es handelt sich hier um Stoffe, die unser Körper braucht, um seine Funktionen zu erfüllen und gesund zu bleiben. Die Stoffe dieser Kategorie haben gemeinsam, dass es uns nicht länger leben lässt, wenn wir einfach immer mehr davon nehmen. Im Gegenteil kann eine Überdosierung bei vielen Stoffen der Kategorie C sogar schaden. Wichtig ist allerdings, dass unser Körper ausreichend mit diesen Stoffen versorgt ist, weil ein Mangel einer oder mehrerer dieser Stoffe unsere Lebenserwartung verkürzen kann.

Für alle Supplements der Kategorie C gilt der vorherige Abschnitt deshalb in besonderem Maße: Lass zuerst prüfen, ob beziehungsweise was dir überhaupt fehlt, und gleiche vorhandene Mängel anschließend gezielt aus. Nach einer gewissen Zeit gibt ein zweiter Test dann Aufschluss darüber, ob es funktioniert hat. Am besten machst du das alles in Absprache mit deiner Hausärztin oder deinem Hausarzt.

Vitamin D

Von Vitamin D haben mittlerweile fast alle schon gehört – und es wird von vielen Menschen regelmäßig genommen. Und das aus gutem Grund: Vitamin D ist essenziell für die Knochengesundheit, das Immunsystem, die Muskulatur, das Herz-Kreislauf-System und das Gehirn. Oder andersherum: Ein Vitamin-D-Mangel kann schwerwiegende Folgen haben. Zu wenig Vitamin D kann die Knochendichte verringern und Osteoporose begünstigen, das Infektionsrisiko erhöhen, zu Müdigkeit, Depressionen und Muskelschwäche führen und sogar chronische Entzündungen sowie

Autoimmunerkrankungen begünstigen. Studien[115] zeigen, dass ein Vitamin-D-Mangel auf Dauer mit einer erhöhten Sterblichkeit verbunden ist.

Der Körper kann Vitamin D selbst produzieren – dafür braucht er UV-B-Strahlung auf der Haut. Um genügend Vitamin D zu bilden, sollte man täglich mindestens 20 Minuten mit freier Haut (Gesicht, Arme) in die direkte Sonne gehen. Darüber hinaus steckt Vitamin D auch in einigen Lebensmitteln wie Lachs, Eiern oder Pilzen – allerdings in zu geringen Mengen, um den Bedarf zu decken.

Das Problem: In Herbst und Winter reicht die Sonneneinstrahlung in Mitteleuropa meist nicht aus, sodass viele Menschen einen Vitamin-D-Mangel entwickeln – so auch in Deutschland. Der Ratschlag lautet deshalb: Geh so oft wie möglich raus in die Sonne – besonders in der kälteren Jahreszeit. Doch selbst dann reicht die körpereigene Produktion meist nicht aus, weshalb eine Supplementierung mittlerweile von vielen Ärzten mindestens in den Wintermonaten empfohlen wird.

Und noch ein wichtiger Tipp: Wer Vitamin D supplementiert, sollte oft auch Vitamin K_2 (auch Menachinon genannt) ergänzen. Dieses sorgt dafür, dass Kalzium in die Knochen und nicht in die Arterien eingelagert wird, und reduziert so das Risiko für Gefäßverkalkung. Viele Vitamin-D-Supplements haben K_2 bereits dabei, aber nicht alle.

Vitamin B_{12}

Vitamin B_{12} ist ein wichtiges Vitamin, wenn es um Energie, Nerven und Blutbildung geht – und dennoch wird ein Mangel oft übersehen. Dabei kann ein Mangel schwerwiegende Folgen haben, da Vitamin B_{12} an vielen essenziellen Prozessen im Körper beteiligt ist. Das Problem: Der Körper kann es nicht selbst herstellen und ist auf eine ausreichende Zufuhr über die Nahrung angewiesen.

Zu wenig Vitamin B_{12} kann zu Müdigkeit, Konzentrationsproblemen und Nervenstörungen führen. Ein langfristiger Mangel begünstigt Blutarmut (Anämie), neurologische Schäden, Depressionen und Gedächtnisprobleme. Genau wie bei Vitamin D konnte auch bei Vitamin B_{12} gezeigt werden, dass ein Mangel die Lebensdauer negativ beeinflusst.

Vitamin B_{12} kommt fast ausschließlich in tierischen Produkten vor – besonders in Fleisch, Fisch, Eiern und Milchprodukten. Besonders hohe Mengen finden sich in Leber, Austern, Sardinen, Rinderfilet und Lachs. Für Menschen, die sich wenig von Fleisch und Fisch oder sogar komplett pflanzlich ernähren, ist es häufig schwierig, genug Vitamin B_{12} aufzunehmen. Pflanzen enthalten von Natur aus kein verwertbares Vitamin B_{12}, da es ausschließlich von Mikroorganismen produziert wird.

Nur einige wenige pflanzliche Lebensmittel, etwa bestimmte Algenarten wie Nori, Chlorella und Spirulina, können geringe Mengen enthalten. Auch fermentierte Produkte wie Sauerkraut, Tempeh oder Kimchi enthalten durch bakterielle Gärung Spuren von Vitamin B_{12}, allerdings in Mengen, die für die Versorgung nicht ausreichen. Auch bestimmte Pilze wie Shiitake enthalten zu geringe Mengen, um damit den Bedarf zu decken.

Da es in der Praxis keine hochdosierte pflanzliche Quelle für Vitamin B_{12} gibt, wird die Einnahme von angereicherten Lebensmitteln oder Nahrungsergänzungsmitteln für Veganer und Menschen, die nur wenig Fleisch und tierische Produkte essen, von Ärzten dringend empfohlen. Viele pflanzliche Produkte wie Sojamilch, Hafermilch, Frühstücksflocken oder vegane Fleischersatzprodukte sind mit synthetischem Vitamin B_{12} angereichert und können so zur Versorgung beitragen – aber langfristig den Bedarf ebenfalls nicht komplett abdecken, weshalb eine direkte Supplementierung zumindest für Veganer in fast allen Fällen notwendig ist.

Mit zunehmendem Alter kann die Aufnahme von Vitamin B_{12} im Körper nachlassen, selbst wenn eigentlich genügend über die Nahrung aufgenommen wird. Auch bestimmte Medikamente, zum Beispiel Magensäureblocker, oder Erkrankungen wie Magenschleimhautentzündungen (Gastritis) können die Aufnahme behindern. Daher wird eine Supplementierung auch für ältere Menschen empfohlen.

Magnesium

Magnesium ist ein essenzieller Mineralstoff, der an Hunderten von Prozessen im Körper beteiligt ist und eine Schlüsselrolle in der Muskel- und Nervenfunktion, im Energiestoffwechsel und in der Knochengesundheit spielt. Es unterstützt das Immunsystem und hilft Entzündungen zu reduzieren. Besonders wichtig ist Magnesium für die Muskeln, denn es sorgt dafür, dass sie sich nach einer Anspannung wieder entspannen können. Wir alle kennen das wahrscheinlich von Krämpfen, Zittern oder Verspannungen, die bei Magnesiummangel auftreten können. Auch das Herz ist auf eine stabile Magnesiumversorgung angewiesen, da der Mineralstoff hilft, einen gleichmäßigen Herzrhythmus aufrechtzuerhalten und Bluthochdruck zu regulieren.

Ein Mangel an Magnesium kann sich auf vielfältige Weise äußern. Neben den bereits genannten und bekannten Symptomen sind innere Unruhe, Schlafprobleme, Kopfschmerzen und eine erhöhte Stressanfälligkeit zu nennen. Chronisch niedrige Magnesiumwerte werden außerdem mit einem erhöhten Risiko für Herz-Kreislauf-Erkrankungen, Bluthochdruck und Insulinresistenz in Verbindung gebracht. Auch Knochen und Zähne können langfristig geschwächt werden, da Magnesium mit für die Mineralisation der Knochen notwendig ist. Wer dauerhaft zu wenig Magnesium zu sich nimmt, altert schneller, Telomere verkürzen sich schneller, und die Stabilität der DNA wird negativ beeinträchtigt – insgesamt sinkt die Lebenserwartung nachweislich.

Da der Körper Magnesium nicht selbst produziert, muss es regelmäßig über die Nahrung aufgenommen werden. Durch eine ausgewogene Ernährung kann man den Magnesiumbedarf gut abdecken. Dennoch haben viele Menschen – insbesondere Sportler, ältere Menschen oder Personen mit hohem Stresslevel – einen erhöhten Bedarf und können von einer gezielten Supplementierung profitieren.

Wer häufig Muskelkrämpfe hat oder unter Schlafproblemen leidet, kann versuchen, Magnesium gezielt am Abend einzunehmen, da es entspannend auf Muskeln und Nervensystem wirkt. Eine

Überdosierung von Magnesium kann zu Durchfall, Übelkeit und Bauchkrämpfen führen, da der Körper überschüssiges Magnesium rasch über den Darm ausscheidet. In sehr hohen Dosen können auch Herzrhythmusstörungen, Blutdruckabfall und Muskelprobleme auftreten.

Kalzium

Kalzium spielt eine zentrale Rolle bei der Muskelkontraktion, der Signalübertragung zwischen Nervenzellen und der Blutgerinnung. Ohne ausreichend Kalzium könnten Muskeln nicht richtig arbeiten, das Nervensystem wäre gestört, und Wunden würden schlechter heilen. Die meisten von uns denken bei Kalzium vermutlich allerdings an Knochengesundheit. Unser Körper baut Kalzium kontinuierlich in die Knochen ein, um sie stabil zu halten. Oder andersherum: Bekommt der Körper zu wenig Kalzium, greift er auf die eigenen Reserven in den Knochen zurück und baut es dort ab. Das kann auf Dauer zu Osteoporose, also instabilen Knochen, führen. Insgesamt verkürzt ein Kalziummangel unsere Lebenserwartung.

Das Tückische: Ein Kalziummangel bleibt oft lange unbemerkt, da der Körper seine Vorräte aus den Knochen nutzt, um den Blutkalziumspiegel konstant zu halten. Erste Symptome können Muskelkrämpfe, Taubheitsgefühle, brüchige Nägel oder ein erhöhter Kariesbefall sein. Bei einem chronischen Mangel steigt das Risiko also für Osteoporose und Zahnprobleme, aber auch das Nervensystem kann leiden – Betroffene berichten oft von Nervosität, Konzentrationsschwierigkeiten oder Schlafproblemen.

Kalziumreiche Lebensmittel sind vor allem Milchprodukte wie Joghurt, Käse und Milch, aber auch grüne Gemüsesorten wie Brokkoli, Grünkohl oder Pak Choi enthalten größere Mengen. Zudem sind Mandeln, Sesam und bestimmte Mineralwässer gute Kalziumquellen. Da Milchprodukte bei uns weitverbreitet sind, nehmen die meisten Menschen ausreichend Kalzium zu sich. Wer allerdings Milchprodukte meidet oder aus anderen Gründen, zum Beispiel geschwächten Knochen, einen erhöhten Bedarf hat, kann Kalzium gezielt supplementieren.

Eisen

Eisen ist ein Spurenelement, das vor allem für den Sauerstofftransport im Körper unerlässlich ist. Es ist ein zentraler Bestandteil des Hämoglobins – das in den roten Blutkörperchen dafür verantwortlich ist, den Sauerstoff in unserem Körper von der Lunge aus zu transportieren. Ohne ausreichend Eisen kann der Körper nicht genügend Hämoglobin bilden, was zu Eisenmangelanämie führen kann – einer Erkrankung, die mit chronischer Müdigkeit, Blässe, Konzentrationsschwierigkeiten und einer erhöhten Infektanfälligkeit einhergeht.

Man geht davon aus, dass die Eisenmangelanämie eine der häufigsten Mangelkrankheiten der Welt ist. Sie verkürzt die Lebenserwartung signifikant. Schon ein leichter Eisenmangel kann zu verringerter Leistungsfähigkeit, Kopfschmerzen und spröden Haaren oder Nägeln führen.

Gute Eisenquellen sind vor allem tierische Produkte wie rotes Fleisch, Leber oder Fisch. Pflanzliche Lebensmittel wie Hülsenfrüchte, Spinat, Kürbiskerne oder Haferflocken enthalten ebenfalls Eisen, allerdings in einer Form, die der Körper weniger effizient verwerten kann. Die Eisenaufnahme kann jedoch verbessert werden, indem man sie mit Vitamin-C-haltigen Lebensmitteln wie Paprika, Zitrusfrüchten oder Beeren kombiniert.

Besonders Frauen mit starker Menstruation, Vegetarier, Veganer und Sportler haben ein erhöhtes Risiko für einen Eisenmangel. Eine Supplementierung kann in bestimmten Fällen notwendig sein, sollte aber gezielt und nach ärztlicher Rücksprache erfolgen, da zu viel Eisen ebenfalls problematisch sein kann und sich in den Organen ablagert.

Zink

Zink ist ein Spurenelement, das an zahlreichen Prozessen im Körper beteiligt ist und besonders für das Immunsystem, die Wundheilung und die Zellregeneration eine zentrale Rolle spielt. Ein ausreichender Zinkspiegel trägt dazu bei, Entzündungen zu reduzieren, das

Hautbild zu verbessern und das Immunsystem zu stärken – weshalb Zink oft als Mittel gegen Erkältungen oder zur Unterstützung der Wundheilung empfohlen wird. Darüber hinaus ist es essenziell für den Testosteronspiegel und die Fruchtbarkeit, sowohl bei Männern als auch bei Frauen.

Ein Zinkmangel kann sich auf vielfältige Weise bemerkbar machen. Übliche Symptome sind ein geschwächtes Immunsystem mit häufigen Infekten, schlechte Wundheilung, Haarausfall, brüchige Nägel oder Hautprobleme wie Akne. Auch Geschmacks- und Geruchssinn können beeinträchtigt sein, da Zink an der Regeneration von Sinneszellen beteiligt ist. Ein dauerhafter Zinkmangel kann die Lebenserwartung beeinträchtigen.

Ein sicherer Zinklieferant sind tierische Lebensmittel wie Fleisch, Fisch, Eier und Käse, da der Körper Zink in dieser Form besonders gut aufnehmen kann. Pflanzliche Quellen wie Nüsse, Hülsenfrüchte oder Vollkornprodukte enthalten ebenfalls Zink. Die meisten Menschen sollten durch eine ausgewogene, breite Ernährung ihren Zinkbedarf decken können.

Besonders Menschen mit einer rein pflanzlichen Ernährung oder Personen mit hohem körperlichem oder mentalem Stress können jedoch von einer gezielten Zinkaufnahme profitieren. Eine Supplementierung kann außerdem in Zeiten erhöhter Belastung – beispielsweise in der Erkältungssaison – sinnvoll sein, um das Immunsystem zu »boosten«. Aber Achtung! Auf Dauer sollte man Zink nicht überdosieren, da ein zu hoher Zinkspiegel die Aufnahme anderer Mineralstoffe behindern und damit schaden kann.

Vitamin C

Vitamin C ist wohl das bekannteste Vitamin – fast jeder hat es schon einmal genommen, sei es als Brausetablette oder als Bestandteil von Erkältungsmitteln. Doch es kann weit mehr, als nur das Immunsystem zu unterstützen. Vitamin C ist ein Antioxidans, das die Zellen vor oxidativem Stress schützt, indem es freie Radikale neutralisiert, die sonst Schäden anrichten könnten. Es spielt eine entscheidende Rolle bei der Kollagenbildung, was nicht nur für die

Hautalterung, sondern auch für die Stabilität von Blutgefäßen, Knochen, Knorpel und Bindegewebe wichtig ist. Und ja: Auch das Immunsystem profitiert, da Vitamin C die Produktion und Funktion weißer Blutkörperchen unterstützt, die für die Abwehr von Krankheitserregern entscheidend sind.

Ein Mangel an Vitamin C ist in Industrieländern selten, kann aber zu Symptomen wie erhöhter Infektanfälligkeit, Müdigkeit, schlechter Wundheilung und Zahnfleischbluten führen. In extremen Fällen kann es zur klassischen Mangelerkrankung Skorbut kommen, die früher bei Seeleuten gefürchtet war und zu Zahnverlust, Gelenkschmerzen und schweren Immunschwächen führte.

Vitamin C ist vor allem in frischem Obst und Gemüse enthalten, insbesondere in Zitrusfrüchten, Paprika, Kiwis, Beeren und Brokkoli. Da der Körper Vitamin C nicht speichern kann, ist eine regelmäßige Aufnahme über die Nahrung notwendig. Zwar nehmen die meisten Menschen genug Vitamin C über die Ernährung auf, doch in Zeiten von Stress, Krankheiten oder intensiver körperlicher Belastung kann ein höherer Bedarf bestehen.

Die meisten Menschen nehmen Vitamin C, weil sie glauben, dass man damit Erkältungen verhindern oder sogar – wenn bereits ausgebrochen – bekämpfen kann. Studien bestätigen das nicht so eindeutig. Gleich mehrere Studien[116] zeigen, dass die regelmäßige Einnahme von Vitamin C Erkältungen nicht präventiv verhindern kann. Wer regelmäßig Vitamin C supplementiert, hat nicht seltener Erkältungen als Menschen, die das nicht tun. Lediglich für bestimmte Gruppen wie Marathonläufer oder Soldaten, die unter extremen Bedingungen leben, konnte eine präventive Wirkung gezeigt werden.

Was in Studien dagegen tatsächlich belegt werden konnte, war eine verkürzende Wirkung auf Erkältungssymptome. Vitamin C kann Erkältungen also nicht verhindern, sondern lediglich verkürzen. Die regelmäßige Einnahme von Vitamin C kann die Dauer von Erkältungssymptomen bei Erwachsenen um 8 Prozent und bei Kindern um 14 Prozent verringern. Wichtig ist hierbei allerdings, dass man das Vitamin C wirklich regelmäßig einnimmt – auch schon vor Ausbruch einer Erkältung. Wer Vitamin C erst nimmt, wenn bereits

Symptome auftreten, hat kaum einen Vorteil – außer man nimmt sofort zu Beginn der Symptome eine sehr hohe Dosis ein.

Ob eine Supplementierung sinnvoll ist, hängt vom individuellen Lebensstil ab – in den meisten Fällen reicht vermutlich eine abwechslungsreiche Ernährung völlig aus.

Omega-3-Fettsäuren

Über Fettsäuren – gesättigte und ungesättigte – haben wir bereits im Ernährungskapitel ausführlich geschrieben. Wir hatten dort auch bereits erwähnt, dass Omega-3 so etwas wie der Goldstandard unter den Fettsäuren ist und die allermeisten Menschen versuchen sollten, ihre Omega-3-Aufnahme zu steigern. Entscheidend ist für uns das Verhältnis von Omega-3- zu Omega-6-Fettsäuren. Wir sollten nicht nur versuchen, mehr Omega-3-Fettsäuren zu uns zu nehmen, sondern auch, Omega-6-Fettsäuren öfter zu meiden. Perfekt wäre ein Verhältnis von 1:1 – maximal sollten wir fünfmal so viel Omega-6 zu uns nehmen wie Omega-3.

Ein solches Verhältnis mit einer normalen Ernährung zu erreichen ist schwierig, weil in unserer heutigen Ernährung nur in wenigen Lebensmitteln Omega-3 in ausreichender Menge steckt. Deshalb kann man eine Supplementierung von Omega-3 durchaus empfehlen. Es gibt Omega-3 als Fisch- oder Algenöl – in Kapsel- oder Tropfenform.

Selen

Selen ist, was seine Bekanntheit angeht, so ziemlich das Gegenteil von Vitamin C. Dabei kann Selen insbesondere in Mitteleuropa wichtig sein. Selen ist eines der Spurenelemente und ein essenzieller Bestandteil von Enzymen, die wie eine körpereigene Schutztruppe gegen Zellschäden arbeiten. Diese Enzyme neutralisieren freie Radikale, die sonst unsere Zellen angreifen und den Alterungsprozess beschleunigen würden.

Wer ständig müde, antriebslos oder geistig vernebelt ist, könnte ein Problem mit seiner Schilddrüse haben – und Selen spielt dabei eine nicht zu unterschätzende Rolle. Es ist entscheidend für die Umwandlung von Schilddrüsenhormonen und damit für unseren Energiestoffwechsel, die Körpertemperatur und sogar unsere Stimmung. Auch unser Immunsystem braucht Selen, denn es stärkt die weißen Blutkörperchen und hilft dem Körper, Infekte schneller zu bekämpfen.

Einige Studien[117] legen sogar nahe, dass eine gute Selenversorgung das Risiko für bestimmte Krebsarten senken könnte, da es das Zellwachstum reguliert und Entzündungen im Körper reduziert. Ein Mangel kann sich in schwacher Immunabwehr, erhöhter Infektanfälligkeit, chronischer Müdigkeit und sogar Haarausfall oder brüchigen Nägeln äußern.

Die beste natürliche Selenquelle sind Paranüsse – eine einzige kann oft schon den Tagesbedarf decken. Auch Fisch, Fleisch und Eier enthalten größere Mengen. Der Selengehalt von pflanzlichen Lebensmitteln hängt dagegen stark vom Boden ab, auf dem sie wachsen, und in Europa sind die Böden vergleichsweise selenarm. Wer wenig Fisch und Fleisch isst, könnte deshalb langfristig zu wenig Selen bekommen.

Eine Supplementierung kann in solchen Fällen sinnvoll sein, sollte aber mit Bedacht und regelmäßig kontrolliert erfolgen, da zu viel Selen toxisch wirken kann. Studien[118] zeigen genau dieses Paradox: Einerseits kann Selenmangel die Gesundheit negativ beeinflussen, andererseits gibt es Studien, die nahelegen, dass ein niedriger Selengehalt im Körper gut für die Langlebigkeit sein kann.

Kategorie B – Longevity-Prozesse imitieren

Nun kommen wir, wie angekündigt, zu den Substanzen, die bewährte Langlebigkeitsstrategien nachahmen. Es geht hier also um Wirkweisen, von denen wir wissen, dass sie uns bis zu einem gewissen Grad langlebiger machen – die aber im Alltag auf Dauer schwer durchzuhalten sind. Bestimmte Supplements versprechen, dass sie den gleichen Effekt erzielen, ohne mühsame Änderungen im

Lebensstil umsetzen zu müssen. Schauen wir sie uns doch mal im Einzelnen an.

Kollagen

Wir haben bereits im Sportkapitel 2.2 kurz über Kollagen gesprochen. Dieses Strukturprotein ist wesentlich dafür verantwortlich, dass unser Körper gleichzeitig stabil und elastisch bleibt. Man kann sich Kollagen ein bisschen wie ein Gerüst vorstellen, das die Haut straff hält, Gelenke beweglich und Knochen belastbar macht. Kollagen wird von unserem Körper produziert, doch je älter wir werden, desto schlechter funktioniert das – was dann zu bekannten Alterserscheinungen wie Falten, schlaffer Haut und schlechten Gelenken führt.

Wenn man es schaffen könnte, das Kollagenlevel im Körper länger hochzuhalten, würde das den Alterungsprozess verlangsamen. So weit die Theorie. Wenn man Kollagen als Pulver oder Kapsel supplementiert, schluckt man nicht einfach fertige Kollagenfasern, die dann in Haut oder Gelenke eingebaut werden.

Die meisten Kollagen-Supplements werden aus Haut, Knochen, Knorpeln oder Bindegewebe von Tieren hergestellt. Diese tierischen Gewebe sind besonders reich an Kollagen. Damit das Kollagen für Menschen verwertbar ist, wird es in kleinere Stücke zerlegt – sogenannte Kollagenpeptide. Studien[119] zeigen, dass die körpereigene Kollagenproduktion angeregt wird, wenn man diese Kollagenpeptide zu sich nimmt. Die Idee ist, dass diese dem Körper eine Art »Signal« setzen, dass er selbst aktiv werden und mehr eigenes Kollagen produzieren soll.

Wie gut das wirklich funktioniert, ist wissenschaftlich noch nicht eindeutig geklärt. Es gibt durchaus Studien[120], die nahelegen, dass Kollagen-Supplementierung einen positiven Effekt haben kann. Wichtig ist: Jedes Kollagenpulver ist nutzlos, wenn der Körper nicht durch gesunde Ernährung die nötigen Bausteine, wie zum Beispiel Vitamin C und Zink, bekommt, um dann auch Kollagen zu produzieren. Wer eine Kollagen-Supplementierung ausprobieren möchte, um Haut und Gelenke im Alter gesünder zu halten, kann das probieren – sollte sich aber immer darüber bewusst sein, dass sie eine gute Ernährung und einen gesunden Lebensstil nicht ersetzen kann.

Berberin

Berberin ist eine natürliche Verbindung, die aus verschiedenen Pflanzen, insbesondere aus der namensgebenden Berberitze, gewonnen wird. In der traditionellen chinesischen und ayurvedischen Medizin wird es seit Jahrhunderten verwendet, doch in den letzten Jahren ist es auch in der Longevity-Szene in den Fokus gerückt. Der Grund: Berberin hat in Studien[121] gezeigt, dass es den Blutzucker- und Insulinspiegel senken kann und uns damit möglicherweise langlebiger machen könnte.

Berberin greift auf mehreren Ebenen ein: Es aktiviert den AMPK-Signalweg. Dieser reguliert die Zellenergieproduktion und ist an vielen Prozessen beteiligt, die mit Langlebigkeit und Zellgesundheit zusammenhängen. Durch diese Aktivierung kann Berberin den Blutzucker senken, Entzündungen reduzieren und den Fettstoffwechsel verbessern.

Die Wirkung von Berberin wurde in mehreren Studien untersucht – besonders interessant sind Vergleiche mit Metformin, einem Medikament, das man Typ-2-Diabetikern gibt. Berberin konnte in manchen Studien[122] den Blutzucker der Patienten genauso stark senken wie Metformin.

Die spannende Frage ist nun: Kann Berberin dadurch auch den Alterungsprozess verlangsamen? In Tierstudien[123] hat Berberin gezeigt, dass es Entzündungen reduziert, Zellprozesse verbessert und sogar die Telomerlänge stabilisieren könnte – aber beim Menschen gibt es dazu noch keine belastbaren Langzeitdaten. Ob Berberin eine sinnvolle Ergänzung ist, hängt stark vom individuellen Stoffwechsel ab. Für Menschen mit erhöhten Blutzuckerwerten oder erhöhter Insulinresistenz könnte es eine interessante Option sein – für jemanden mit bereits guten Blutzuckerwerten bietet es vermutlich keinen zusätzlichen Nutzen.

Auch hier gilt also: Lieber erst mal versuchen, mit guter Ernährung und gesundem Lebensstil den Blutzucker im Griff zu halten!

Berberin ist außerdem nicht ganz unproblematisch: Es kann mit bestimmten Medikamenten interagieren, insbesondere mit blutzuckersenkenden Mitteln, und es kann bei empfindlichen Menschen Magen-Darm-Beschwerden verursachen. Wer es ausprobieren möchte, sollte sich also gut informieren und eventuell ärztlichen Rat einholen.

Spermidin

Spermidin ist ein natürlich vorkommendes Molekül, das in jeder Körperzelle vorhanden ist und eine entscheidende Rolle bei der Autophagie spielt – dem Aufräumprozess der Zelle, bei dem beschädigte oder überflüssige Bestandteile abgebaut werden. Generell gilt: Je besser die Autophagie funktioniert, desto besser sind unsere Aussichten auf Langlebigkeit.

Je älter wir werden, desto weniger Spermidin steht uns zur Verfügung, was zu einer Verschlechterung der Autophagie beiträgt. Die Idee ist nun denkbar einfach: Zusätzlich Spermidin supplementieren, um die Autophagie wieder zu verbessern und länger zu leben. Aber funktioniert das auch?

Wir nehmen bereits durch unsere Ernährung Spermidin zu uns, insbesondere durch Weizenkeime, Käse, Sojabohnen, Pilze, Hülsenfrüchte und fermentierte Lebensmittel. Tatsächlich konnte in Studien[124] mit Würmern, Fliegen und Mäusen gezeigt werden, dass Spermidin die Lebensspanne verlängern kann. Auch im Menschen konnten bereits gesundheitsförderliche Effekte nachgewiesen werden – allerdings deutlich weniger überzeugend als im Tiermodell.

Der beste Weg, um die Autophagie anzukurbeln, ist und bleibt – wie im Ernährungskapitel 2.2 gezeigt – das Fasten. Wer sich damit schwertut oder die Autophagie darüber hinaus anregen möchte, für den ist Spermidin durchaus ein spannender Supplement-Kandidat. Gut möglich, dass es positive Effekte hat – allerdings sollte man sich darüber bewusst sein, dass die Forschung noch nicht so weit fortgeschritten ist, dass man eine definitive Empfehlung aussprechen oder die Wirkung gar qualitativ exakt abschätzen könnte.

MitoQ und SkQ1

Du merkst, es wird im Laufe dieses Kapitels immer spezieller. Gut möglich, dass du von diesen beiden Stoffen, die auf den ersten Blick wirken wie wahllos zusammengewürfelte Buchstaben, noch nichts gehört hast. MitoQ und SkQ1 sind spezielle Antioxidantien, die in den Mitochondrien wirken sollen. Die Mitochondrien, auch das haben wir schon gesehen, sind die Kraftwerke unserer Zellen. Sie produzieren die nötige Energie, doch je älter wir werden, desto schlechter funktionieren sie, und desto mehr setzen sie dabei freie Radikale frei, die für oxidativen Stress sorgen.

Antioxidantien sind in der Lage, freie Radikale in unserem Körper abzufangen, bevor sie Schaden anrichten. Wie ein »Funkenschutz« vor dem Kaminfeuer. Vitamin C ist das vermutlich bekannteste Antioxidans, allerdings erreicht es nur begrenzt unsere Mitochondrien und kann Schaden dort deshalb nur eingeschränkt verhindern. MitoQ und SkQ1 sind nun speziell konzipierte Antioxidantien, die direkt in die Mitochondrien eindringen und »vor Ort« freie Radikale abfangen können. Die Idee ist, dass sie auf diese Art und Weise gezielt oxidativen Stress verringern und die Funktionalität unserer Mitochondrien erhalten können.

Die Idee ist ziemlich neu. Erste Studien in Würmern, Fliegen und Mäusen zeigen, dass beide Stoffe tatsächlich positive Effekte haben können – wobei die Ergebnisse von SkQ1 bisher überzeugender sind. Langzeitdaten und konkrete Ergebnisse im Menschen fehlen bisher allerdings.

Glycin

Über Glycin hatten wir schon mal im Schlafkapitel 2.4 gesprochen, weil es beim Einschlafen helfen kann. Glycin ist eine kleine Aminosäure – also ein Baustein für Proteine, die in unserem Körper an wichtigen biologischen Prozessen beteiligt ist. Dabei wirkt Glycin auch auf einige Prozesse, die unmittelbar mit dem Alterungsprozess zu tun haben.

Bei den »Hallmarks of Aging« haben wir gesehen, dass die

Methylierung der DNA, also die Regulierung, welche Gene wie stark aktiv sind und welche nicht, im Alter immer schlechter funktioniert. Glycin, so die Vermutung, könnte dabei helfen, die Methylierung zu stabilisieren.

Ein weiterer spannender Effekt ist, dass Glycin eine andere Aminosäure ausgleicht, die in der Forschung immer mehr mit einer Beschleunigung des Alterns in Verbindung gebracht wird. Wer das Ernährungskapitel 2.2 aufmerksam gelesen hat, wird wissen, von welcher Aminosäure wir sprechen: Methionin. Die Aminosäure, die in allen tierischen Produkten vorkommt, scheint uns schneller altern zu lassen. Wenn man bei Tieren den Anteil von Methionin in der Ernährung reduziert, leben sie länger. Glycin balanciert im Körper in gewisser Hinsicht Methionin aus und könnte daher einen ähnlichen Effekt haben wie eine Reduzierung von Methionin – also eine Lebensverlängerung.

In einer Mausstudie[125] konnte die Lebensdauer der Tiere durch Glycin um 4 bis 6 Prozent verlängert werden. In einer Studie[126] mit Ratten waren die Ergebnisse sogar noch beeindruckender. Die Lebenserwartung der Ratten konnte durch Glycin von 88 auf 113 Wochen verlängert werden, also um über ein Viertel. Wissenschaftler in Japan haben in einzelnen menschlichen Zellen die Glycinproduktion so manipuliert, dass sie den Alterungsprozess dieser Zellen sogar umkehren konnten.

Unser Körper ist in der Lage, etwa 3 Gramm Glycin pro Tag selbst zu produzieren. Er braucht aber zwischen 10 bis 15 Gramm. Dieses zusätzliche Glycin müssten wir vor allem durch tierische Produkte mit viel Bindegewebe (Knochenbrühe, Haut von Hühnern, Sehnen, Knorpel, Innereien) zu uns nehmen – wir essen heute aber überwiegend Muskelfleisch, das eher Methionin als Glycin enthält.

Genau hier liegt ein Problem. Durch andere Lebensmittel wie Fisch, Eier, Hülsenfrüchte, Nüsse, Samen, Spinat oder Kohl kann man zwar auch Glycin zu sich nehmen – allerdings ist es hier durchaus schwierig, auf große Mengen zu kommen. Es ist daher davon auszugehen, dass die meisten Menschen in Deutschland nicht genug Glycin über ihre Ernährung zu sich nehmen. Deshalb könnte eine Glycin-Supplementierung tatsächlich für viele eine sinnvolle Möglichkeit sein, etwas für Gesundheit und Lebenserwartung zu tun – insbesondere auch weil Glycin kostengünstig und sicher ist.

Taurin

Taurin ist eine nichtproteinogene Aminosäure. Schönes Wort, oder? »Nichtproteinogen« bedeutet schlicht und ergreifend, dass der Körper Taurin, anders als andere Aminosäuren, nicht als Baustein für Proteine verwendet, sondern direkt für bestimmte Schutzmechanismen in der Zelle.

Taurin könnte dabei vor allem auf zwei Arten, die wir bereits kennengelernt haben, lebensverlängernd wirken. Zum einen ist es in der Lage, ähnlich wie MitoQ und SkQ1 die Mitochondrien vor freien Radikalen zu schützen – zum anderen scheint es auch eine wichtige Rolle im Insulinstoffwechsel zu spielen und dabei zu helfen, den Blutzucker zu regulieren – vergleichbar mit Berberin.

Taurin kommt vor allem in tierischen Lebensmitteln wie Fisch, Fleisch und Meeresfrüchten vor – pflanzliche Quellen haben nur wenig Taurin. Die körpereigene Produktion reicht vermutlich im Alter irgendwann nicht mehr aus.

Taurin hat in den vergangenen Jahren in der Longevity-Szene Aufmerksamkeit erhalten, weil laut neuester Studien[127] das Leben von Mäusen und Würmern durch Taurin-Supplementierung um 18 bis 25 Prozent verlängert werden konnte. Man versteht zwar noch nicht genau, welcher der Wirkungsmechanismen dafür verantwortlich ist, aber die Ergebnisse sind vielversprechend. Langzeitdaten im Menschen gibt es zwar noch nicht, erste Beobachtungsstudien zeigen allerdings, dass höhere Taurinwerte im Alter beim Menschen in Verbindung mit besserer Herzgesundheit und einer niedrigeren Sterblichkeit stehen. Da eine Taurin-Supplementierung weitestgehend risikofrei ist, kann man zumindest mal darüber nachdenken.

Urolithin A

Auch Urolithin A hat in den vergangenen Jahren mehr und mehr Aufmerksamkeit erhalten. Es handelt sich dabei um eine Verbindung, die beim Abbau bestimmter Pflanzenstoffe durch unsere Darmbakterien entsteht. Die Verbindung ist deshalb interessant, weil sie die Mitophagie aktiviert – das ist der Prozess, bei dem alte und beschädigte Mitochondrien abgebaut und durch neue ersetzt werden. Schlecht funktionierende Mitochondrien sind eine der »Hallmarks of Aging« – dementsprechend ist alles, was sie jung und aktiv hält, tendenziell erst mal gut.

Je älter wir werden, desto mehr nimmt die Mitophagie ab. Umso wichtiger wird es also, ausreichend Urolithin A zu haben, um den Prozess der Erneuerung so aktiv wie möglich zu halten. Das geht zum einen auf natürliche Weise. Dafür muss man möglichst viele Lebensmittel wie Granatäpfel, Beeren oder Nüsse essen, die den natürlichen Vorläufer von Urolithin A, nämlich Ellagsäure, enthalten. Dann müssen außerdem die richtigen Darmbakterien vorhanden sein, damit der Körper aus diesen Lebensmitteln ausreichend Urolithin A herstellen kann.

Theoretisch geht es also auch ohne Supplement. Das Problem allerdings: Viele Menschen verfügen durch ihre Ernährung weder über ausreichend Ellagsäure noch die richtigen Darmbakterien – in der Folge kann der Urolithin-A-Pegel zu niedrig sein, die Mitophagie schwach, und der Alterunsprozess wird beschleunigt.

Und genau deshalb kann Urolithin A als Supplement sinnvoll sein. Wenn man es direkt einnimmt, braucht man sich um Ellagsäure und Darmbakterien keine Sorgen mehr machen. Erste Studien[128] zeigen, dass eine Supplementierung sowohl die Lebensspanne als auch die Gesundheit im Alter verbessern kann. Bei einer wirklich sehr guten Ernährung kann man vermutlich aber auch darauf verzichten.

Was also nun nehmen?

Wir erinnern uns noch mal kurz. Supplements aus der Kategorie B zeichnet aus, dass sie Mechanismen nachahmen, die wir als bereits bewiesene Strategien für ein längeres gesünderes Leben kennen. Autophagie, Blutzuckerregulation, oxidativer Schutz oder die Gesundheit der Mitochondrien. Anstatt diese Prozesse durch Fasten,

Sport oder strenge Ernährung zu steuern, bieten die in Kategorie B vorgestellten Supplements möglicherweise eine Abkürzung.

Genau hier liegt aber der entscheidende Haken. Ob die Supplements genauso gut funktionieren wie der »natürliche Weg«, ist unklar. Im Zweifelsfall ist es also immer die bessere Wahl, das Ziel durch Lebensstilveränderungen zu erreichen als durch eine Tablette. Wie stark man von den Supplements der Kategorie B noch »obendrauf« profitiert, wenn man sie zusätzlich zu Sport, Ernährung oder Fasten nimmt, ist ungewiss.

Für kein einziges dieser Supplements kann dir heute jemand wissenschaftlich zu 100 Prozent sicher sagen, um wie viel Prozent oder Jahre es dein Leben verlängern könnte. Wenn ein Supplement-Hersteller dir das verspricht, ist er unseriös. Es gibt Belege in Tierstudien und teils Hinweise im Menschen – im Idealfall auch die Sicherheit, dass die Substanzen zumindest keinen Schaden anrichten können. Mehr aber auch nicht.

Kategorie A – Supplements, die unser Leben verlängern

Damit kommen wir zur letzten Kategorie. Diese Substanzen sind potenzielle »Game Changer«, die – wenn sie wirklich funktionieren – das Altern selbst verlangsamen oder die maximale Lebensspanne erhöhen könnten, und zwar unabhängig vom Lebensstil. Ein wirklich sicheres Supplement dieser Kategorie gibt es – so viel sei schon mal gesagt – heute noch nicht. Ansonsten wüsstest du davon. Stell dir einmal vor, es gäbe eine Tablette, die uns Menschen »sicher« zehn oder fünfzehn Jahre länger leben lässt – egal wie wir unser Leben führen. Was wären du bereit dafür zu zahlen? Ein spannender Gedanke, aber ganz so weit sind wir noch nicht. Einige aussichtsreiche Kandidaten gibt es jedoch auch heute schon.

Rapamycin

Der Name ist in Teil 1 und im Ernährungskapitel 2.2 bereits ein paar Mal gefallen. Rapamycin ist eines der spannendsten, aber auch umstrittensten Moleküle, wenn es um Langlebigkeit geht. Ursprünglich wurde es in den 1970er-Jahren auf der Osterinsel Rapa Nui entdeckt – daher auch der Name. Eigentlich war es ein reiner Zufallsfund. Wissenschaftler entdeckten das Molekül als Nebenprodukt von Bodenbakterien und stellten zunächst fest, dass es stark antibakteriell wirkt. Später zeigte sich, dass es auch das Wachstum von Pilzen hemmen kann und das Immunsystem unterdrückt. Deshalb wird es bis heute bei Organtransplantationen eingesetzt, um zu verhindern, dass der Körper das fremde Organ abstößt. Erst wesentlich später bemerkten Forscherinnen und Forscher, dass Rapamycin auch einen Einfluss auf den Alterungsprozess hat.

Der Schlüssel liegt dabei im mTOR-Signalweg. Wir erinnern uns: Dieser Signalweg ist der molekulare Schalter, der entscheidet, ob unsere Zellen in den »Wachstumsmodus« oder in den »Reparaturmodus« gehen. Wenn mTOR aktiv ist, fördert es das Zellwachstum. Doch wenn dieser Modus dauerhaft aktiv bleibt, kann das auf Dauer zu einer beschleunigten Alterung führen. Rapamycin wirkt nun positiv auf den Alterungsprozess, indem es den mTOR-Signalweg permanent hemmt. Auf diese Weise schaltet Rapamycin den »Wachstumsmodus« aus und versetzt die Zellen stattdessen dauerhaft in einen Zustand der »Wartung und Reparatur«. Es ist, als würde man permanent fasten, obwohl man in Wahrheit essen kann, was man will.

In Tierversuchen[129] liefert Rapamycin verlässlich erstaunliche Effekte. Mäuse, denen man Rapamycin gibt, leben je nach Versuch etwa 20 bis 30 Prozent länger – während alle anderen Faktoren im Leben gleich bleiben. Für ein einziges Supplement ist das eine gigantische Wirkung. Tim hat das mit eigenen Augen gesehen. Während seiner Recherche in den USA hat er eine Mausstudie des Biogerontologen Aubrey de Grey besucht – die Mäuse in dem Experiment haben unter anderem Rapamycin bekommen.

Als Tim dort war, befand sich die Studie bereits in der Endphase.

Die meisten Mäuse ohne Rapamycin waren bereits tot. Die Mäuse, die Rapamycin bekommen haben, lebten dagegen fast alle noch. Und was besonders spannend ist: Rapamycin wirkt auch noch, wenn die Mäuse es erst im mittleren Alter bekommen. Selbst dann leben sie noch deutlich länger, und altersbedingte Krankheiten werden nach hinten hinausgezögert.

Das macht Rapamycin potenziell auch für ältere Menschen sehr interessant. Es gibt auch Hundeversuche[130] mit erstaunlich positiven Ergebnissen, und auch erste Studien im Menschen[131] deuten darauf hin, dass Rapamycin altersbedingte Krankheiten wie Krebs, Herz-Kreislauf-Erkrankungen und neurodegenerative Krankheiten verzögern könnte. Klingt das nicht wunderbar?

Nun kommt der Haken. Rapamycin hat leider erhebliche Nebenwirkungen. Nicht ohne Grund wird es schließlich eingesetzt, um das Immunsystem zu unterdrücken. Damit sind wir auch schon direkt beim ersten Problem. Rapamycin schwächt das Immunsystem und erhöht dadurch das Risiko für Infektionen erheblich. Menschen, die Rapamycin über einen längeren Zeitraum genommen haben, berichten außerdem über Mundgeschwüre, erhöhte Blutzuckerwerte, Probleme mit dem Fettstoffwechsel oder eine erhöhte Ruheherzfrequenz. Selbst Bryan Johnson – und der nimmt wirklich alles – hat Rapamycin wegen der heftigen Nebenwirkungen abgesetzt.

Wie immer macht die Dosis das Gift, und hier liegen Problem und Hoffnung zugleich. Man weiß heute noch nicht, was eine ideale, aber im besten Fall auch möglichst sichere Dosis von Rapamycin sein könnte. Forscherinnen und Ärzte experimentieren schon länger mit sogenannten Intervalldosierungen, bei denen das Medikament nur einmal pro Woche oder in wechselnden Dosierungen gegeben wird. Es gab auch Versuche, ob es möglicherweise reichen könnte, Rapamycin nur einmalig für eine gewisse Zeit zu nehmen. Die Ergebnisse sind bisher nicht eindeutig – die Forschung ist noch im Gange.

Die Debatte über Rapamycin ist entsprechend kontrovers. Während einige Longevity-Pioniere wie der kanadische Autor Peter Attia oder der US-amerikanische Biologe Matt Kaeberlein das

Medikament mit großer Begeisterung als potenzielles »Anti-Aging-Wundermittel« sehen – und es durchaus auch heute schon Leute gibt, die es täglich nehmen –, warnen andere vor den möglichen Risiken und betonen, dass es bisher keine Langzeitdaten über die Sicherheit und Wirksamkeit im Menschen gibt.

Rapamycin bleibt also ein vielversprechender, aber noch experimenteller Kandidat – einer, der großes Potenzial hat, aber mit Vorsicht und, wenn überhaupt, nur unter ärztlicher Begleitung eingesetzt werden sollte. Rapamycin ist in Deutschland ohnehin verschreibungspflichtig und für den Einsatz als Langlebigkeitsmedikament bislang nicht zugelassen. Unklar ist außerdem, ob Rapamycin noch eine lebensverlängernde Wirkung auf Kalorienrestriktion oder konsequentes Intervallfasten obendrauf hat.

NAD+-Booster (NMN)

NAD+-Booster, vor allem NMN (Nicotinamidmononukleotid), erfreuten sich in den vergangenen Jahren großer Beliebtheit. Anders als Rapamycin sind sie als Supplement frei verkäuflich. Die grundlegende Idee hinter NAD+-Boostern ist, einen der zentralen biologischen Alterungsmechanismen direkt zu beeinflussen: nämlich den Rückgang des NAD+-Spiegels. Aber der Reihe nach.

NAD+ ist ein Molekül, das in jeder unserer Zellen vorkommt und bei der Energieproduktion der Zellen – aber auch bei ihrer Reparatur – eine zentrale Rolle spielt. Damit die Mitochondrien gut arbeiten können, brauchen sie NAD+ – es ist so etwas wie ihr Treibstoff. Haben die Mitochondrien zu wenig NAD+, können sie weniger Energie produzieren, die Zelle arbeitet schlechter, und Reparaturmechanismen funktionieren nicht mehr.

Je älter wir werden, desto niedriger wird unser NAD+-Spiegel. Irgendwann im hohen Alter liegt er oft nur noch bei etwa 50 Prozent oder sogar weniger. NAD+ selbst kann man nicht supplementieren – das muss der Körper selbst herstellen –, man kann allerdings Vorstufen wie NMN oder NR (Nicotinamidribosid) zu sich nehmen. Das sind die Bausteine, die der Körper benötigt, um NAD+ herzustellen. Aber funktioniert das?

In Tierstudien[132] haben NMN und NR bemerkenswerte Effekte gezeigt. Mäuse, die NMN oder NR erhielten, zeigten unter anderem eine verbesserte Stoffwechselgesundheit, mehr Energie und in einigen Fällen sogar eine längere Lebensspanne. Besonders spektakulär war eine Studie[133], in der ältere Mäuse durch die Einnahme von NMN biologisch wieder »jünger« wurden und eine deutlich verbesserte körperliche Fitness zeigten. Auch ihre DNA-Reparaturmechanismen funktionierten wieder effizienter.

Die Forschungslage beim Menschen ist weniger eindeutig. Es gibt einige vielversprechende Hinweise darauf, dass sowohl NMN als auch NR den NAD+-Spiegel im Blut anheben können. Kleinere Studien[134] zeigen zudem positive Effekte auf Energielevel, Muskelkraft und Stoffwechselprozesse. Auch Hinweise auf eine mögliche Verbesserung der kognitiven Leistungsfähigkeit und der Gefäßgesundheit wurden bereits entdeckt. Allerdings fehlen bislang belastbare Langzeitstudien, die zeigen, ob NAD+-Booster tatsächlich die Lebensspanne verlängern oder altersbedingte Krankheiten signifikant verhindern können.

Trotz der unsicheren Datenlage setzen einige Longevity-Pioniere bereits heute auf NAD+-Booster. Prominente Befürworter wie der Harvard-Biologe David Sinclair berichten von spürbaren Verbesserungen in Energielevel, Muskelkraft und kognitiver Klarheit. Auch in der Fitness- und Anti-Aging-Szene werden NMN und NR zunehmend als potenzielle Verjüngungstools gehypt.

Anders als Rapamycin gelten NMN und NR als eher sicher und gut verträglich. Studien[135] zeigen, dass selbst höhere Dosen kurzfristig keine ernsthaften Nebenwirkungen verursachen. Es fehlen allerdings Langzeitstudien zur Sicherheit bei dauerhafter Einnahme über einen längeren Zeitraum. Also: NAD+-Booster können vielleicht tatsächlich helfen – wie viel genau, ist allerdings noch unklar.

Resveratrol

Resveratrol ist ein Stoff, dessen Geschichte perfekt zeigt, warum vermeintliche Wundermittel im Bereich Langlebigkeit mit Vorsicht zu genießen sind. Denn genauso schnell, wie sie uns angeblich uralt machen können, verschwinden sie manchmal auch wieder in der Versenkung. Oder anders formuliert: Menschen sind eben am Ende des Tages keine Mäuse. Aber erzählen wir die Geschichte von Beginn an.

Anfang der 2000er-Jahre machte der gerade schon einmal erwähnte Biologe David Sinclair eine Entdeckung, die ihn und sein Forschungsteam schlagartig berühmt machte. In Laborversuchen zeigte sich, dass Resveratrol, eine organische Verbindung, die auch in Rotwein vorkommt, ein bestimmtes Enzym aktivieren konnte: SIRT1 – ein Mitglied der sogenannten Sirtuine, die als »Langlebigkeitsgene« gelten.

Sirtuine sind maßgeblich daran beteiligt, Zellprozesse zu steuern, die für Reparatur und Regeneration verantwortlich sind. SIRT1 wird normalerweise durch starke Kalorienrestriktion, also Fasten, aktiviert. Die große Hoffnung: Resveratrol könnte diesen Effekt einfach nachahmen – eine Tablette am Morgen, und der Körper würde in den gleichen Reparatur- und Schutzmodus umschalten wie beim Fasten.

Sinclair war begeistert. Es gab erste Studien mit Hefezellen, Würmern und Mäusen. Es gab beeindruckende Ergebnisse. Tiere, die Resveratrol erhielten, lebten länger, blieben fitter und entwickelten seltener altersbedingte Krankheiten. Sinclair war so überzeugt von der Wirkung, dass er Mitbegründer eines Unternehmens namens Sirtris Pharmaceuticals wurde, das sich auf die Entwicklung von Resveratrol-basierten Medikamenten spezialisierte. Der Erfolg schien vorprogrammiert: 2008 kaufte der Pharmakonzern GlaxoSmithKline das Unternehmen für unglaubliche 720 Millionen Dollar – die Industrie sah in Resveratrol das nächste große Ding.

Die Medien griffen die Geschichte dankbar auf. Die Idee, dass der Stoff aus dem Rotwein der Schlüssel zur Langlebigkeit sein könnte, machte weltweit Schlagzeilen. Sinclair selbst berichtete in Interviews, dass er Resveratrol täglich einnehme und sich dadurch energiegeladener und vitaler fühle. Das Bild war perfekt: der Harvard-Forscher, der mit einer einfachen Tablette den Alterungsprozess ausgetrickst hatte.

Doch dann kamen die Studien im Menschen. Und die Erkenntnis: Der Mensch ist keine Maus. Die guten Ergebnisse aus den Tierversuchen ließen sich im Menschen nämlich nicht reproduzieren. Das lag allein schon an der Dosis. Hätte man Menschen umgerechnet die gleiche Dosis geben wollen wie den Mäusen, hätte man Hunderte Liter Rotwein pro Tag trinken müssen.

Auch Supplements, in denen Resveratrol hoch konzentriert enthalten war, funktionierten nicht. Das im wahrsten Sinne ernüchternde Ergebnis nach verschiedenen Studien lautete: Bei Menschen, die einen ansonsten gesunden und aktiven Lebensstil pflegen, gibt es kaum Hinweise auf irgendeinen Vorteil. Im Gegenteil deutet einiges darauf hin, dass Resveratrol möglicherweise sogar schaden könnte.

Heutzutage ist die Wissenschaft sich weitestgehend einig, dass Resveratrol sich nicht als Longevity-Supplement eignet. Es ist damit ein klassisches Beispiel dafür, wie schnell aus einer Idee ein Hype und dann die große Ernüchterung werden kann. Resveratrol war der ganzen Langlebigkeitsszene eine Lehre darin, wie wichtig es ist, keine vorschnellen Schlussfolgerungen aus ein paar wenigen Tierstudien zu ziehen.

Metformin

Metformin ist eines der bekanntesten und am häufigsten verschriebenen Medikamente der Welt – allerdings nicht für Langlebigkeit, sondern zur Behandlung von Diabetes Typ 2. In den vergangenen Jahren hat Metformin in der Longevity-Szene immer wieder für Aufsehen gesorgt. Der Grund dafür ist ein überraschender Nebeneffekt: In zahlreichen Beobachtungsstudien[136] fiel auf, dass Menschen mit Diabetes, die Metformin einnahmen, oft länger lebten als Menschen ohne Diabetes – und das, obwohl Diabetes eigentlich mit einer kürzeren Lebenserwartung einhergeht. Aber taugt Metformin wirklich als »Anti-Aging-Medikament« für alle?

Zunächst muss man verstehen, wie Metformin überhaupt wirkt: Es verbessert die Empfindlichkeit der Zellen gegenüber Insulin und dämpft die Zuckerproduktion in der Leber. Metformin aktiviert den AMPK-Signalweg, der – ähnlich wie Fasten oder intensiver Sport –

die Zellen in einen »Energiesparmodus« versetzt und Reparaturprozesse ankurbelt.

Gleichzeitig dämpft Metformin den mTOR-Signalweg, den wir ebenfalls schon gut kennen. In Tierversuchen[137] zeigte Metformin tatsächlich vielversprechende Effekte: Mäuse, die Metformin bekamen, lebten länger und entwickelten seltener Krebs oder andere altersbedingte Krankheiten.

Das klang zunächst vielversprechend und löste kurzzeitig einen regelrechten Hype in der Longevity-Szene aus. Metformin galt plötzlich als potenzielles »Wundermittel«, das die positiven Effekte von Kalorienrestriktion und Fasten imitieren könnte – und das ganz ohne Lebensstiländerungen. Prominente Longevity-Experten wie Peter Attia und David Sinclair sprachen offen darüber, Metformin selbst einzunehmen – als gesunde Menschen, die keinen Diabetes hatten.

Doch dann wurden weitere Studien[138] durchgeführt. Für gesunde, aktive Menschen brachte Metformin kaum einen spürbaren Nutzen. Eine besonders viel zitierte Studie[139] zeigte sogar, dass Metformin den positiven Effekt von Krafttraining abschwächen kann. Das Medikament scheint nämlich nicht nur den mTOR-Signalweg zu dämpfen, sondern auch die Funktion der Mitochondrien zu beeinträchtigen. Wer gesund lebt und Sport macht, scheint ohne Metformin länger zu leben als mit – so die Erkenntnis nach genauerem Hinsehen.

Heute halten viele Experten Metformin nicht mehr für ein potenziell allgemeines »Anti-Aging-Medikament«, sondern nur noch als möglichen Kandidaten für eine sehr spezifische Zielgruppe: Menschen, die zwar keinen Diabetes haben, aber dennoch ein erhöhtes Risiko für metabolische Probleme, Insulinresistenz oder Entzündungen zeigen. Also eine Art Prä-Diabetes – oder auch einfach Menschen mit einer eher schlechten Ernährung, die wenig oder keinen Sport machen.

Bei ihnen kann Metformin möglicherweise die Lebensdauer verlängern und das Risiko für altersbedingte Krankheiten senken. Für gesunde, aktive Menschen, die regelmäßig Sport treiben und sich gut ernähren, scheint Metformin jedoch keinen nennenswerten

Vorteil zu bieten – im Gegenteil, es könnte deren Fortschritte sogar bremsen.

DHEA

Dehydroepiandrosteron ist ein Hormon, das unser Körper selbst herstellt und das in jungen Jahren noch in großen Mengen vorhanden ist. DHEA ist so etwas wie ein »Baustoff«, den der Körper verwendet, um daraus andere Hormone wie Testosteron und Östrogen herzustellen. Diese Hormone beeinflussen viele Prozesse im Körper – von der Muskelkraft und den Knochen bis hin zu Energielevel, Haut und sogar unserer Stimmung.

Mit dem Alter sinkt der DHEA-Spiegel stark ab. Schon ab dem dreißigsten Lebensjahr beginnt der Körper, immer weniger DHEA zu produzieren – und mit siebzig liegt der Wert oft nur noch bei 10 bis 20 Prozent des ursprünglichen Niveaus. Genau hier setzt die Idee der DHEA-Supplementierung an, die zunächst simpel und einleuchtend klingt: Wenn man diesen DHEA-Rückgang durch eine Tablette ausgleichen könnte, wäre es vielleicht möglich, länger fit und gesund zu bleiben.

Tatsächlich gibt es Hinweise, dass DHEA in bestimmten Fällen helfen kann. Studien[140] zeigen, dass DHEA bei älteren Menschen manchmal die Knochendichte verbessert, die Muskelfunktion stärkt und möglicherweise auch die Haut straffer und glatter macht. Manche Menschen berichten nach der Einnahme auch von mehr Energie, besserer Laune und einer gesteigerten Libido.

So weit die guten Nachrichten. Jetzt die schlechten. Besonders bei gesunden, aktiven Menschen ohne nachweisbaren DHEA-Mangel scheint eine Supplementierung kaum etwas zu bringen. Doch nicht nur das: DHEA ist nicht ohne Risiko. Da es im Körper unter anderem in Testosteron und Östrogen umgewandelt wird, kann es zu Nebenwirkungen wie Haarausfall oder Akne führen. Besonders problematisch: Weil DHEA den Hormonhaushalt beeinflusst, wird vermutet, dass es in hohen Dosen das Risiko für hormonabhängige Krebsarten wie Brust- oder Prostatakrebs erhöhen könnte.

Altern ist, wie wir in diesem Buch immer wieder aufs Neue sehen, ein komplexer Prozess, und es scheint nicht zu funktionieren, einfach einen einzigen Stoff »aufzufüllen«, und dann wird alles besser. Außerdem reagieren Zellen mit zunehmendem Alter anders als in jungen Jahren. Der künstlich höhere DHEA-Spiegel passt dann nicht zum restlichen Zustand und zu anderen Prozessen im Körper – und das kann zu unerwünschten Nebeneffekten führen.

DHEA ist also kein einfaches »Wundermittel«. Wer jünger ist, regelmäßig Sport treibt und sich gesund ernährt, dürfte sich keine Vorteile durch eine Supplementierung verschaffen. Für ältere Menschen mit stark gesunkenen DHEA-Werten kann das in Einzelfällen jedoch durchaus sinnvoll sein – aber auch hier gilt: Am besten vorher einen Bluttest machen und sich ärztlich beraten lassen. DHEA ist kein Mittel, das man einfach »auf Verdacht« nehmen sollte – sondern nur ein möglicher Baustein für Menschen mit einem echten Mangel.

Senolytika (Fisetin/Quercetin)

Senolytika gehören zu den spannendsten neuen Ansätzen in der Anti-Aging-Forschung. Im Zentrum stehen die seneszenten Zellen – die uns auch als »Zombiezellen« bei den Kennzeichen des Alterns begegnet sind. Es geht also um alte, beschädigte Zellen, die sich nicht mehr teilen und ihre eigentliche Funktion nicht mehr richtig erfüllen. Anstatt einfach abzusterben und vom Körper entsorgt zu werden, bleiben sie im Gewebe zurück und schaden uns. Je älter wir werden, desto mehr solcher winzigen Zombies sammeln sich an – und genau das wird mittlerweile als ein treibender Faktor im Alterungsprozess angesehen.

Senolytika sollen Zombiezellen gezielt erkennen und zerstören – während gesunde Zellen dabei verschont bleiben. Das klingt fast zu schön, um wahr zu sein, doch in Tierversuchen hat das Konzept erstaunlich gut funktioniert. In mehreren Studien[141] mit Mäusen konnte gezeigt werden, dass Senolytika wie Fisetin oder Quercetin nicht nur Entzündungen verringern, sondern auch die Gesundheit der Tiere spürbar verbesserten: Sie blieben länger aktiv, ihre Organe funktionierten besser, und in einigen Versuchen lebten die Tiere sogar länger. Besonders beeindruckend: Die positiven Effekte stellten sich selbst dann ein, wenn die Mäuse erst im höheren Alter mit der Einnahme begannen.

Fisetin ist ein natürlicher Pflanzenstoff, der vor allem in Erdbeeren, Äpfeln und Zwiebeln vorkommt. In Studien zeigte Fisetin die stärksten senolytischen Effekte und konnte in Mäusen die Anzahl der Zombiezellen deutlich reduzieren. Quercetin ist ein weiteres natürliches Flavonoid, das ebenfalls in Lebensmitteln wie Äpfeln, Zwiebeln und grünem Tee vorkommt. In Kombination mit anderen Stoffen scheint Quercetin dabei sogar noch effektiver zu wirken. Die große Frage lautet aber natürlich auch hier wieder: Funktioniert das auch beim Menschen?

Hier ist die Datenlage bisher noch begrenzt. Erste kleinere Studien[142] deuten darauf hin, dass Senolytika auch beim Menschen entzündungshemmend wirken und möglicherweise die Zellgesundheit verbessern können. Besonders bei Menschen mit altersbedingten Beschwerden wie Arthritis, Lungenproblemen oder kardiovaskulären Erkrankungen könnten sie helfen. Wissenschaftler vermuten, dass der Effekt von Senolytika weniger in einer direkten Lebensverlängerung liegt, sondern vor allem darin, dass sie das Risiko für typische Alterskrankheiten senken könnten – also eher »Healthspan« als »Lifespan«. Allerdings gibt es hier noch viele offene Fragen.

Wie oft und in welcher Dosis sollte man Senolytika einnehmen? Manche Forscher empfehlen sogenannte Pulstherapien – das bedeutet, dass man die Substanzen nicht dauerhaft nimmt, sondern in bestimmten Intervallen, beispielsweise alle paar Monate für wenige Tage. Der Gedanke dahinter: Zombiezellen entstehen nicht jeden Tag neu – sie sammeln sich langsam an. Eine gelegentliche »Säuberungsaktion« durch hochdosierte Senolytika könnte helfen. Sicher ist das aber noch nicht.

Fisetin und Quercetin gelten bisher als sicher und gut verträglich – allerdings fehlen noch langfristige Humanstudien, die Risiken wirklich hundertprozentig ausschließen. Die Forschung zu Senolytika hat in den letzten Jahren enorm an Fahrt aufgenommen – und viele Experten sehen in ihnen einen der spannendsten Ansätze, Alterskrankheiten zu bekämpfen und vielleicht sogar das biologische Altern selbst zu verlangsamen. Wer Fisetin oder Quercetin ausprobieren möchte, sollte sich bewusst sein, dass es sich hier um einen noch jungen Forschungsbereich handelt – mit viel Potenzial, aber auch noch vielen offenen Fragen.

Mikrodosiertes Lithium

Lithium kennen wir aus unserem Smartphone oder vom Akku im Elektroauto – aber eigentlich nicht als etwas, das wir schlucken sollten. Und doch liest man in der Longevity-Welt zuletzt immer häufiger von »mikrodosiertem Lithium«. Der Einsatz von Lithium im Menschen ist nicht generell neu – in hohen Dosen wird Lithium eingesetzt, um bipolare Störungen zu behandeln. Es stabilisiert die Stimmung und kann psychische Schwankungen ausgleichen. Klingt jetzt aber auch nicht unbedingt nach etwas, was man ohne solche Erkrankungen nehmen sollte.

Vielleicht doch. In sehr geringeren Mengen – eben einer Mikrodosierung – scheint Lithium positive Effekte auf die Gehirngesundheit und das allgemeine Altern zu haben. Studien[143] zeigen, dass Regionen mit natürlicherweise höheren Lithiumkonzentrationen im Trinkwasser oft niedrigere Raten von Demenz und Depressionen aufweisen. Forscher vermuten, dass Lithium in diesen Kleinstmengen dabei helfen könnte, Nervenzellen zu schützen, Entzündungen im Gehirn zu verringern und möglicherweise sogar Ablagerungen, die mit Alzheimer in Verbindung stehen, zu reduzieren.

Erste Hinweise aus Tierstudien und kleineren Humanstudien deuten darauf hin, dass mikrodosiertes Lithium die kognitive Funktion tatsächlich stabilisieren und den Abbau der Gehirnleistung im Alter verlangsamen könnte. Besonders spannend: Lithium scheint dabei eine Art »Reinigungsfunktion« für geschädigte Nervenzellen zu übernehmen und könnte so auch vor neurodegenerativen Erkrankungen schützen.

Allerdings ist die Studienlage hier noch sehr dünn, und viele Fragen sind offen – etwa zur idealen Dosierung und zur langfristigen Sicherheit. Mikrodosiertes Lithium wird meist in extrem niedrigen Mengen eingenommen – oft nur 1 bis 5 mg pro Tag (zum Vergleich:

In der klassischen psychiatrischen Therapie werden oft 400 bis 1200 mg verabreicht). In diesen Kleinstmengen gilt Lithium als sicher und gut verträglich – aber bringt es dann überhaupt etwas?

Mikrodosiertes Lithium ist derzeit eher noch ein spannender »Geheimtipp« in der Longevity-Szene. Besonders für Menschen mit neurodegenerativen Risiken oder familiärer Vorbelastung könnte es in Zukunft eine interessante Option sein – aktuell fehlen jedoch noch belastbare Langzeitstudien, um seinen Nutzen wirklich sicher beurteilen zu können.

Telomerase-Aktivatoren

Zum Schluss wollen wir noch kurz auf Telomerase-Aktivatoren blicken. Sie zielen, wie der Name schon sagt, auf die Telomere ab. Das Enzym Telomerase kann diese »Schutzkappen« unserer DNA wieder verlängern – und genau hier setzen die gleichnamigen Aktivatoren an. Sie sollen die körpereigene Produktion dieses Enzyms anregen und dadurch in der Konsequenz die Telomere verlängern.

Der bekannteste Stoff in diesem Bereich ist der Wirkstoff Cycloastragenol, der aus einer speziellen Pflanzenart (Astragalus-Wurzel) gewonnen wird. Erste Studien deuten darauf hin, dass Cycloastragenol die Immunfunktion stärken und die Telomerlänge stabilisieren könnte. Allerdings gibt es hier einen entscheidenden Haken: Zu viel Telomerase kann riskant sein. Krebszellen nutzen nämlich ebenfalls Telomerase, um sich unendlich oft teilen zu können – genau das macht sie so gefährlich.

Eine unkontrollierte Aktivierung von Telomerase könnte also auch das Risiko für Krebs erhöhen. Telomerase-Aktivatoren bleiben deshalb ein spannender, aber auch umstrittener Ansatz – mit viel Potenzial, aber auch Unsicherheiten und einem ungeklärten Krebsrisiko.

Welches Supplement ist nun das richtige?

Puh. Was eine Liste! Und das waren längst noch nicht alle Supplements, die einen vermeintlich länger leben lassen. Einmal tief durchatmen, und dann noch mal kurz bewusst machen: Supplements sind bislang nur die Kirsche auf der Torte, wenn es um Langlebigkeit geht. Die Basis, das Fundament, musst du mit deinem Lebensstil – also Ernährung, Sport, Schlaf und Stressbewältigung – schaffen. Erst dann solltest du überhaupt anfangen, dich mit Nahrungsergänzungsmitteln zu beschäftigen. Und dann auch erst einmal mit Kategorie C, dann B und am Ende vielleicht A.

Versteh uns nicht falsch. Wir raten nicht von Supplements ab. Wir nehmen selbst einige. Omega-3 und Vitamin D sind in der Kategorie C für uns unverzichtbar. In der Erkältungssaison erhöhen wir die Zufuhr von Vitamin C und Zink. Weil Tim vor einigen Jahren Probleme mit der Knochendichte in der unteren Wirbelsäule hatte, nimmt er außerdem Kalzium.

Kategorie B und A decken wir durch NOVOS Core und NOVOS Vital ab – das sind Mischungen aus unterschiedlichen Supplements der beiden Kategorien, die in den dort verwendeten Dosen sicher sind und bei denen berechtigte Hoffnung besteht, dass sie helfen. Außerdem nehmen wir NMN von NOVOS ein. Chris Mirabile, den Tim in New York getroffen hat, hat das Produkt gemeinsam mit Wissenschaftlern unter anderem von der Harvard University entwickelt. Es gibt noch andere, vergleichbare Produkte auf dem Markt, wir haben uns vor allem aus persönlichem Vertrauen heraus für NOVOS entschieden.

Zu guter Letzt noch ein wichtiger Tipp: Achte bei der Auswahl von Supplements unbedingt darauf, dass du nur bei seriösen und vertrauenswürdigen Anbietern kaufst. Das ist gar nicht so leicht, weil der Verkauf von Nahrungsergänzungsmitteln kaum reglementiert ist. Führe vor dem Kauf eine eigene, gründliche Recherche durch, und lies Testberichte der verschiedenen Anbieter. Eine einheitliche Informationsquelle kann man hier zu unserem Bedauern leider nicht nennen – wie gesagt, der Markt ist kaum reguliert.

2.7 FREUNDE, FAMILIE – UND DER SINN DES LEBENS

Dieses Kapitel wird dich vielleicht überraschen, denn die Langlebigkeitsfaktoren, die wir dir hier vorstellen, sind ungewöhnlich und anders als die bisherigen. Sie haben keinen direkten physischen Einfluss auf den Körper, sondern einen mentalen Einfluss. Doch der wird von vielen unterschätzt.

Deine sozialen Verbindungen – also deine Familie, deine Freunde, deine Nachbarn, Kolleginnen und wer sonst noch mit dazugehört – und dein Blick auf das Leben haben enorme Auswirkungen auf deine Gesundheit und Langlebigkeit. Wenn du, wie Tim, eher introvertiert bist, dann gelten Teile dieser Faktoren für dich mit einigen kleineren Einschränkungen – dazu später mehr. Wenn du, wie Jennie, eher extrovertiert bist, wird dir dieses Kapitel umso mehr gefallen.

Was die »Blue Zones« so besonders macht

Um zu verstehen, wie das soziale Umfeld auf unsere Gesundheit wirkt, machen wir zuerst einen kleinen Ausflug in die Blauen Zonen, die wir in Kapitel 1.3 schon kurz kennengelernt haben. Diese Weltregionen sind unfassbar spannende Orte, denn dort werden die Menschen besonders alt – oft über hundert Jahre – und bleiben dabei außergewöhnlich gesund. Und das einfach, weil sie so leben, wie sie schon immer gelebt haben – ohne groß über Langlebigkeit oder ihre Gesundheit nachzudenken.

Die Erforschung der Blaue Zonen begann auf der italienischen Insel Sardinien, als der belgische Demograf Michel Poulain nach dem Hinweis des italienischen Arztes Giovanni Mario Pes dort Bergdörfer besuchte und mit blauem Stift auf einer Karte einkreiste, in welchen von ihnen besonders viele Hundertjährige lebten. Wegen dieser farbigen Markierung wurden die Gebiete einfach kurzerhand »Blue Zones« genannt.

Die Forschung der beiden Männer zu diesen Orten mit besonders vielen Hundertjährigen wurde 2004 in der wissenschaftlichen Zeitschrift *Experimental Gerontology* veröffentlicht, und so wurde der Journalist und Autor Dan Buettner auf die Blauen Zonen aufmerksam. In der Folge identifizierte er gemeinsam mit Wissenschaftlern vier weitere Orte weltweit, an denen die Menschen besonders gesund bleiben und besonders alt werden. Diese sind die Insel Ikaria in Griechenland, Okinawa in Japan, die Halbinsel Nicoya in Costa Rica und die Stadt Loma Linda in Kalifornien, in der sich die größte Gemeinde der Glaubensgemeinschaft der Siebenten-Tags-Adventisten befindet.

Es gibt viel über die Blauen Zonen zu berichten, und wenn du dich genauer dafür interessierst, empfehlen wir dir die Netflix-Dokumentation »Live to 100: Secrets of the Blue Zones« von Dan Buettner, in der er die Blauen Zonen und ihre Bewohnerinnen und Bewohner besucht.

Natürlich leben – und nebenbei hundert werden

Man könnte es so auf den Punkt bringen: Die Menschen in den Blauen Zonen befolgen sehr viel von dem, was wir in diesem Buch als nützlich beschreiben, auf ganz natürliche Weise, man könnte sogar sagen: aus Versehen. Sie ernähren sich zwar durchaus unterschiedlich – mal mehr Reis, mal mehr Süßkartoffeln, mal viel Olivenöl –, aber sie haben gemeinsam, dass sie ungefähr 80 Prozent ihrer Kalorien aus pflanzlicher Nahrung beziehen. Sie essen kaum industriell verarbeitete Lebensmittel und wenig Zucker. Außerdem bewegen sie sich im Alltag viel – in den Bergdörfern Sardiniens beispielsweise, weil sie, um von A nach B zu kommen, ständig bergauf und bergab müssen.

In Okinawa sitzt man, wie in Japan üblich, zum Essen und auch sonst sehr viel auf dem Boden. Die Hundertjährigen dort machen also ganz automatisch jeden Tag Dutzende Kniebeugen, und sie haben häufig einen Garten, den sie noch im hohen Alter bewirtschaften. Die Siebenten-Tags-Adventisten sehen den menschlichen Körper als ein Haus Gottes und legen daher extrem viel Wert auf ihre Gesundheit. Sie ernähren sich oft vegetarisch oder vegan, sie rauchen und trinken nicht, machen reichlich Sport und legen viele Strecken zu Fuß oder mit dem Fahrrad zurück.

Es ist spannend, dass die meisten Menschen in den Blauen Zonen also im Alltag automatisch Zone-2-Training betreiben und durch Tätigkeiten wie Gartenarbeit ihre Beweglichkeit erhalten. Wirklichen Sport betreiben die meisten Menschen in den Blauen Zonen nicht. In einigen wird sogar moderat Alkohol getrunken, wie zum Beispiel in den Bergdörfern auf Sardinien, in denen die Bewohner vor allem den Rotwein der Sorte Cannonau di Sardegna trinken. Diese Rebsorte weist einen besonders hohen Gehalt an Polyphenolen auf, die antioxidative Eigenschaften besitzen und Herz-Kreislauf-Erkrankungen vorbeugen können.

Der Alkohol im Cannonau-Wein ist genauso schädlich wie in allen anderen alkoholischen Getränken, aber in diesem Fall wird dem Tropfen eben eine leicht positive Wirkung zugeschrieben. Quasi das geringste Übel. Auch in Ikaria in Griechenland wird moderat Wein getrunken, allerdings – genau wie auf Sardinien – hauptsächlich bei geselligen Anlässen zum Essen und nie in großen Mengen.

Gemeinschaft als Lebenselixier

Und damit sind wir auch schon bei einem Faktor, der womöglich das verbindende Element der Menschen in den Blauen Zonen ist: die Geselligkeit. Alle Blauen Zonen haben gemeinsam, dass sie starke soziale Netzwerke, enge Familienstrukturen und eine aktive Gemeinschaft aufweisen.

Dabei bildet die Familie das wichtigste soziale Netzwerk. Sie bietet emotionale Unterstützung, gibt ein Gefühl der Zugehörigkeit und reduziert Stress. Wie die eigene, womöglich nervige erweiterte Familie den eigenen Stress reduzieren kann, ist für viele von uns, die kein besonders gutes Verhältnis zu ihrer Familie haben, vielleicht nicht ganz nachvollziehbar. Sie ist allerdings ein nicht zu unterschätzender Faktor hinsichtlich unserer Langlebigkeit.

Wieso das so ist, sehen wir am Beispiel Sardinien. In der Provinz Ogliastra leben die Menschen oft in Mehrgenerationenhaushalten. Die gegenseitige Fürsorge wirkt wie ein emotionaler Schutzschild gegen Stress, der – wie wir in Kapitel 2.5 gesehen haben – als zentraler Risikofaktor für viele Erkrankungen gilt.

Studien zeigen, dass Menschen mit enger familiärer Unterstützung niedrigere Cortisolwerte haben und seltener unter chronischem Stress leiden[144]. Grund ist, dass man in einer Umgebung lebt, in der man sich auf andere verlassen kann. Zudem können sich alle Generationen gegenseitig im Alltag entlasten. Die jüngere Generation erledigt beispielsweise die Einkäufe und organisiert medizinische Termine, die ältere Generation kocht und betreut die Enkel, während deren Eltern arbeiten gehen können. So wird der Alltag nicht als Überforderung, sondern als gemeinschaftliche Aufgabe erlebt.

Aus unserer privaten Erfahrung als Eltern mit Kleinkind können wir das nur unterschreiben. Wir wohnen zwar nicht in einem Mehrgenerationenhaushalt, aber sehr nah bei den Großeltern, die uns regelmäßig retten, wenn die Kita geschlossen hat oder wir außerplanmäßig länger arbeiten müssen. Würde man sogar in einem Haus wohnen, müsste man diese Hilfe noch nicht mal organisieren, sie wäre automatisch da – vorausgesetzt natürlich, die Familie möchte das so. Aber das scheint in den Blauen Zonen eine Selbstverständlichkeit zu sein.

Dieses Zusammenleben hat nicht nur Vorteile für die Jüngeren, sondern auch für die Älteren. Indem sie bis ins hohe Alter eingebunden sind, wird ihre körperliche und geistige Aktivität gefördert. Zudem helfen diese Beziehungen gegen eines der tödlichsten Gesundheitsrisiken: die Einsamkeit.

Einsamkeit – der stille Krankmacher

Einsamkeit wird häufig immer noch unterschätzt, dabei zählt sie zu den größten Gesundheitsrisiken – insbesondere im Alter. Studien[145] zeigen, dass soziale Isolation das Sterberisiko um bis zu 50 Prozent erhöht und vergleichbar schädlich für die Gesundheit ist wie Rauchen, Bewegungsmangel oder starkes Übergewicht! Chronische Einsamkeit erhöht die Ausschüttung von Stresshormonen wie Cortisol, schwächt das Immunsystem, begünstigt Entzündungsprozesse im Körper und erhöht das Risiko für Herz-Kreislauf-Erkrankungen, Depressionen und Demenz.

Besonders gefährdet sind ältere Menschen, die nach dem Verlust eines Partners oder dem Auszug der Kinder zunehmend allein leben. Die Forschung ist eindeutig: Wer sich dauerhaft einsam fühlt, lebt nicht nur unglücklicher – sondern im Durchschnitt auch kürzer und kränker.

Dabei spielen auch Pflegeheime eine große Rolle. Bei einer großen Befragung in Altersheimen zu den Auswirkungen der Kontaktbeschränkungen wegen der Corona-Pandemie kam heraus, dass die Einsamkeit der Bewohner und auch ihre gesundheitlichen Probleme stark zugenommen haben. Vereinzelt berichteten Pflegekräfte sogar von Todesfällen durch Einsamkeit[146]. Dies zeigt, dass ein Pflegeheim mit gleichaltrigen, pflegebedürftigen Mitbewohnern nicht den Kontakt zu Familie und Freunden ersetzen kann. Dies bestätigt sich auch in den Blauen Zonen, in denen es Altersheime gar nicht gibt.

Besonders hervorzuheben sind in diesem Zusammenhang auch die »Moai« in Okinawa. Moai sind kleine Gruppen von etwa fünf engen Freundinnen und Freunden, die sich oft bereits in der Kindheit bilden – meist vermittelt durch Eltern oder Lehrerinnen und Lehrer. Diese Gruppen verstehen sich nicht nur als Freunde, sondern als soziale Lebenspartner. Sie treffen sich regelmäßig und unterstützen sich emotional, sozial und sogar finanziell – und das ein Leben lang. In vielen Dörfern war der Moai früher auch eine Art gemeinsames Sparsystem. Jeder zahlte regelmäßig in einen Topf ein, aus dem dann Mitglieder bei einem Notfall Geld bekommen konnten.

Heute ist der Moai eher emotional und sozial als finanziell geprägt. Man feiert Geburtstage zusammen, besucht sich bei Krankheit und hilft bei Alltagsaufgaben. Der Moai ist also neben der Familie, die in Okinawa genauso wichtig ist wie in den anderen Blauen Zonen, eine Art zweites soziales Netz, das einen auffängt, wenn Ehepartner sterben, Kinder wegziehen oder man einfach wenig Familie hat. Die Forschung über die Blauen Zonen zeigt: Der Moai wirkt lebensverlängernd.

Auch romantische Beziehungen beeinflussen die Lebenserwartung. Verheiratete Menschen leben im Durchschnitt länger als Alleinstehende, insbesondere Männer profitieren gesundheitlich von einer stabilen Partnerschaft.

Aber wieso wirken all diese Beziehungen lebensverlängernd? Verhält man sich anders, wenn man in eine Gemeinschaft eingebunden ist, oder wirkt die bloße Anwesenheit anderer Personen positiv auf die Gesundheit? Studien[147] zeigen, dass beides stimmt! Menschen mit engen sozialen Beziehungen ernähren sich oft gesünder und bewegen sich mehr. Sie achten generell mehr auf ihre Gesundheit und gehen häufiger zu Vorsorgeuntersuchungen.

Aber auch die bloße Anwesenheit anderer Menschen hat positive biologische Effekte. Sie reduziert das Cortisollevel und senkt den Blutdruck. Soziale Interaktionen, wie ein Gespräch oder Körperkontakt, erhöhen den Oxytocinspiegel, und das vermindert Entzündungen und stärkt das Immunsystem, was wiederum das Risiko für Infektionen und chronische Krankheiten senkt.

Introvertiert? Kein Problem!

Nun zu der Frage, ob dies alles genauso für Introvertierte wie Extrovertierte gilt. Grundsätzlich erst mal ja – allerdings ist für Introvertierte, die sich nicht gern in großen Gruppen aufhalten, eher die Qualität als die Quantität der Kontakte entscheidend. Gespräche mit nur einer oder zwei vertrauten Personen können für Introvertierte ähnliche gesundheitliche Vorteile haben wie große soziale Netzwerke.

Ein Leben mit Sinn – wofür stehst du morgens auf?

Neben den sozialen Netzwerken gibt es noch einen weiteren Faktor zur Langlebigkeit, den wir uns aus den Blauen Zonen abschauen können – den Sinn im Leben. Es hilft also dabei, ein langes und gesundes Leben zu führen, wenn man weiß, wofür man leben möchte. Dieses Gefühl eines übergeordneten Zwecks, einer persönlichen Bedeutung oder Aufgabe im Leben wird in der Forschung als »Purpose in Life« oder einfach als Lebenssinn bezeichnet. Und genau dieser innere Antrieb ist in den langlebigsten Regionen der Welt fest verankert – kulturell, spirituell und alltagspraktisch.

In Okinawa nennen die Menschen ihren Lebenssinn »Ikigai«, was so viel bedeutet wie »das, wofür es sich lohnt, am Morgen aufzustehen«. Ikigai kann alles sein: die Pflege des Gartens, das gemeinsame Musizieren, das Hüten der Enkel oder das tägliche Treffen mit dem Moai. Studien[148] zeigen, dass Menschen mit stark ausgeprägtem Ikigai seltener an Herzleiden erkranken, seltener depressiv sind und länger leben. In einer Langzeitstudie[149] mit über 43 000 Japanerinnen und Japanern war ein starker Lebenssinn mit einem signifikant geringeren Sterberisiko verbunden.

Die Siebenten-Tags-Adventisten in Loma Linda verstehen ihren Lebenssinn oft im religiösen Kontext – ein Leben im Dienst für andere, in Übereinstimmung mit Gott und im Einklang mit der Schöpfung. Viele Mitglieder dieser Glaubensgemeinschaft engagieren sich ehrenamtlich, helfen Bedürftigen oder übernehmen Aufgaben in Kirche und Nachbarschaft – oft bis ins hohe Alter. Ihr starker Purpose ist eng verbunden mit einem tiefen Gefühl von Verbundenheit und Verantwortung. Studien[150] zeigen, dass dieses Gefühl von Sinn bei Adventisten mit besserer mentaler Gesundheit und geringerer Sterblichkeit assoziiert ist.

Auf der Nicoya-Halbinsel in Costa Rica nennen es die Menschen »Plan de Vida« – einen Lebensplan, der über das Alter hinausgeht. Ältere Menschen sehen sich hier nicht als ausgedient, sondern als wichtige Stütze ihrer Familien und Dörfer. Sie bewirtschaften ihre Felder, helfen bei der Erziehung der Enkel oder engagieren sich in der Gemeinde. Dieses aktive Eingebundensein verleiht Sinn und Struktur – und schützt gleichzeitig vor Isolation, Depression und dem Gefühl der Bedeutungslosigkeit im Alter.

Auf Ikaria und Sardinien ist der Lebenssinn ebenfalls tief in der sozialen und kulturellen Identität verankert. Hier geben Traditionen, Rollen in der Familie, Religion und die Zugehörigkeit zur Dorfgemeinschaft den Menschen ein Gefühl von Orientierung und Aufgabe. Man hilft einander bei der Olivenernte, singt im Kirchenchor, nimmt an Festen teil – und bleibt damit Teil von etwas Größerem. Dieses Zugehörigkeitsgefühl ist oft gleichbedeutend mit dem erfahrenen Lebenssinn.

Lernen von den Hundertjährigen

In den Blauen Zonen ist Purpose kein abstraktes Konzept, sondern ein lebendiger Bestandteil des Alltags. Ob Ikigai, Plan de Vida oder gelebte Spiritualität – ein klarer Lebenssinn stärkt das emotionale Wohlbefinden, reguliert physiologische Stressprozesse und motiviert zu gesundheitsförderndem Verhalten. Er wirkt wie ein inneres Navigationssystem – gerade im Alter, wenn äußere Strukturen oft wegfallen.

Wer also weiß, wofür er lebt, lebt nicht nur länger – sondern auch gesünder, erfüllter und glücklicher. Ein starkes soziales Netz ist mehr als nur ein Wohlfühlfaktor – es ist ein wichtiger und oft verkannter Schlüssel zu einem langen Leben. Aber was können wir aus dem Beispiel der Blauen Zonen konkret mitnehmen? Wir leben schließlich nicht alle auf einer sonnigen Insel mit generationenübergreifendem Dorfleben. Dennoch lohnt es sich, kleine Elemente davon in unser Leben zu integrieren: ein regelmäßiger Anruf bei Familienangehörigen, ein gemeinsames Abendessen mit Freundinnen und Freunden oder das bewusste Pflegen von Nachbarschaftskontakten.

Suche und investiere Zeit und Muße in Gemeinschaft. Gib altbewährte Hobbys niemals auf, und bewahre deine Neugier. Viele

Menschen vernachlässigen zum Beispiel irgendwann ihren Garten oder gehen einer alten Leidenschaft nicht mehr nach, weil es ihnen zu schwerfällt oder zu anstrengend ist. Die Erkenntnisse aus den Blauen Zonen zeigen uns das Gegenteil: Bleib dabei, bleibe dran – so lange es geht!

2.8 FILTERN, MEIDEN, TAUSCHEN: DEN ALLTAG ENTGIFTEN

Keine Angst. Wir setzen jetzt nicht den Aluhut auf, und du musst das auch nicht tun. Trotzdem müssen wir über das Thema Schadstoffe im Alltag sprechen. In unserer modernen Welt mit all ihren schönen und praktischen Produkten – mit moderner Lebensmittelproduktion, Kosmetikprodukten und einer modernen Infrastruktur – gibt es durchaus Schadstoffe, die unsere Gesundheit und damit letztlich auch unsere Lebenserwartung beeinträchtigen können. Und häufig sind es einfache Maßnahmen, die man ergreifen kann, um die eigene Belastung zu verringern.

Am Ende spielt eher die kumulative Belastung die entscheidende Rolle. Es ist in der Regel also nicht ein einzelner Schadstoff, der uns krank macht, vielmehr geht es um die gesamte, über die Lebenszeit angesammelte Belastung von Schadstoffen – wir können uns das wie eine Art lebenslanges »Giftkonto« vorstellen: Wenn die Einzahlungen mit schädlichen Stoffen irgendwann insgesamt zu hoch werden, gibt es Probleme. Deshalb solltest du versuchen, Schadstoffe da, wo es möglich ist, zu reduzieren. Das heißt: Nicht jeder einzelne fragwürdige Stoff muss weg – das geht in der Praxis auch gar nicht –, aber eine Inventur und ein geschärftes Bewusstsein sind aus Langlebigkeitsperspektive absolut sinnvoll.

Angefangen mit der Abwägung, ob es immer Biolebensmittel sein müssen, über die Frage, wie man sich heute noch vor Mikroplastik schützen kann, bis zum Thema Handystrahlen wollen wir in diesem Kapitel einen schnellen Überblick darüber geben, welche Schadstoffe uns in den unterschiedlichsten Lebensbereichen drohen können, welche Befürchtungen Nonsens sind und wie du dich vor den realen Gefahren schützen kannst.

Bio oder nicht Bio, das ist hier die Frage

Keine Frage im Bereich der möglichen Gesundheitsauswirkungen von Produkten ist wohl so heiß diskutiert wie diese. Der eine kauft nur Bioprodukte – für den anderen ist dies Geldverschwendung oder schlicht nicht bezahlbar. Doch bevor wir selbst Stellung beziehen, müssen wir ausdrücklich betonen: In diesem Abschnitt konzentrieren wir uns ausschließlich auf die gesundheitlichen Aspekte von Bioprodukten und nicht auf ökologische, klimaschädigende oder Tierwohlaspekte. Diese sind ohne Frage auch extrem wichtig – aber nicht Thema dieses Buchs.

Worum geht es hier also konkret? Es geht in erster Linie um Pflanzenschutzmittel. In der konventionellen, also nicht Biolandwirtschaft werden zahlreiche synthetisch hergestellte Pflanzenschutzmittel eingesetzt, um die Pflanzen vor Feinden zu schützen und somit den Ertrag zu sichern – wer einen eigenen Garten hat, weiß, wie blöd es ist, wenn die Hälfte der Ernte von Schnecken gefressen wird. Man unterscheidet hierbei zwischen Herbiziden, die gegen Unkräuter eingesetzt werden, Insektiziden, die gegen Insekten eingesetzt werden, und Fungiziden, die gegen Pilze genutzt werden.

Dass Pflanzenschutzmittel für den Menschen grundsätzlich schädlich sind, ist unumstritten. Würdest du die Mittel in ihrer konzentrierten Form schlucken, würde das dein Nerven- und Hormonsystem angreifen und möglicherweise Krebs begünstigen. Warum sollten Stoffe, die dafür entwickelt wurden, Pflanzen, Tiere oder Pilze zu töten, für uns auch gut sein. Nun wirst du Pflanzenschutzmittel aber nicht direkt schlucken, und deshalb ist es eher die Frage, wie viel davon am Ende wirklich auf deinem Teller landet.

Bei der Produktion von tierischen Lebensmitteln ist in der konventionellen Landwirtschaft neben der nicht artgerechten Haltung vor allem die Behandlung mit Antibiotika und in manchen Ländern auch Hormonen ein Problem. Häufig werden die Tiere prophylaktisch mit diesen Mitteln behandelt, um Krankheiten zu verhindern. Stecken diese Stoffe dann nicht auch im Fleisch und schaden uns?

Anders als bei konventioneller Landwirtschaft stammen Bio-

Lebensmittel aus ökologischer Landwirtschaft. Sie dürfen gentechnisch nicht verändert sein und werden weitgehend ohne chemisch-synthetische Pflanzenschutzmittel und ohne Kunstdünger erzeugt. Tierische Bioprodukte stammen aus Tieren, die in der Regel seltener mit Hormonen und Antibiotika behandelt werden als in der konventionellen Tierhaltung.

In der Theorie klingt es logisch, dass Biolebensmittel gesünder sind als konventionell produzierte. Weniger Schadstoffe sind ja schließlich gut, oder? In der Praxis ist es etwas komplizierter. In der EU gelten auch in der konventionellen Landwirtschaft recht strenge Regeln für Pflanzenschutzmittel. Besonders schädliche Mittel dürfen gar nicht eingesetzt werden – für die, die eingesetzt werden dürfen, gibt es Grenzwerte, die kontrolliert werden. Außerdem werden sie nicht konzentriert, sondern nur stark verdünnt genutzt.

Tatsächlich zeigen Studien[151], dass diese Grenzwerte zumindest in der EU auch meist eingehalten werden. Außerdem wäscht man Lebensmittel zu Hause ja auch, sodass zumindest die oberflächlichen Schadstoffe weg sein sollten. Das Problem entsteht also nicht durch ein einzelnes schadstoffbelastetes Obst oder Gemüse, sondern durch die Menge und Masse insgesamt, die irgendwann zu einem Schadstoffcocktail werden kann, der unserem Körper schadet. Oder?

Tatsächlich zeigen Studien eindeutig, dass Biolebensmittel deutlich geringer mit Schadstoffen belastet sind als konventionelle Lebensmittel. In einer großen Metaanalyse[152] war die Belastung von konventionellen Lebensmitteln etwa dreimal so hoch. Aber Biolebensmittel haben nicht nur weniger Schadstoffe, sondern meist auch mehr gesundheitsförderliche sekundäre Pflanzenstoffe.

Bei tierischen Bioprodukten sieht die harte Studienlage[153] etwas anders aus. Tatsächlich lassen sich auch in konventionellem Fleisch nur selten Antibiotika in einer relevanten oder gefährlichen Menge feststellen. Tendenziell hat Biofleisch eine etwas bessere Zusammensetzung der Mikronährstoffe und der Fettsäuren – der Unterschied ist aber nicht gigantisch.

Die Studienlage ist also etwas unklar. Das liegt auch daran, dass Forschung auf diesem Gebiet schwierig ist, weil es viele Überschneidungen gibt. Wer Bio isst, lebt häufig auch insgesamt gesünder und bewusster, beschäftigt sich mehr mit seiner Ernährung und macht sogar statistisch gesehen häufiger Sport. Diese Effekte herauszurechnen ist nicht leicht.

Eine Studie[154] aus Großbritannien konnte nach neun Jahren bei etwa 600 000 Frauen keinen relevanten Unterschied in der Krebsrate zwischen Biokonsumentinnen und Nicht-Biokonsumentinnen feststellen. Dagegen kommt eine Studie[155] aus Frankreich mit etwa 70 000 Erwachsenen zu einem anderen Ergebnis. Nach etwa viereinhalb Jahren stellte man hier in der Gruppe der Bioesser etwa 25 Prozent weniger Krebsfälle fest als in der Gruppe der Nicht-Bioesser.

Stand heute, gibt es also keine eindeutige Studienlage, die sicher zeigen würde, dass Biolebensmittel uns um x Jahre länger leben lassen oder das Risiko für bestimmte Erkrankungen um y Prozent senken würden. Trotzdem zeigt die Forschung: Je weniger Schadstoffe, also auch je weniger Pflanzenschutzmittel, desto besser. Genauso logisch und sicher ist, dass Biolebensmittel definitiv keinen Nachteil gegenüber konventionellen Lebensmitteln haben und im Zweifelsfall sicherer sind.

Wie viel unsicherer konventionelle Lebensmittel wirklich sind, wissen wir allerdings nicht. Am Ende entscheidet nicht nur die Summe der Pflanzenschutzmittel in unserer Nahrung, sondern die Summe aller Alltagsgifte. Wenn die Rückstände aus Lebensmitteln der einzige Schadstoff sind, den du regelmäßig zu dir nimmst, ist es vielleicht noch nicht dramatisch – wenn dein Körper aber auch viel Feinstaub oder Mikroplastik ausgesetzt ist, kann es schon problematischer werden.

Man könnte daraus schlussfolgern: Wenn du es dir leisten kannst und auf Nummer sicher gehen willst, solltest du zu Biolebensmitteln greifen. Dann bist du auf der sicheren Seite und profitierst sogar davon, dass diese von der Zusammensetzung der Mikronährstoffe und sekundären Pflanzenstoffe gesünder sind als konventionelle Lebensmittel.

Aber du könntest daraus auch die Erkenntnis ziehen: Bio ist keinesfalls ein Muss! Konventionelle Lebensmittel werden dich nicht sofort krank machen. Achte darauf, sie gut zu waschen und verfalle bitte nicht in Panik, wenn du konventionelle Lebensmittel isst – auch diese sind in Deutschland und der EU gut kontrolliert.

Ein weiterer guter Tipp können die »Dirty Dozen« und die »Clean Fifteen« sein. Diese Listen werden jährlich von der US-amerikanischen Umweltorganisation Environmental Working Group (EWG) veröffentlicht. Auch wenn sie für den US-Markt gelten, kann man davon ausgehen, dass die Werte in Europa ähnlich sind. Die »Dirty Dozen« zeigt die zwölf konventionellen Lebensmittel, die am stärksten belastet sind. Typische Spitzenreiter im negativen Sinne sind Erdbeeren, Spinat, Grünkohl oder Weintrauben – hier finden sich besonders viele Rückstände von Pflanzenschutzmitteln, und ein Griff zu Bioalternativen lohnt sich besonders!

Die Liste der »Clean Fifteen« dagegen zeigt, dass die Schadstoffe in Avocados, Mais, Ananas, Zwiebeln oder Kiwis häufig gering sind – einfach, weil sie robuster sind und man sie deshalb weniger mit Pflanzenschutzmitteln behandeln muss. Hier kann man vermutlich auch zu konventionellen Lebensmitteln greifen. Das Bundesamt für Verbraucherschutz hat im Jahr 2021 eine ähnliche Untersuchung gemacht. Am stärksten belastet waren dort unter anderem konventionelle Granatäpfel, frische Kräuter, Sesamsamen, Bohnen, Mandarinen, Kirschen und Himbeeren.

Zum Schluss noch die Frage – und eine wahrscheinlich für viele überraschende Antwort –, wie es bei verarbeiteten Lebensmitteln mit der Frage »Bio oder nicht Bio« aussieht. Also zum Beispiel bei Brotaufstrich, Joghurt oder sogar Fertigpizza. Im Ernährungskapitel 2.2 haben wir gelernt, dass Dinge wie Transfette oder Nitritpökelsalz in verarbeiteten Produkten für uns Menschen hochproblematisch sind.

Die gute Nachricht: In verarbeiteten Bioprodukten finden sich in der EU fast gar keine Transfette mehr, und der Einsatz von Nitritpökelsalz ist streng reglementiert. Auch andere Farb-, Geschmacks- und Konservierungsstoffe, die tendenziell schädlich für uns sein können, sind in Bioprodukten wesentlich weniger zu finden. Deshalb kann man aus Sicht der Gesundheit und Langlebigkeit bei jeder Form von weiterverarbeitetem Lebensmittel mit gutem Gewissen zu Bio greifen – wesentlich eindeutiger als bei Rohprodukten wie Obst oder Gemüse!

Mikroplastik – das winzige Riesenproblem

Als Mikroplastik bezeichnen wir Kunststoffpartikel mit einem Durchmesser von weniger als 5 Millimetern. Sie können in unterschiedlichen Formen – als Fragmente, Fasern oder Kügelchen – auftreten. Noch kleiner als Mikroplastik ist Nanoplastik – damit bezeichnet man Plastikteilchen im Nanometerbereich, die mit dem bloßen Auge gar nicht mehr erkennbar sind (1 Millimeter = 1000 Mikrometer = 1 000 000 Nanometer).

Mikro- und Nanoplastik gelangen durch unterschiedliche Quellen in die Umwelt. Eine der Hauptquellen ist der Abrieb von Autoreifen. Man geht davon aus, dass etwa ein Drittel der jährlichen Mikroplastikemission an Land durch Reifenabrieb entsteht. Andere Quellen sind Abfallentsorgung, Schuhsohlen, Kunststoffverpackungen, Fasern, die sich bei der Textilwäsche lösen, oder auch Mikroplastikzusätze in Kosmetikartikeln.

Das Problem ist nun Folgendes: Mikro- und Nanoplastik ist mittlerweile überall – von den Tiefen des Marianengrabens bis zu den Gipfeln des Himalaya. Insbesondere Nanoplastik ist jedoch so klein, dass man es gar nicht reinigen oder entfernen könnte – außerdem zersetzt es sich nicht und bleibt somit extrem lange in der Umwelt. Weltweit. Hunderte von Millionen Tonnen.

Das aus Langlebigkeits- und Gesundheitssicht größte Problem: Mikro- und Nanoplastik sind nicht nur in der Umwelt, sie sind auch in Tieren und in uns. Forschende haben in einem Vogelschutzgebiet in China in 37 Prozent der untersuchten Vögel Mikroplastik nachweisen können[156]. Auch in unserem Körper lässt sich Mikro- und Nanoplastik finden. Wir nehmen es durch unsere Nahrung auf oder atmen es ein – in winzigen Mengen kann es sogar durch die Haut in unseren Körper gelangen. In einer britischen Studie[157] fanden Forscherinnen und Forscher 2022 sogar in den tiefsten Ecken der Lunge von lebenden Patienten Mikroplastikfasern – vor allem Polyester und Polypropylen.

Größere Mikroplastikpartikel scheiden wir anscheinend – zumindest teilweise – wieder aus. In einer Pilotstudie[158] fanden Forscher 2018 in allen untersuchten menschlichen Stuhlproben Mikroplastik. Aber nicht sämtliches Mikroplastik wird auch wieder ausgeschieden. Etwas vereinfacht gilt: Je kleiner die Plastikpartikel, desto größer die Chance, dass sie in den Blutkreislauf übergehen. 2022 gelang es erstmals, Mikroplastik im menschlichen Blut nachzuweisen – in etwa 80 Prozent der Proben konnte in der niederländischen Studie[159] Kunststoff nachgewiesen werden.

Wenn Plastikteile erst einmal im Blutkreislauf zirkulieren, können sie sich potenziell im gesamten Körper und in jedem Organ ansiedeln. Bisher konnte man sie in Lungen, Nieren, ja sogar in der Plazenta von schwangeren Frauen und im Herzen nachweisen. Die Forschung auf diesem Gebiet ist noch jung – wie genau der Körper Mikroplastik handhabt, wird aktuell noch genauer erforscht.

Die entscheidende Frage ist nun: Das klingt nicht gut, aber ist das auch problematisch? Und wenn ja, wie können wir es in Zukunft verhindern? Wir starten mit einer Entwarnung. Mikroplastik löst keine »akute Vergiftung« in unserem Körper aus und schadet uns auch nicht sofort. Vielmehr deuten erste Studien[160] darauf hin, dass uns Mikro- und Nanoplastik eher schleichend schaden können.

Die Forschung ist noch in den Anfängen, aber zunehmend lernt die Wissenschaft aus Studien – vor allem auch mit Tieren – mehr über die möglichen Gesundheitsfolgen von Mikroplastik. Studien[161] zeigen recht deutlich: Sobald Mikroplastik ins Gewebe gelangt, versucht unser Immunsystem, es zu bekämpfen. Es schüttet Entzündungsstoffe aus, die einer akuten Abwehr dienen sollen. Wenn diese winzigen Partikel aber nicht vollständig beseitigt werden können, besteht eine Dauerreizung. Dass chronische Entzündungen nicht gut für uns und unseren Alterungsprozess sind, wissen wir von den »Hallmarks of Aging«.

Neben den chronischen Entzündungen scheinen auch die Partikel selbst ein Problem zu sein. Einzelne Studien[162] deuten darauf hin, dass Mikroplastikpartikel im Blut die Gefäßfunktion beeinträchtigen können und womöglich Bluthochdruck oder Arteriosklerose begünstigen. Das ist zwar noch keine gesicherte Erkenntnis für den Menschen, aber es reiht sich ein in das, was wir insgesamt über winzige Partikel in unserem Körper wissen: Je mehr die Gefäße gereizt werden, desto höher das Risiko für Herz-Kreislauf-Erkrankungen.

Eine der häufigsten Fragen lautet, ob Mikroplastik möglicherweise sogar Krebs auslösen könnte. Es gibt dafür bis heute keinen direkten Beweis – allerdings sind einige Mechanismen durchaus belegt und plausibel, aus denen man auf ein erhöhtes Krebsrisiko schließen könnte. Dauerentzündungen können das Krebsrisiko erhöhen. Mikroplastik bindet außerdem häufig andere Schadstoffe an sich, und einige davon sind krebserregend. Diese können durch das Mikroplastik – wie in einem trojanischen Pferd – tief ins Gewebe transportiert werden.

Ein weiteres großes Thema ist unser Gehirn. In Maus- und Rattenstudien[163] konnte gezeigt werden, dass Nanoplastik die Blut-Hirn-Schranke überwinden und Entzündungsreaktionen im Hirn auslösen kann. Bei Nagetieren wurden anschließend kognitive Defizite und Verhaltensänderungen beobachtet. Beim Menschen gibt es dazu noch keine gesicherten Daten. Doch die Erkenntnis, dass Plastikpartikel ins Gehirn gelangen können, sollte uns zumindest hellhörig machen.

Wie sich Mikro- und Nanoplastik nun langfristig auf unsere Langlebigkeit und Gesundheit auswirken, lässt sich heute noch nicht abschließend beantworten. Es gibt keine großen Langzeitstudien, die untersuchen, ob Menschen mit einer höheren Mikroplastikbelastung früher sterben als Menschen mit einer niedrigeren. Es bleibt uns also nichts anderes übrig, als auf die Indizien zu achten – die lassen jedoch nichts Gutes erahnen!

Wie wir gesehen haben, schadet Mikroplastik unserem Körper auf unterschiedliche Art und Weise, und deshalb kann man grundsätzlich davon ausgehen, dass eine höhere Belastung auch unsere Lebenserwartung verringern kann. Auf jeden Fall zahlt Mikroplastik auch ohne eigenes Zutun auf dein persönliches Schadstoffkonto ein, und deshalb solltest du die Belastung so niedrig wie möglich halten.

Trink wenn es, wie in Deutschland, die Wasserqualität zulässt, Wasser aus der Leitung anstatt aus Plastikflaschen. Gereinigtes Leitungswasser enthält Studien[164] zufolge weniger Mikroplastik als abgepacktes Wasser. Bestimmte Filter können aus dem Leitungswasser noch mehr Mikroplastik entfernen – sind aber nicht unbedingt notwendig. Die WHO[165] sagt aktuell, dass sie Mikroplastik im Trinkwasser nicht als akute Gesundheitsgefährdung sehe – sie sagt aber auch, dass es hinsichtlich der langfristigen Folgen noch Wissenslücken gibt. Wenn du Flaschen verwenden willst oder musst, verwende Glasflaschen.

Meide auch sonst jede Form von Plastikverpackungen für Lebensmittel sowie Plastikgeschirr. Faustregel: Immer wenn Plastik direkt mit unserer Nahrung in Verbindung kommt, steigt das Risiko, dass sich winzige Partikel der Verpackung lösen und wir sie aufnehmen. Generell gilt in jeder Lebenslage: Wo du Kunststoffprodukte vermeiden kannst – lass sie weg! Synthetische Kleidung aus Polyester, Nylon etc. gibt bei jedem Waschgang Mikroplastik frei – bevorzuge lieber Kleidung aus Naturfasern wie Baumwolle, Leinen oder Seide. Für Kunstfaserkleidung gilt: Wasch sie nur, wenn nötig, und nur bei niedrigen Temperaturen, und verwende eventuell spezielle Waschbeutel oder Filter. Prüfe auch deine Kosmetikartikel auf Mikroplastik! Wir blicken darauf im Absatz über Kosmetikartikel noch mal genauer.

Da wir Mikro- und Nanoplastik auch einatmen können, hilft es, zu Hause regelmäßig zu saugen und Staub zu wischen, um die Staubbelastung gering zu halten. Lüfte mehrmals täglich. Auch die Verwendung von Luftfiltern könnte sich anbieten, um die Partikel aus der Luft zu entfernen – wie gut das funktioniert, wird aktuell noch erforscht.

Luft – können wir uns krank atmen?

Anders als bei den anderen Themen dieses Kapitels gibt es zur Luftverschmutzung eine fast erdrückende Anzahl an epidemiologischen Studien. Laut einer Studie[166] war Luftverschmutzung allein im Jahr 2015 global für etwa 8,8 Millionen vorzeitige Todesfälle verantwortlich. In Städten mit hoher Luftverschmutzung kann die Lebenserwartung um ein bis drei Jahre kürzer sein als in sauberen Regionen auf dem Land. In stark belasteten Regionen Südasiens ist die Belastung sogar so hoch, dass die Wissenschaftler von einer Lebensverkürzung von etwa fünf bis sechs Jahren ausgehen.

Zunächst müssen wir klären, was in der Luft uns krank machen kann. Der wichtigste Luftschadstoff im Freien ist Feinstaub, vor allem $PM_{2,5}$, der überwiegend aus Partikeln von weniger als 2,5 Mikrometer Durchmesser besteht – außerdem Stickstoffdioxid (NO_2) und bodennahes Ozon (O_3). Feinstaub entsteht vor allem durch Verbrennungsprozesse, zum Beispiel durch Verkehr, Industrie, Heizungen oder Waldbrände. Stickstoffdioxid entsteht durch Verbrennungsmotoren und Heizungen, während Ozon nicht von irgendwem ausgestoßen wird, sondern sich an sonnigen Tagen durch natürliche UV-Strahlung bildet.

Feinstaub können wir in gewisser Hinsicht mit Mikro- und Nanoplastik vergleichen. Es handelt sich dabei um winzige Partikel, die in die Bronchien und Lungenbläschen eindringen und dort für Entzündungen und oxidativen Stress sorgen. Besonders feine Partikel können sogar in den Blut- oder Lymphkreislauf gelangen. Je kleiner die Partikel sind, desto schlechter kann unser Körper sie durch seine eigenen Reinigungssysteme wieder nach außen befördern.

Stickstoffdioxid ist ein ätzendes Reizgas, das unser Schleimhautgewebe vom Nasen-Rachen-Raum bis hin zu den Bronchien unmittelbar schädigen kann. Ozon ist ein starkes Oxidationsmittel, das vor allem dann für Atemwegsreizungen sorgt, wenn wir es während körperlicher Anstrengung einatmen. Deshalb gibt es immer Warnungen, dass man bei hohen Ozonwerten Sport im Freien lassen sollte.

Etwa 80 Prozent unserer Lebenszeit verbringen wir in geschlossenen Räumen, und dadurch kommen noch weitere Stoffe hinzu. Zum einen sind da Schimmelpilzsporen, die allergische Reaktionen auslösen und Atemwegsbeschwerden bis hin zu Asthma verursachen können. Ein weiteres Problem ist Formaldehyd. Formaldehyd ist ein farbloses, stechend riechendes Gas, das als Klebstoff in Möbeln, Isolierschäumen oder Spanplatten verwendet wird – insbesondere neue Möbel können zu Beginn Formaldehyd ausstoßen. Es ist toxisch und kann schon in geringen Mengen Augenreizungen und Husten verursachen. Bei längerer Belastung kann es das Auftreten von chronischer Bronchitis und Asthma begünstigen. Von der WHO wird es sogar als krebserzeugend eingestuft.

Das größte Problem in Innenräumen sind allerdings die flüchtigen organischen Verbindungen, kurz VOC (volatile organic compounds). Vereinfacht gesagt handelt es sich dabei um eine Gruppe von ganz unterschiedlichen organischen Chemikalien, die schon bei Zimmertemperatur ausgasen. Alltagsgegenstände wie Wandfarben, Klebstoffe, Teppiche, Möbel, Haushaltsreiniger, Duftsprays, Duftöle und Duftkerzen geben VOCs an die Raumluft ab. VOCs sind weniger schädlich als Schimmel oder Formaldehyd, aber auch sie können auf Dauer Augen-, Nasen- und Rachenschleimhaut reizen und Kopfschmerzen, Abgeschlagenheit sowie Konzentrationsprobleme verursachen.

Wie kannst du dich nun gegen all diese unsichtbaren Gegner wappnen? Fangen wir außen an. An der Außenluft kannst du im Normalfall nichts ändern. Tatsächlich ist – solltest du in einer besonders stark luftverschmutzten Gegend wohnen – ein Umzug die effektivste Methode. Es gibt fast überall Luft-Messstationen. Du kannst ja einfach mal die Luftqualität in deiner Gegend beobachten und sie mit anderen Stationen vergleichen – dann bekommst du ein erstes Gefühl dafür, wie gut oder schlecht es um deine Umgebungsluft steht.

Natürlich kommt ein Umzug aber nicht für jeden infrage. Was du dann noch tun kannst, ist, die Werte im Tagesablauf zu beobachten. Ist die Belastung besonders hoch, kannst du Zeit im Freien – vor allem sportliche Aktivität im Freien – vermeiden. Da die meiste Belastung durch den Verkehr kommt, kannst du generell versuchen, die Verkehrsstoßzeiten draußen zu vermeiden.

Im Extremfall – wenn du bei dir selbst zum Beispiel schon gesundheitliche Probleme feststellst oder deine Lunge aus anderen Gründen besonders empfindlich ist – kannst du auch eine FFP2-Maske tragen, etwa in der Nähe von stark befahrenen Straßen. In manchen asiatischen Städten ist das längst normal. Traurig, aber wahr. Du kannst außerdem in deiner Freizeit möglichst oft für Aktivitäten an einen Ort mit besserer Luftqualität gehen. Am Wochenende raus aufs Land, rein in den Wald oder im Urlaub an einen Ort mit besonders guter Luft.

Wesentlich mehr Einfluss hast du natürlich auf die Luft in Innenräumen. Fangen wir mal mit dem Offensichtlichen an: Wenn es in deiner Wohnung oder deinem Haus schimmelt, solltest du so schnell wie möglich etwas dagegen tun. Lass den Schimmel entfernen, und triff Maßnahmen, dass er nicht wiederkommt. Sobald es feucht ist, muffig oder schimmlig riecht oder du Sporen siehst, solltest du handeln!

Was Formaldehyd angeht, gilt: Wenn neue Möbel oder Baustoffe stechend riechen, heißt es lüften, lüften, lüften – bis sie es nicht mehr tun! Versuche dich dem Gas so wenig wie möglich auszusetzen. Etwas komplexer wird es nun bei den VOCs. Auch hier gilt es im ersten Schritt, Quellen möglichst zu reduzieren. Auf stechend riechende Reinigungsmittel, Raumsprays und Duftkerzen solltest du im besten Fall verzichten. Wenn Verzicht nicht geht, heißt es im zweiten Schritt auch hier lüften, lüften, lüften.

Eine weitere Möglichkeit, die du hast, sind Raumluftfilter. Während der COVID-19-Pandemie erlebten diese einen Boom, und tatsächlich können Geräte mit einem HEPA-Filter der Klasse H13 oder H14 sowohl Feinstaub als auch VOCs aus der Luft entfernen. Die Geräte sind also nicht nur ein Lifestyletrend. Allerdings sind Luftreiniger kein Ersatz für regelmäßiges Lüften. Sie können jedoch in zweierlei Hinsicht eine Ergänzung sein: Erstens können sie, was VOCs angeht, ergänzend zum Lüften dauerhaft die Belastung niedriger halten und damit die Qualität der Luft im Innenraum verbessern. Und zweitens können die Geräte bei Feinstaub helfen.

Wenn du in einer stark belasteten Gegend wohnst, musst du die VOCs und anderen Stoffe ja trotzdem aus deiner Wohnung oder deinem Haus bekommen. Damit holst du dir dann aber jedes Mal die relativ stark mit $PM_{2,5}$ belastete Außenluft in den Wohnraum. Genau hier können Luftreiniger helfen, indem sie nach dem Lüften den Feinstaubgehalt der Luft im Wohnraum senken. So kannst du dafür sorgen, dass du in einer schlechten Luftgegend immerhin nur draußen dem Feinstaub ausgesetzt bist und nicht so stark in deinen Wohn-, Arbeits- und Schlafräumen.

Von Luftreinigern, die mit Ionisation oder Ozon arbeiten, wird abgeraten – diese Produkte können gesundheitsschädliches Ozon freigeben oder andere unerwünschte Nebenprodukte erzeugen. Ein guter Luftfilter arbeitet schlicht und ergreifend mit einem dichten Schwebstofffilter und verursacht keine Schadstoffe. Wir haben seit Corona auch einen solchen zu Hause stehen und sind damit sehr happy.

Abschließend wollen wir noch die Frage klären, ob Zimmerpflanzen helfen. In den vergangenen Jahren ist insbesondere in den Sozialen Netzwerken ein regelrechter Hype um Zimmerpflanzen entstanden. Auch einige Händler haben hier ziemlich aggressiv damit geworben, dass Pflanzen die Luftqualität verbessern können – aber stimmt das? Die einfache Antwort darauf lautet: Nein! Einige Händler wurden deshalb sogar abgemahnt.

Tatsächlich können bestimmte Pflanzen im Laborversuch zwar einzelne VOCs binden – aber in einem normal gelüfteten Wohnraum wäre dieser Effekt so gering, dass er die Raumluftqualität nicht relevant verbessert. Man bräuchte für einen signifikanten Effekt in einem winzigen Raum so viele und so große Pflanzen, dass es bei dir vermutlich aussehen würde wie in einem Gewächshaus. Unter realen Bedingungen sind Zimmerpflanzen also leider keine effektive Luftreinigungsmaßnahme, sondern doch nur hübsche Deko – darüber hinaus können sich Zimmerpflanzen aber anscheinend positiv auf unsere Psyche auswirken. Immerhin.

Kosmetik und Körperpflege – weniger ist manchmal mehr!

Bei vielen von uns stehen massig davon in den Badezimmern: Cremes, Shampoos, Make-up & Co. Und ähnlich wie bei Lebensmitteln kann es auch in Kosmetik- und Pflegeprodukten Schadstoffe geben, die auf lange Sicht problematisch sind. Manche Inhaltsstoffe sind hormonwirksam, andere reichern sich im Körper an und begünstigen chronische Krankheiten.

Auch hier ist am Ende wieder der »Cocktail-Effekt« entscheidend: Einzelne Substanzen sind in kleinen Mengen nicht dramatisch, doch wenn wir ein Leben lang täglich verschiedene Produkte mit unterschiedlichen Schadstoffen nutzen, addiert sich die Belastung auf und kann uns dann möglicherweise doch schaden – auf jeden Fall wird es uns nicht gesünder machen!

Parabene und Phthalate

Zu den bekanntesten »Problemkindern« in Kosmetika zählen zwei potenziell hormonaktive Stoffe. Parabene werden häufig als Konservierungsstoffe eingesetzt, damit Cremes oder Lotionen nicht zu schnell verderben. Dabei hat sich in Studien[167] gezeigt, dass bestimmte Parabene östrogene Wirkung haben können, sprich: Sie greifen minimal in unser Hormonsystem ein. Wie gefährlich das langfristig ist, wird noch erforscht, doch es gibt Hinweise auf mögliche Auswirkungen auf die Fruchtbarkeit.

Phthalate tauchen meist in Duftstoffen oder Nagellacken auf, weil sie dort als Weichmacher dienen oder Parfümnoten besser haften lassen. Mehrere Phthalate stehen im Verdacht, anti-androgen zu wirken, also die Wirkung männlicher Hormone zu schwächen. Bei hohen Dosen in Tierversuchen[168] kam es zu Entwicklungsstörungen der Geschlechtsorgane.

Sowohl Parabene als auch Phthalate gelangen über die Haut in unseren Körper. Studien[169] zeigen eindeutig, dass sie über längere Zeit in messbaren Mengen in unser Blut gelangen können. Es konnte außerdem bewiesen werden, dass Menschen, die regelmäßig

Kosmetikartikel verwenden, einen erhöhten Parabenspiegel haben. Die Stoffe gelangen also tatsächlich in unseren Körper – aber was tun sie da?

Im Labor und in der Theorie können uns hormonaktive Stoffe in höheren Dosen schaden. In Tierstudien konnte das eindeutig gezeigt werden. Im Menschen gibt es allerdings keine belastbaren Langzeitstudien. Die entscheidende Frage ist, ob in Kosmetika wirklich so viele dieser Stoffe drin sind, dass sie uns schaden. Vermutlich muss man diese Frage nach aktuellem Stand der Wissenschaft eher verneinen. Es gibt in der EU strenge Regeln für hormonaktive Stoffe. Manche sind ganz verboten – für andere gelten strenge Grenzwerte, die erfahrungsgemäß auch von den namhaften und seriösen Herstellern eingehalten werden.

Wir müssen also vermutlich keine Panik vor diesen Stoffen haben. Wer aber auf Nummer sicher gehen möchte, sollte versuchen, sie zu meiden, denn mögliche Langzeitfolgen durch jahrzehntelange Belastung kann heute niemand seriös abschätzen. Jennie beispielsweise benutzt hauptsächlich zertifizierte Naturkosmetik, da diese erst gar keine Phthalate und Parabene enthalten darf.

Formaldehyd

Im Abschnitt zur Luft haben wir bereits erfahren, dass uns Formaldehyd und verwandte Stoffe schaden können. Sie sind beim Einatmen krebs- und allergieauslösend. Formaldehyd ist in der EU mittlerweile als Inhaltsstoff in Kosmetik verboten. Erlaubt sind allerdings sogenannte Formaldehyd-Abspalter. Diese Stoffe setzen ganz langsam Formaldehyd in geringen Mengen frei, um Keime zu töten.

Insbesondere in Nagelstudios und Friseursalons ist Formaldehyd ein Problem, weil hier teilweise formaldehydhaltige Lösungen eingesetzt werden, die beim Erhitzen schädliche Dämpfe verursachen können. Experten raten mittlerweile generell dazu, möglichst auf Produkte ohne jede Form von Formaldehyd oder Formaldehyd-Abspalter umzusteigen. Viele Produkte sind inzwischen entsprechend gekennzeichnet.

Mikro- und Nanoplastik

Warum Mikroplastik ein Problem ist, haben wir ebenfalls bereits gesehen. In vielen Kosmetikartikeln ist Mikroplastik aber nicht aus Versehen, sondern als Inhaltsstoff enthalten. Mikroplastik ist in Kosmetikartikel vor allem deshalb problematisch, weil es bei abwaschbaren Produkten in den Wasserkreislauf gelangt. Einige Länder haben Mikroplastik in solchen Produkten deshalb bereits verboten.

Aus gesundheitlicher Sicht sind die Mengen Mikroplastik, die man durch Kosmetikartikel in sich aufnimmt, vermutlich deutlich geringer als bei der Nahrung – außer bei Zahnpasta: Hier bleiben selbst bei gründlichem Ausspucken immer kleine Reste im Mund zurück, die man dann beim nächsten Schlucken in den Körper aufnimmt. Trotzdem gibt es noch Zahnpasta, die Mikroplastik enthält – vor allem Whitening-Zahnpasta, die durch Schleifkörper die Zähne weiß machen soll. Der Umwelt und der eigenen Gesundheit zuliebe verzichte am einfachsten ganz auf solche Produkte.

Aluminium im Deo

Aluminiumsalze werden in vielen Deodorants und Antitranspirantien eingesetzt, um das Schwitzen zu reduzieren. Sie sorgen nämlich dafür, dass sich die Schweißdrüsenkanäle an der Oberfläche der Haut zusammenziehen, wodurch weniger Schweiß austritt und folglich Körpergerüche gemindert werden. Das Bundesinstitut für Risikobewertung (BfR) hat jedoch wiederholt darauf hingewiesen, dass bei häufiger Anwendung aluminiumhaltiger Produkte eine gesundheitlich relevante Menge Aluminium über die Haut aufgenommen werden könnte – insbesondere wenn die Haut zum Beispiel durch Rasur oder kleine Hautverletzungen bereits leicht geschädigt oder gereizt ist.

Aluminium steht im Verdacht, das Nervensystem zu beeinträchtigen, und kann in hohen Dosen – zumindest in Laborversuchen[170] – Erkrankungen wie Krebs oder Alzheimer begünstigen. Zwar sind diese Zusammenhänge wissenschaftlich noch nicht eindeutig belegt, doch rät das BfR aus Vorsorgegründen zur Reduktion. Wer auf

Nummer sicher gehen möchte, sollte daher auf aluminiumfreie Deos ausweichen oder zumindest die aluminiumhaltigen so wenig und so selten benutzen wie möglich.

Wir könnten diese Liste hier noch weiterführen, aber das würde den Rahmen dieses Buches sprengen. Beschäftigen wir uns lieber mit einer realistischen Einschätzung der grundsätzlichen Gefahr und einer möglichen Lösung. Da es in der EU und in Deutschland mittlerweile recht strenge Regeln gibt, welche Stoffe in Kosmetikartikeln überhaupt eingesetzt werden dürfen und in welcher Menge, muss man vor keinem Produkt, das man in einem Drogeriemarkt kaufen kann, Angst haben. Nichts davon wird dich in absehbarer Zeit schwer krank machen. Nichts davon wird dich sicher x Jahre Lebenszeit kosten. Es gibt keine Studien, die eine solche Panikmache stützen würden. Trotzdem enthalten diese Produkte Stoffe, die zumindest theoretisch und in höheren Mengen schädlich sein können. Daher wollen wir dir ein paar einfache Tipps an die Hand geben:

Kaufe auf keinen Fall Kosmetikartikel von unseriösen Herstellern oder aus unsicherer Quelle im Internet. Wenn Kosmetikartikel nicht reguliert sind, wenn es Billig- oder Fake-Importe sind, können darin wirklich schädliche Stoffe – auch in größeren Mengen – enthalten sein. Bei seriösen Produkten gilt: Je weniger Schadstoffe, desto besser. Suche insbesondere bei den Produkten, die du täglich benutzt, nach einer schadstoffärmeren Alternative.

Es gibt mittlerweile von allen Produkten eine Alternative, die keinerlei bedenkliche Stoffe mehr enthält. Manche davon funktionieren besser – aus unserer Erfahrung zum Beispiel Duschgels, Shampoos, Seifen –, andere haben noch so ihre Schwächen – zum Beispiel Gel oder Deo. Probiere einfach, was für dich funktioniert und was nicht. Je mehr Schadstoffe du aus deinem Alltag eliminieren kannst, desto besser.

Keine Sorge. Du musst nicht jedes einzelne Produkt selbst recherchieren. Neben den Selbstangaben der Hersteller (»frei von …«) gibt es auch zertifizierte Naturkosmetik, bei der deutlich strengere Regeln gelten als bei herkömmlicher Kosmetik. Meist enthält sie wesentlich weniger problematische Schadstoffe oder kommt ganz ohne aus.

Wer es noch genauer wissen will, kann mit Apps wie Codecheck oder Toxfox die Produkte mit dem Smartphone im Supermarkt scannen. Diese Apps können einem anhand des Barcodes eines jeden Kosmetikproduktes eine vollständige Liste der Inhaltsstoffe liefern und sofort einordnen, welche möglicherweise problematischen Inhaltsstoffe darin enthalten sind. Tatsächlich haben uns diese Apps am besten dabei geholfen, über die Zeit Produkte für uns zu finden, die funktionieren und trotzdem möglichst schadstofffrei sind.

Küchenutensilien – Pfannen, Töpfe, Plastik und mehr

»Beschichtete Pfannen können zur echten Gesundheitsgefahr werden – besonders wenn Kratzer reinkommen!« Das hast du so oder so ähnlich vermutlich auch schon mal irgendwo gehört oder gelesen. Teflon ist aber nur das wohl bekannteste Küchenbeispiel. Verschiedene Stoffe, die man in Pfannen, Töpfen, Transportboxen und Flaschen findet, stehen immer wieder im Verdacht, schädliche Stoffe an die Nahrung abzugeben – und so könnten sie dann in unserem Körper landen. Aber ist das wirklich so?

Beschichtete Pfannen, in denen Lebensmittel nicht kleben bleiben und die sich kinderleicht reinigen lassen, sind aus vielen Küchen nicht mehr wegzudenken. Für diese Antihaftwirkungen sind meist sogenannte PFAS verantwortlich – die riesige Gruppe von per- und polyfluorierten Alkylverbindungen. PTFE (Polytetrafluorethylen), besser bekannt unter dem Markennamen Teflon, ist eine dieser Substanzen. Man findet PFAS nicht nur in Pfannen, sondern auch in Backformen, Backpapier oder fettabweisenden Lebensmittelverpackungen. Sie sind so persistent, bauen sich in der Natur also nur extrem langsam ab, dass sie auch »Ewigkeitschemikalien« genannt werden.

In Tier- und Menschenstudien[171] konnte gezeigt werden, dass PFAS uns schaden können. Sie lösen keine akute Vergiftung aus, können auf Dauer – auch weil sie lange im Körper bleiben – allerdings Leber, Nieren, Darm, dem Immunsystem, dem Stoffwechsel und dem Hormonhaushalt schaden. Im Rahmen des C8 Health Projects in den USA mit etwa 69 000 Teilnehmern konnten einige PFAS außerdem mit einem erhöhten Cholesterinspiegel und Krebsrisiko in Verbindung gebracht werden[172] – andere Studien stützen das. Einigkeit herrscht unter Expertinnen und Experten deshalb darin, dass man so wenige PFAS wie möglich aufnehmen sollte.

Weniger einig ist man sich in der Wissenschaft, wie gefährlich nun PFAS in Kochgeschirr für uns sind. Nehmen wir sie dadurch wirklich in relevanten Mengen auf? Auf diese Frage gibt es noch keine eindeutige, abschließende Antwort. Zunächst muss man festhalten, dass es in der EU und in Deutschland mittlerweile ziemlich strenge Grenzwerte für PFAS gibt. Bei intakter Oberfläche und normaler Anwendung einer Pfanne eines seriösen Herstellers werden – so zumindest die aktuelle Mehrheitsmeinung der Wissenschaft – vermutlich kaum Schadstoffe, und wenn, dann nur sehr geringe Mengen, frei. Ob diese uns schon schaden können, ist nicht abschließend geklärt – derzeit geht man eher von »Nein« aus.

Beschichtete Pfannen können allerdings deutlich mehr PFAS freisetzen, wenn man sie sehr stark erhitzt oder mit einem scharfen Gegenstand stark und tief zerkratzt. Dann können sich tatsächlich mehr Partikel oder Dämpfe lösen und ins Essen gelangen – oder beim Kochen eingeatmet werden. Labortests[173] zeigen, dass PTFE, also Teflon, sich beispielsweise ab etwa 260 Grad Celsius zersetzt und dass dann winzige Mengen giftiger Gase entstehen können.

Bei einer täglichen Nutzung ist eine moderne, intakte Antihaftpfanne oder Backform, die nicht ultraheiß genutzt wird, jedoch vermutlich unproblematisch. Dennoch sollten beim Umgang mit diesen Produkten ein paar simple Ratschläge befolgt werden: Verkratze sie nicht, verwende Pfannenwender oder Kochlöffel aus Holz und achte darauf, die Beschichtung nicht zu beschädigen! Sortiere zehn oder fünfzehn Jahre alte Pfannen, die nicht den heutigen, strengeren Grenzwerten entsprechen, vorsichtshalber aus.

Wer komplett auf Nummer sicher gehen möchte, kann auf Kochgeschirr ohne Antihaftbeschichtung umsteigen – zum Beispiel auf Keramik, Edelstahl oder Gusseisen. Diese sind im Handling teils ein bisschen komplizierter, dafür enthalten sie keine PFAS, und man kann darin rumkratzen, wie man will. Wir persönlich nutzen beispielsweise schon lange Gusseisen und sind damit superzufrieden! Auch für PFAS-Backpapier gibt es Alternativen.

Viele Plastikflaschen oder Aufbewahrungsdosen enthalten Bisphenol A (BPA). In den letzten Jahren stand BPA immer mal wieder in den Schlagzeilen. Aus guten Gründen, denn BPA wirkt im Körper ähnlich wie das Hormon Östrogen. In Tierversuchen führten hohe BPA-Dosen zu Entwicklungs- und Fortpflanzungsstörungen, und auch beim Menschen gibt es Hinweise[174] auf Zusammenhänge mit zum Beispiel Herz-Kreislauf-Erkrankungen oder Fruchtbarkeitsproblemen.

Wie ernst diese Hinweise zu nehmen sind, sieht man auch daran, dass BPA in der EU bereits 2011 für Säuglingsflaschen verboten wurde. Die Grenzwerte für alle anderen Produkte, die mit Lebensmitteln in Kontakt kommen, wurden immer weiter nach unten korrigiert. Ob die seither verwendeten Ersatzstoffe allerdings wirklich entscheidend besser sind, ist unklar.

Besonders kritisch wird es dann, wenn BPA-haltige Produkte erhitzt werden, sich durch Risse oder Kratzer Inhaltsstoffe lösen können oder wenn sie in Kontakt mit besonders fettigen oder sauren Inhalten kommen. Die Wissenschaft ist sich einig, dass man BPA meiden sollte, wo man kann. Wer auf Nummer sicher gehen möchte, wählt BPA-freie Produkte, Glas- oder Edelstahlflaschen. Und auch für die Plastikdose gibt es Alternativen aus Glas oder Edelstahl.

Uns bisher weniger bekannt als BPA – aber auch einen Abschnitt wert – war Melamin. Melamin ist in buntem, bruchfestem und leichtem Plastikgeschirr, das viele gern als Kindergeschirr verwenden. Es kann sich allerdings bei hohen Temperaturen oder stark säurehaltigen Lebensmitteln lösen und gesundheitlich problematisch werden. In einer Studie[175] aus Asien konnte 2013 gezeigt werden, dass der Konsum von heißem Tee oder heißer Suppe aus Melaminbechern die Konzentration des Stoffs im Urin steigert. Außerdem steht Melamin im Verdacht, Nieren- und Blasensteine zu fördern, und in Tierversuchen[176] gibt es sogar Hinweise darauf, dass es krebserregend wirken kann.

Es gibt also gute Gründe, so wenig wie möglich Melamin aufzunehmen. In der Praxis ist das recht einfach: Nutze lieber Porzellan-, Glas- oder Edelstahlgeschirr. Wenn du buntes Plastikgeschirr mit Melamin verwenden willst, tu das im Idealfall nicht für heiße Speisen oder Getränke über 70 Grad Celsius.

Insgesamt lässt sich festhalten: Man muss keineswegs in Panik verfallen und sämtliche beschichtete Pfannen oder Plastikdosen wegwerfen. Aber es lohnt sich, die Küche von Zeit zu Zeit kritisch durchzugehen und Produkte mit abgenutzten oder beschädigten Beschichtungen sowie alte Kunststoffartikel auszusortieren. Wer seine Koch- und Aufbewahrungsgeräte ohnehin erneuern möchte, kann dabei auf schadstoffärmere Materialien wie Glas, Edelstahl, Keramik oder Gusseisen setzen und so die eigene »Gesamtschadstofflast« weiter minimieren.

EMF – machen Handys uns krank?

EMF steht für elektromagnetische Felder. Gemeint sind damit Mobilfunk, WLAN oder Bluetooth. Bevor du jetzt das Buch zur Seite legst, weil du glaubst, dass wir endgültig ins Reich der Verschwörungstheorien abgerutscht sind – warte! Wir haben uns bewusst dazu entschieden, dieses Thema mit aufzunehmen. Zum einen, weil es tatsächlich viele Menschen gibt, die sich ernsthaft Sorgen darüber machen, ob EMF uns krank machen, und zum anderen, weil die Sachlage tatsächlich nicht so eindeutig ist, wie viele denken. Zwar gibt es keinen Beleg dafür, dass EMF schädlich sind – trotzdem gibt es von Behörden den Ratschlag, sich ihnen so wenig wie möglich auszusetzen. Wie das zusammenpasst, klären wir jetzt.

In unserer digitalen, drahtlosen Welt sind wir heute jeden Tag einer ganzen Menge hochfrequenter EMF ausgesetzt. Unser Smartphone, das sowohl zum Telefonieren als auch für das mobile Internet sendet und empfängt, WLAN-Router und Bluetooth, Handymasten oder auch schnurlose Telefone – wir sind einem permanenten Gemisch von elektromagnetischen Feldern ausgesetzt, die unseren Körper durchdringen. Dass Menschen dabei ein mulmiges Gefühl haben und sich fragen könnten, ob uns das möglicherweise schadet, liegt nahe. Also: Könnte die Strahlung unseren Zellen schaden? Tumore verursachen? Krebs auslösen? DNA zerstören?

Beginnen wir mal mit der IARC, der Internationalen Agentur für Krebsforschung der WHO (International Agency for Research on Cancer). Die stuft EMF tatsächlich als »möglicherweise krebserregend«[177] ein. Das heißt, dass es theoretisch denkbar wäre, dass die Strahlung von Handys & Co. Krebs auslöst. Das ist der eine Teil der Wahrheit. Der andere Teil geht so: Nur weil etwas theoretisch im Labor Krebs auslösen kann, muss es das in der echten Welt nicht auch tun. Vielleicht ist die Dosis in der Praxis zu niedrig, um wirklich Schaden zu verursachen. Vielleicht sind die Reparaturmechanismen im Menschen stark genug, um die Schäden zu reparieren. Es gibt viele Stoffe, die theoretisch Krebs auslösen könnten, es in der Praxis aber nicht tun.

Forscherinnen und Forscher versuchen schon lange, mit groß angelegten Studien herauszufinden, ob EMF tatsächlich das Risiko für Tumore und Krebs erhöhen – oder ob es sich dabei eben nur um ein theoretisches Risiko handelt. Besonders hervorzuheben ist auf diesem Gebiet die COSMOS-Studie[178], die in mehreren europäischen Ländern mehr als 290 000 Handynutzer langfristig begleitet. Stand 2024, findet die Studie keinerlei Zusammenhang zwischen Hirntumoren und Handynutzung. Selbst bei den »Heavy-Usern«, also den 10 Prozent Nutzern mit den meisten Gesprächsstunden, gibt es keine höhere Inzidenz als bei den Wenignutzern.

Man könnte nun argumentieren, dass ja vielleicht das kleinste bisschen EMF reicht, um Schaden anzurichten – also dass die Heavy-User deshalb nicht mehr Hirntumore haben, weil sie nicht mit Menschen ohne Handy verglichen werden, sondern nur mit Nutzern, die in einem gewissen Maß alle EMF ausgesetzt sind. Aber auch hier gibt es Erkenntnisse. Vergleicht man die Hirntumorhäufigkeit der heutigen Bevölkerung mit der Hirntumorhäufigkeit der Bevölkerung, bevor es Handys gab, kommt man zu dem Ergebnis, dass es heute nicht mehr Tumore gibt als früher – obwohl wir heute alle ständig das Smartphone nutzen und deutlich mehr EMF ausgesetzt sind.

Aber es gibt auch andere Studien. In den heute als NTP[179]- und Ramazzini-Studien[180] bekannten Untersuchungen haben Forscherinnen und Forscher Ratten und Mäuse lebenslang sehr hoher EMF-Belastung ausgesetzt. Und tatsächlich haben sie in ihrer Analyse Hinweise darauf gefunden, dass die EMF-Belastung bei den Tieren krebserregend sein könnte.

Die Studien lösten große Aufregung aus. Kritisch ist allerdings zu betrachten, dass es sich um Tierstudien handelt, die nicht eins zu eins auf den Menschen übertragbar sind. Außerdem fanden die Studien unter extrem unrealistischen Bedingungen statt, weil die Tiere lebenslang und permanent der Maximalbelastung ausgesetzt waren, die wir Menschen so praktisch nie abbekommen. Trotzdem hat sich auch das Bundesamt für Strahlenschutz intensiv mit den beiden Studien beschäftigt und sie durchaus ernst genommen.

Was stimmt nun also? Die WHO hat 2024 noch einmal eine große systematische Übersichtsarbeit[181] erstellt und dabei insgesamt 63 hochwertige Studien betrachtet. Sie kommt zu dem Ergebnis: Die Evidenz zeigt keinen Zusammenhang zwischen Handynutzung und Krebs. Es scheint so, als würde sich die theoretische Möglichkeit, dass EMF Krebs verursachen, in der Praxis nicht bestätigen. Möglicherweise, weil die Gesamtdosis zu gering ist, um das Risiko für Krebs signifikant zu steigern. Trotzdem schließt die Wissenschaft ein sehr geringes Risiko nicht mit letzter Sicherheit aus. Aus diesem Grund laufen Langzeitstudien wie COSMOS weiter, um die Datenlage immer wieder neu zu bewerten.

Auch für genetische Schäden oder neurologische Krankheiten – die von manchen Menschen in Verbindung mit EMF gebracht werden – liefern wissenschaftliche Studien bisher keinen Beleg und damit auch keinen Grund zur Sorge. Das Einzige, was gezeigt werden konnte, war, dass es anscheinend bei Männern einen leicht negativen Effekt auf die Spermienqualität haben kann, wenn sie das Smartphone ständig und lange in der vorderen Hosentasche tragen.

Das Bundesamt für Strahlenschutz (BfS) bringt die Sachlage

ganz gut auf den Punkt. Einerseits schreibt es, dass es, Stand heute, keine bestätigten Gesundheitseffekte durch EMF gibt. Gleichzeitig empfiehlt das Bundesamt aber auch, die Folgen durch Langzeitnutzung von Smartphone & Co. weiter fortlaufend zu untersuchen. Denn zumindest theoretisch ist es denkbar, dass manche negativen Effekte erst nach Jahrzehnten auftreten und in Studien sichtbar werden.

Deshalb rät das BfS vorsorglich für jeden persönlich zum »ALARA«-Prinzip. Das bedeutet: »As low as reasonably achievable«, also so wenig wie mit vertretbarem Aufwand möglich. Interpretiert bedeutet das: Es gibt heute keinen Grund anzunehmen, dass EMF uns wirklich schaden. Weil wir es aber auch nicht zu 100 Prozent ausschließen können, ist es sinnvoll, sich vorsichtshalber so wenig wie möglich EMF auszusetzen – ohne sich selbst das Leben zu ruinieren.

Am meisten sind wir EMF ausgesetzt, wenn wir das Handy am Kopf halten und telefonieren. Je schlechter das Netz, desto höher die Belastung, weil das Handy dann stärker senden muss. Man kann die Belastung reduzieren, indem man die Freisprechfunktion oder ein Headset nutzt. Auch ein Bluetooth-Headset ist okay – die Strahlung eines Bluetooth-Headsets oder von Airpods ist wesentlich geringer als die Strahlung, die durch das Handy direkt am Ohr verursacht wird.

Aus den Spermienstudien folgt, dass man Smartphones möglichst nicht ständig am Körper tragen sollte. Im Alltag kann es schon ein einfacher Trick sein, das Handy lieber auf den Tisch zu legen, sobald man irgendwo sitzt. Lass dein Smartphone nachts nicht direkt neben deinem Kopf liegen – ein bis zwei Meter Entfernung reichen schon aus. Alternativ kannst du dein Smartphone nachts auch in den Flugmodus schalten. Beim Kauf eines neuen Smartphones kannst du auf einen niedrigen SAR-Wert achten – dieser Wert gibt an, wie stark oder wenig stark das Smartphone strahlt.

Zu Hause ist außerdem das WLAN eine EMF-Quelle. Platziere den WLAN-Router und Repeater nicht so, dass du permanent in einem geringen Abstand danebensitzt. Verwende LAN-Kabel statt WLAN, wo es geht. Wer es streng nehmen will, kann das WLAN nachts auch ganz abschalten, um die Belastung im Schlaf niedriger zu halten. Moderne Router bieten dafür sogar meist eine Funktion an.

Was folgt nun aus alldem?

Das Fazit des Entgiftungskapitels dürfte dir mittlerweile bekannt vorkommen: Es gibt nicht die *eine* supergiftige, schädliche Quelle in unserem Alltag, die uns sofort krank macht und Lebensjahre raubt. Vielmehr sind wir in der modernen Welt einer breiten Palette an unterschiedlichen Stoffen und Dingen ausgesetzt, die uns zumindest theoretisch schaden können. Die einen, wie die Luftqualität, mehr – andere, wie EMF, weniger.

Wie stark die einzelnen Aspekte uns schaden oder nicht schaden, ist häufig noch nicht eindeutig wissenschaftlich geklärt – auch deshalb, weil sich Inhaltsstoffe ständig weiterentwickeln und wir Schäden möglicherweise erst nach Jahrzehnten sehen werden. Bei vielen der Schadstoffe in diesem Kapitel sprechen wir ja von einer lebenslangen Belastung, der wir ausgesetzt sind. Insofern ist das gerade erwähnte »ALARA«-Prinzip vermutlich der wichtigste Tipp, den du mitnehmen solltest. Versuche einfach, die Gesamtmenge an möglicherweise schädlichen Stoffen, denen du ausgesetzt bist, zu reduzieren beziehungsweise sie so gering wie möglich zu halten – und: verfalle dabei nicht in Panik.

Wenn du dein Leben in dieser Weise nach und nach, Schritt für Schritt, Jahr für Jahr immer weiter entgiftest, wird das deiner Lebens- und Gesundheitserwartung sicher nicht schaden. Wie groß dieser Effekt tatsächlich in Zahlen ist, lässt sich zwar nicht sagen – aber ein entgifteter Alltag trägt genauso bei wie andere schwer bezifferbare Langlebigkeitsfaktoren auch.

2.9 LIFESTYLE-MASSNAHMEN: WELLNESS ODER WISSENSCHAFT?

Die Influencerin steht morgens um fünf auf, läuft einmal barfuß durch den Garten, um sich zu erden, setzt sich die Rotlicht-Gesichtsmaske auf und geht danach erst mal Eisbaden. Abends geht sie in die Sauna, und wenn sie Erkältungsanzeichen verspürt, besucht sie eine »Drip Bar« und lässt sich Vitamine per Infusion verabreichen.

Wir haben dieses Kapitel vielleicht etwas abschätzig »Lifestyle-Maßnahmen« genannt, denn viele dieser Routinen werden bei Instagram und TikTok gehypt. Das muss aber natürlich nicht heißen, dass sie nicht helfen. Also gehen wir dem Ganzen wissenschaftlich auf die Spur und versprechen schon mal: Einige der Maßnahmen können wirklich bei einem langen und gesunden Leben helfen. Fangen wir mit dem für die meisten wahrscheinlich Unangenehmsten an.

Kälte als Medizin – wie Eisbaden, Wechselduschen und Kryotherapie wirken

Sich der Kälte aussetzen kann man auf ganz unterschiedliche Arten. Die einfachste und beliebteste Methode ist das Eisbaden – also das kurzzeitige Eintauchen in fast 0 Grad kaltes Wasser. Dazu zählen Winterbaden im Freien oder gezielte Eiswasserbäder zu Hause. Eisbaden bewirkt einen starken Kältereiz auf den ganzen Körper und wird traditionell zur »Abhärtung« und Regeneration eingesetzt.

Moderne Varianten sind Kaltwasser-Immersionen, etwa in Form von Eiswannen oder Kühlbecken, die besonders im Sport zur schnelleren Erholung genutzt werden. Dann gibt es die Ganzkörper-Kryotherapie, bei der man sich für kurze Zeit – typischerweise zwei bis drei Minuten – in eine Kammer mit extrem kalter, trockener Luft – etwa -110 bis -150 Grad Celsius – begibt. Nur mit Badebekleidung und Schutz für Hände, Füße und Ohren ausgerüstet, wird der Körper einem intensiven Kälteschock ausgesetzt.

Diese Methode wurde ursprünglich zur Behandlung von rheumatischen Schmerzen entwickelt, findet heute aber auch Anwendung im Sport- und Wellnessbereich. Der Unterschied zum Eisbaden besteht darin, dass statt kaltem Wasser extrem kalte Luft verwendet wird. Das führt zu einer etwas anderen Wärmeabgabe und einem anderen subjektiven Empfinden, weil diese trockene Kälte von vielen Menschen als nicht so schlimm empfunden wird wie nasse.

Außerdem gibt es noch die klassischen Wechselduschen, also das abwechselnde Duschen mit warmem und kaltem Wasser. Üblicherweise wird mit Warm begonnen, dann für 30 Sekunden bis einige Minuten auf Kalt gestellt, und das dann mehrfach im Wechsel. Das soll die Blutgefäße »trainieren« und Kreislauf sowie Immunsystem anregen. Wechselduschen sind im Alltag leicht umsetzbar und erfordern keine spezielle Ausrüstung. Durch den Wechsel von Warm und Kalt entstehen wiederholte Gefäßverengungen und -erweiterungen, was die Durchblutung fördert und ebenfalls einen Abhärtungseffekt haben soll.

Alle drei Methoden nutzen Kälte als therapeutischen Reiz. Sie aktivieren das sympathische Nervensystem, führen zu einem vorübergehenden Blutdruckanstieg und einer Freisetzung von Stresshormonen. Fans versprechen vielfältige gesundheitliche Vorteile wie ein stärkeres Immunsystem, schnellere Regeneration, bessere Stimmung und sogar eine Förderung der Langlebigkeit. Aber was sagt die Forschung?

Eisbaden für das Immunsystem – Heilung oder Abhärtung?

Oft wird behauptet, kalte Duschen und Eisbäder würden das Immunsystem stärken. Eine viel beachtete niederländische Studie[182] aus dem Jahr 2016 mit mehr als 3000 Probanden ergab tatsächlich, dass Personen, die ihre warmen Duschen einen Monat lang mit 30 bis 90 Sekunden kaltem Wasser beendeten, in den folgenden zwei

Monaten 29 Prozent weniger krankheitsbedingte Fehltage meldeten als die Kontrollgruppe. Interessanterweise fühlten sich die Kaltduscher allerdings genauso oft krank, gingen aber dennoch häufiger zur Arbeit. Das Immunsystem selbst wurde in dieser Studie nicht direkt gemessen – es bleibt also unklar, ob die kalten Duschen die Immunabwehr wirklich stärkten oder ob die Probanden sich einfach nur abgehärteter fühlten.

Winterschwimmer und Kaltwasserenthusiasten weisen teilweise leicht erhöhte Werte bestimmter Leukozyten (weißer Blutkörperchen) auf, was auf eine aktivierte Immunantwort hindeutet. Überzeugende, direkte wissenschaftliche Belege für eine deutlich bessere Immunabwehr durch Kälte fehlen jedoch.

Gut belegt[183] ist hingegen, dass Wechselreize die Durchblutung verbessern, insbesondere der Haut und Schleimhäute. Dadurch werden zum Beispiel die Schleimhäute in Nase und Rachen besser durchblutet und eindringende Keime effektiver abgewehrt. Dieses indirekte »Training« des Immunsystems gilt als plausibler Mechanismus, auch wenn die klinische Relevanz – also ob man wirklich seltener Infekte hat – noch weiter erforscht werden muss. Aber was ist mit Entzündungen? Können Eisbaden oder Wechselduschen helfen, die Entzündungswerte zu senken?

Kälte gegen Entzündungen – erst Reiz, dann Heilung

Ein akuter Kälteschock hat paradoxerweise zunächst eine entzündungsfördernde Wirkung. In einer Metaanalyse[184] von 2025 wurde beobachtet, dass unmittelbar nach dem Eintauchen ins kalte Wasser die Entzündungsmarker ansteigen. Diese kurzfristige Entzündungsreaktion ist als akuter Stress- beziehungsweise Heilungsreiz zu verstehen. Innerhalb von Stunden normalisiert sich der Körper wieder: Nach zwölf Stunden fanden die Forschenden sogar verminderten Stress und potenziell regulierte Entzündungswerte.

Langfristig scheinen regelmäßige Kälteanwendungen eher entzündungshemmend zu wirken. So zeigte eine Pilotstudie[185] 2024, dass wiederholte Ganzkörper-Kryotherapie über mehrere Monate den CRP-Wert, der Entzündungen im Körper aufzeigt und auch bei Stress erhöht sein kann, bei gesunden Erwachsenen senken konnte. Auch Kaltwasseranwendungen nach dem Sport reduzieren muskelbedingte Entzündungsreaktionen und Muskelschäden, was sich in weniger Muskelkater äußert.

Training für die Gefäße: Kälte und das Herz-Kreislauf-System

Auch auf das Herz-Kreislauf-System haben Wechselduschen und Eisbaden Auswirkungen. Im ersten Moment belastet die Kälte das Herz-Kreislauf-System akut. Sofortige Reaktionen sind eine Verengung der Blutgefäße und ein Anstieg von Herzfrequenz und Blutdruck, um die Kerntemperatur zu stabilisieren. Schon ein kurzes Eintauchen in kaltes Wasser führte in einer Studie[186] zu einem Anstieg des Blutdrucks. Die Herzfrequenz beschleunigt sich ebenfalls. Regelmäßige Kältereize – besonders Wechselduschen – trainieren die Gefäße: Sie ziehen sich bei Kälte zusammen und weiten sich bei Wärme wieder. Dieser ständige Wechsel verbessert die Funktion und kann langfristig zu einem gesünderen Blutdruckverhalten beitragen.

Das braune Fett: Kalorienkiller

Kälte kann außerdem beim Abnehmen helfen, denn sie hat einen ausgeprägten Einfluss auf den Energiehaushalt. Dazu forscht am Universitätsklinikum Schleswig-Holstein in Kiel der Endokrinologe Tim Hollstein. Hollstein trägt auch bei 3 Grad Außentemperatur kurze Hosen und geht jeden Tag Eisbaden. Er will so sein braunes Fettgewebe aktivieren.

Braunes Fett ist ein Fett, das wir haben wollen. Es ist nicht zu verwechseln mit dem »normalen« weißen Fett, das Energie speichert. Im Gegenteil verbrennt braunes Fett sogar Energie und produziert so Wärme. Man kommt schon als Baby mit braunem Fett zur Welt. Es sitzt hauptsächlich im Brust- und Halsbereich, zum Beispiel über dem Schlüsselbein und zwischen Hals und Schulter.

Für Babys ist es enorm wichtig, da Babys nicht zittern können, um so ihre Körpertemperatur zu halten.

Wenn wir unser braunes Fett nicht trainieren, nimmt es im Alter ab. Braunes Fett ist sehr stoffwechselaktiv, das heißt, dass Menschen mit mehr aktivem braunem Fett einen höheren Grundumsatz haben – also mehr essen können, ohne zuzunehmen – und bessere Blutzuckerwerte haben. Durchschnittlich haben gesunde Erwachsene etwa 20 bis 250 Gramm aktives braunes Fett. Die Bandbreite ist also groß, und das liegt an mehreren Faktoren. Zum einen am Alter, denn je älter die Menschen in den Studien[187] waren, bei denen das aktive braune Fett gemessen wurde, desto kleiner war seine Menge. Bei Senioren war es sogar häufig kaum mehr nachweisbar, wobei Ältere, die sportlich waren und sich häufiger Kälte ausgesetzt haben, ihr Ergebnis positiv beeinflussen konnten.

Frauen haben im Schnitt mehr braunes Fett als Männer, da sie anders frieren. Mehr dazu in Kapitel 2.11 über frauenspezifische Langlebigkeit. Und schlankere Menschen haben tendenziell mehr aktives braunes Fett als Menschen mit Übergewicht. Die gute Nachricht: Man kann sein braunes Fett aktivieren! Für eine japanischen Studie[188] aus dem Jahr 2013 haben gesunde Männer, die kein oder nur wenig nachweisbares aktives braunes Fett hatten, jeden Tag zwei Stunden bei 17 Grad verbracht. Nach sechs Wochen konnte bei der Mehrzahl der Teilnehmer mehr aktives braunes Fett nachgewiesen werden.

Warum lohnt es sich, sein braunes Fett zu aktivieren? 50 Gramm aktives braunes Fett können, wenn man sich regelmäßig der Kälte aussetzt, bis zu 300 Kalorien pro Tag verbrennen. Das wäre, wenn man das Maximum von 300 Kalorien erreicht, zum Beispiel ein Käsebrot – immerhin! Außerdem verbessert sich der Glukosestoffwechsel.

Sein braunes Fett zu aktivieren ist also definitiv schlau. Das geht durch regelmäßiges Eisbaden, kalte Duschen oder Kältekammern. Wer darauf keine Lust hat, kann aber zum Beispiel auch beim Gassi gehen, oder generell beim Spazieren, darauf achten, sich nicht zu dick einzupacken, sondern ein gewisses Frösteln in Kauf zu nehmen. Oder man kühlt sein Schlafzimmer, oder auch andere Räume, auf 18 Grad oder weniger herunter.

Trotzdem muss man an dieser Stelle sagen, dass braunes Fett allein zum Abnehmen kein Wundermittel ist, da die Kalorienanzahl, die man dadurch zusätzlich zu sich nehmen kann, zwar von Mensch zu Mensch variiert, in der Regel aber nicht ausreicht, um signifikant abzunehmen. Insgesamt gilt jedoch: Kälte kann den Stoffwechsel stimulieren und bei Fettverbrennung und Blutzuckerstabilität eine unterstützende Rolle spielen.

Besser schlafen durch Kälteanwendungen?

Ein überraschender Befund mancher Studien[189] ist, dass Kälteanwendungen die Schlafqualität verbessern können. Die bereits zitierte Metaanalyse aus dem Jahr 2025 fand verbesserte Schlafqualität und gesteigerte Lebensqualität bei Personen, die regelmäßig Kaltwasseranwendungen praktizierten. Bei der Ganzkörper-Kryotherapie finden sich Hinweise, dass sie die Schlafqualität bei Patienten mit Muskelschmerzen und Fatigue verbessert. Zudem fühlen sich Menschen nach einem Kältereiz oft angenehm entspannt, nachdem die anfängliche Aufregung abgeklungen ist, was das Einschlafen fördern kann. Wichtig ist das Timing: Direkt vor dem Schlafengehen eiskalt zu duschen könnte wach machen – aber einige Stunden vorher angewendet, sinkt danach die Körperkerntemperatur, was das Schlafbedürfnis unterstützen kann.

Generell sind Kälteanwendungen kein Ersatz für Schlafhygiene, aber ein interessanter ergänzender Ansatz zur Förderung eines tiefen Schlafs und schnellerer Erholung nach körperlicher Belastung.

Kälte und Stress – der Hormesis-Effekt

Kälte setzt eine Kaskade von Stresshormonen frei. Stresshormone? Die wollen wir doch eigentlich vermeiden! Oder etwa doch nicht? Die Antwort lautet (mal wieder): Die Dosis macht das Gift! Oder auch: Was dich nicht umbringt, macht dich stärker! Das ist das Prinzip des biologischen Effekts der Hormesis. Dabei löst eine kleine Dosis eines potenziell schädlichen Reizes eine positive Anpassung aus. Dieser potenziell schädliche Reiz ist in unserem Fall das Eisbaden, das uns, wenn wir es falsch angehen, töten könnte. Wir könnten uns unterkühlen oder einen Kreislaufschock bekommen. In kleiner Dosis angewandt, trainiert der hormetische Reiz den Körper.

Machen wir es konkret: Schon bei kurzem Eintauchen in eiskaltes Wasser steigt die Konzentration von Noradrenalin und Dopamin im Blut stark an, außerdem werden Endorphine ausgeschüttet. Dadurch sind wir wacher, haben eine erhöhte Aufmerksamkeit, und die Endorphine wirken stimmungsaufhellend. Das Stresshormon Cortisol kann je nach Situation zunächst ansteigen.

Insgesamt ähnelt die akute hormonelle Reaktion der Kälte einem gezielten Workout für das Stresssystem. Es wird kurzfristig aktiviert, aber regelmäßige kleine Dosen könnten langfristig zu einer Abnahme der chronischen Stressreaktivität führen. Die positive Anpassung durch milden Stress wäre ein super Beispiel für Hormesis. Tatsächlich zeigte die erwähnte Metaanalyse, dass zwölf Stunden nach einer Kaltwassersession der subjektive Stresspegel signifikant reduziert war.

Dazu kommt noch ein psychologischer Effekt: Wer jeden Tag die Überwindung aufbringt, freiwillig kalt zu duschen oder zu baden, entwickelt ein Gefühl von Kontrolle und ein »Wenn ich das schaffe, kann ich alles schaffen«-Gefühl.

Kälte und Langlebigkeit – vielversprechend, aber nicht bewiesen

Wissenschaftlich betrachtet gibt es keine Studien, die bestätigen, dass man durch Wechselduschen, Eisbaden oder Kryotherapie länger lebt. Dennoch gibt es Hinweise, dass Kältereize auf zellulärer Ebene Prozesse anstoßen, die mit verlangsamter Alterung in Zusammenhang stehen. Sie helfen bei der Stressabwehr, machen uns widerstandsfähig, hellen die Stimmung auf, verbessern die Schlafqualität, wirken entzündungshemmend und helfen uns, braunes Fett zu aktivieren, das unseren Stoffwechsel ankurbelt. Und all das ist für die Langlebigkeit, wenn schon nicht belegt, so doch sicher nicht abträglich.

Und damit kommen wir direkt zu einem weiteren Methode, die einen Hormesis-Effekt verspricht. Der potenziell schädliche Reiz ist dabei nicht die Kälte, sondern die Hitze.

Sauna – Schwitzen, um das Leben zu verlängern?

Saunabaden ist seit Jahrtausenden ein fester Bestandteil vieler Kulturen – vor allem in Skandinavien – und dient traditionell der Entspannung und Gesundheit. Die moderne Forschung nimmt regelmäßiges Saunieren wissenschaftlich unter die Lupe, weil es mit vielen gesundheitlichen Vorteilen in Verbindung gebracht wird. Welche das sind und ob Saunabaden sogar bei der Langlebigkeit helfen kann, das schauen wir uns jetzt genauer an.

Jennies bester Freund seit Schultagen ist Finne. So kam es, dass sie mit sechzehn Jahren nach Partys morgens um vier Uhr schon mal zum Ausnüchtern in der heimischen Sauna des finnischen Freundes saß. Und zu seinem vierzigsten Geburtstag waren Tim und Jennie dann nach Helsinki eingeladen, wo mit allen Freundinnen und Freunden eine Sauna am Meer besucht wurde, in der man zu unserem Erstaunen Badekleidung tragen und Bier trinken durfte. Unsere erste Intuition, was die Langlebigkeit der Menschen in Finnland betrifft, wäre also, dass sie sich die gesundheitlichen Vorzüge der regelmäßigen Saunagänge durch das Alkoholtrinken direkt wieder zunichtemachen. Aber warten wir es mal ab!

Finnische und andere Saunen

Die klassische finnische Sauna ist ein trockenes Heißluftbad mit typischerweise 80 bis 100 Grad Celsius bei geringer Luftfeuchtigkeit. Ein Saunagang dauert meist fünf bis zwanzig Minuten, gefolgt von einer Abkühlungsphase mit kalter Dusche, Tauchbecken oder Frischluft. Finnische Saunen sind weltweit verbreitet, und sie sind am besten wissenschaftlich untersucht.

Eine Alternative zum Klassiker bildet die Infrarotsauna, in der die Umgebungstemperatur nur bei 45 bis 60 Grad Celsius liegt und in der man mit Infrarotlicht quasi von innen aufgewärmt wird, denn die Wärmestrahlung dringt tiefer in die Haut ein. Infrarotsaunen werden eingesetzt, wenn Menschen, zum Beispiel mit Herzinsuffizienz, die finnische Sauna nicht vertragen. Außerdem gibt es noch das Dampfbad, das eine sehr hohe Luftfeuchtigkeit nahe 100 Prozent bei moderaten Temperaturen um 40 bis 50 Grad bietet. Die Luft fühlt sich durch den Wasserdampf sehr heiß an. Dampfbäder sind wohltuend für die Atemwege und die Haut, da der Dampf die Schleimhäute befeuchtet.

Trotz der unterschiedlichen Bedingungen führen alle Saunaformen zu einer temporären Überhitzung des Körpers, die viele körperliche Reaktionen auslöst. Gemeinsam ist ihnen das intensive Schwitzen und das Wechselspiel von Hitze und Abkühlung. Da finnisches Saunieren wissenschaftlich am besten untersucht ist, werden wir uns hauptsächlich darauf konzentrieren.

Heißer Schutz – nicht nur fürs Herz

Wie die Kälte bewirkt auch die Hitze, dass unser Körper Stresshormone wie Cortisol, Noradrenalin und Adrenalin ausschüttet. Dennoch fühlt man sich oft schon kurz nach dem Saunagang, ähnlich wie beim Eisbaden, entspannt und ruhig. Das Prinzip des biologischen Effekts der Hormesis gilt also auch hier: Eine kleine Dosis eines potenziell schädlichen Reizes löst eine positive Anpassung aus.

Auch der Stoffwechsel wird durch das Saunieren positiv beeinflusst. Durch die erhöhte Herzfrequenz und die Anstrengung des Körpers steigt der Kalorienverbrauch leicht an. Schätzungen zufolge kann ein intensiver Saunagang ähnlich viele Kalorien verbrennen wie zügiges Gehen – das ist zwar kein Ersatz für Sport und Bewegung, unterstützt aber dennoch den Energieumsatz. Wiederholte Saunagänge werden in Beobachtungsstudien[190] auch mit günstigeren Blutfettwerten in Verbindung gebracht und wirken entzündungshemmend.

Eine der am besten belegten Wirkungen regelmäßigen Saunierens betrifft das Herz-Kreislauf-System. Die Hitzeexposition führt zu einer Gefäßerweiterung und damit verbesserten Durchblutung der Haut und Muskulatur. Während eines Saunagangs reagiert nicht nur der Stoffwechsel ähnlich wie bei moderater sportlicher Betätigung. Die Herzfrequenz steigt deutlich an, oft auf 120 bis 150 Schläge pro Minute, und das Herzzeitvolumen, also die Menge an Blut, die das Herz pro Minute durch den Kreislauf pumpt, erhöht sich, um die Haut stärker zu durchbluten. Durch die Hitze weiten sich die Blutgefäße, was trotz beschleunigtem Puls einen Blutdruckabfall nach dem Saunagang bewirken kann.

Tatsächlich zeigen Untersuchungen, dass bereits einzelne Saunasitzungen eine akute Senkung des Blutdrucks bewirken. Gezeigt wurde das beispielsweise in einer Interventionsstudie[191], also einer Studie, in der die Forschenden aktiv in das Leben der Teilnehmenden eingreifen. In diesem Fall verordneten sie der einen Gruppe acht Wochen regelmäßiges Saunabaden in Kombination mit moderater, kurzer sportlicher Betätigung. Die Ergebnisse verglichen sie mit einer Gruppe, die weder das eine noch das andere getan hatte.

Das Ergebnis: In der sportelnden und saunierenden Gruppe konnte der systolische Blutdruck um durchschnittlich 8 mmHg (Millimeter Quecksilbersäule) gesenkt werden. Wenn dir diese Zahl nichts sagt: Jede Senkung des Blutdrucks um 5 bis 10 mmHg bei sechzig bis achtzig Jahre alten Menschen senkt das Risiko für einen Schlaganfall um 30 bis 40 Prozent und das Risiko eines Herzinfarkts um 20 bis 25 Prozent. 8 mmHg sind also was!

Saunabaden kann Menschen helfen, deren Arterien durch Bewegungsmangel oder Bluthochdruck an Elastizität verloren haben. Wenn die Arterien verhärtet sind, steigt der Blutdruck, das Herz muss mehr arbeiten, und das Risiko für Herzinfarkt, Schlaganfall etc. steigt. Durch regelmäßige Saunagänge kann man die Elastizität verbessern.

Studien aus – na klar – Finnland untermauern eindrucksvoll die herzschützenden Effekte: Eine Langzeitstudie[192] mit mehr als 1600 Teilnehmern zeigte, dass Personen, die vier bis sieben Saunagänge pro Woche absolvierten, ein etwa 50 Prozent geringeres Risiko hatten, Bluthochdruck zu entwickeln, verglichen mit solchen, die nur maximal einmal wöchentlich oder gar nicht saunierten. Das Risiko der Saunagruppe, an einer Herz-Kreislauf-Erkrankung zu sterben, war sogar um 70 Prozent reduziert. Dieser Zusammenhang blieb auch bestehen, wenn man klassische Risikofaktoren wie Alter, Lebensstil, Fitness und Vorerkrankungen herausrechnete.

Nun könnte man ja den Schluss ziehen, dass die Menschen in Finnland besonders alt werden. Ob das wirklich so ist, klären wir am Ende des Abschnitts. Vorher schauen wir noch auf weitere eindrucksvolle Effekte des Saunierens.

Demenzschutz, besserer Schlaf und weniger Stress durch Schwitzen?

Eine Langzeitstudie[193] mit mehr als 2300 – na klar – finnischen Männern fand heraus, dass diejenigen, die vier- bis siebenmal pro Woche saunierten, ein 66 Prozent geringeres Risiko hatten, an irgendeiner Form von Demenz zu erkranken, verglichen mit den Männern, die gar nicht oder höchstens einmal pro Woche saunierten. Woran das liegt, ist nicht ganz klar. Eine Hypothese lautet, dass die Blutdrucksenkung und Gefäßverbesserung dabei eine Rolle spielen, da Bluthochdruck ein Risikofaktor für Demenz ist.

Auch nicht zu vergessen ist der Einfluss auf den Schlaf. Saunieren am Abend kann das Schlafprofil positiv beeinflussen. In einer – du ahnst es – finnischen Untersuchung[194] mit Schlafmessung im Schlaflabor führte eine abendliche Saunasitzung zu einer deutlich erhöhten Tiefschlafdauer in den ersten Stunden der Nacht. Saunagänger hatten über 70 Prozent mehr Tiefschlaf während der ersten zwei Stunden, verglichen mit einer Nacht ohne vorherigen Saunagang. Zudem sinkt bei regelmäßigen Saunagängern der Cortisolwert dauerhaft. Aber hilft Saunieren auch für die Langlebigkeit?

Sauna und Langlebigkeit – Beobachtungen mit wissenschaftlichem Rückenwind

In der schon viel zitierten finnischen Langzeitstudie hatten die Vielsaunierer ein um 40 Prozent geringeres Risiko, während der

Dauer der Studie zu sterben. Das liegt an den schon beschriebenen geringeren Risiken für Herz-Kreislauf-Erkrankungen. Saunabaden scheint aber auch eine direkte Wirkung auf die Langlebigkeit zu haben. In Studien[195] wurden entzündungshemmende Wirkungen und die Produktion körpereigener Antioxidantien beobachtet. Des Weiteren zeigte sich, dass regelmäßiger Hitzestress die Autophagie, also die zelluläre »Müllabfuhr«, ankurbeln kann.

Wichtig bleibt anzumerken, dass es sich bei vielen Langlebigkeitsbefunden um Beobachtungsdaten handelt. Auch wenn die Studienqualität gut ist, können Restfaktoren eine Rolle spielen – etwa dass Saunagänger insgesamt gesundheitsbewusster sind. Doch die Konsistenz der Ergebnisse, gepaart mit der biologischen Plausibilität durch die beschriebenen Mechanismen, stützt die Annahme, dass regelmäßiges Saunieren tatsächlich die Chance auf ein längeres, gesundes Leben erhöht.

Allerdings ist Sauna kein Allheilmittel und ersetzt weder Medikamente noch eine ausgewogene Lebensweise. Dies sieht man auch daran, dass die Menschen in Finnland nicht länger leben als anderswo auf der Welt. Ihre Lebenserwartung war sogar vor einigen Jahrzehnten noch vergleichsweise niedrig. Woran das liegt? Die Menschen in Finnland trinken und rauchen überdurchschnittlich viel. Dies scheint den positiven Effekt der Sauna mehr als auszugleichen und zeigt: Nicht ein lebensverlängernder Faktor allein ist bei Gesundheit und Langlebigkeit entscheidend – sondern die Summe aller Teile.

Sauna oder Dampfbad – was hilft mehr?

Viele der positiven Effekte, zum Beispiel die Wirkung auf das Herz-Kreislauf-System, den Stressabbau und den Schlaf, werden auch dem Dampfbad zugeschrieben. Zu Demenzschutz, Langlebigkeit und Zellschutz gibt es allerdings keine Hinweise – eventuell ist die Temperatur dafür zu niedrig. Positivere Effekte des Dampfbads gegenüber der finnischen Sauna werden bei der Wirkung auf die Atemwege erzielt. Durch die feuchte Luft werden die Atemwege befeuchtet, was bei chronischer Bronchitis, Reizhusten, Nasennebenhöhlenentzündung und Heiserkeit und der Anfälligkeit für Infekte helfen kann.

Earthing – Heilen durch Barfußgehen?

Als Tim vor einigen Jahren eines kalten Winterabends anfing, vor dem Schlafengehen barfuß durch unseren Garten zu laufen, um sich zu erden und so seinen schon immer sehr schlechten Schlaf zu verbessern, dachte Jennie, dass er nun komplett spinnt und vielleicht gleich noch was von Ufos und einer flachen Erde erzählt. Sie konnte sich einfach nicht vorstellen, dass das etwas bringen soll. Aber wer weiß?

Es geht um das Konzept des »Earthing«, auch »Grounding« genannt. Darunter versteht man den direkten körperlichen Kontakt zur Erde, etwa durch Barfußlaufen auf natürlichem Boden oder das Berühren von Erde, Felsen oder Gewässern mit bloßer Haut. In Kreisen von Biohackern und Longevity-Jüngern wird Earthing als einfacher, natürlicher »Biohack« propagiert, der vielfältige gesundheitliche Vorteile bieten soll, von besserem Schlaf bis zu weniger Entzündungen. (Ein Biohack ist, in Anlehnung an das Computer-Hacking, ein Trick oder Kniff, also eine einfache Methode, die eigene Biologie beziehungsweise Gesundheit zu verbessern. Biohacker müssen keine ausgebildeten Mediziner sein, es tummeln sich in dieser Szene daher eher experimentierfreudige Enthusiasten, die zum Teil über enormes praktisches Wissen verfügen.)

Physik für Dummies: Was hinter der Theorie des Erdungseffekts steckt

Die Grundidee klingt für Menschen mit wenig physikalischem Verständnis vielleicht erst mal etwas wild, daher ein kurzer Exkurs in die Physik: Die Oberfläche der Erde ist negativ elektrisch geladen, weil sich dort ein Überschuss an negativ geladenen Elektronen befindet. Der menschliche Körper ist insgesamt elektrisch neutral, kann sich aber im Alltag durch Reibung oder Kontakt mit synthetischen Materialien positiv aufladen.

Jeder kennt das Phänomen: Man läuft mit Gummisohlen über einen Teppichboden, fasst jemanden an – *zack*, kleiner Stromschlag. Solche elektrostatischen Aufladungen können Spannungen von mehreren Hundert Volt erzeugen, was zwar ungefährlich, aber deutlich messbar ist. In der Natur – wenn wir barfuß auf der Erde laufen, Baumwoll- oder Lederkleidung tragen, mit Holz arbeiten – passiert das selten, weil wir mit der Erde in elektrischem Austausch stehen.

Die Earthing-Befürworter vermuten, dass unsere moderne Umgebung – mit isolierenden Schuhsohlen, Teppichen, PVC-Böden und viel Zeit in Gebäuden – dazu führt, dass sich unser Körper dauerhaft positiv auflädt, ohne regelmäßig entladen zu werden. Diese chronische positive Aufladung soll, so die Annahme, biologische Folgen haben, insbesondere im Zusammenhang mit freien Radikalen und oxidativem Stress.

Über freie Radikale haben wir schon einiges erfahren. Weil diesen instabilen Molekülen Elektronen fehlen, reißen sie sich welche aus anderen Molekülen und können damit Schaden anrichten. Man spricht auch von oxidativen Schäden, die nachweislich zu Zellalterung und chronischen Krankheiten beitragen können.

Nun zur Idee der Earther: Wenn der Körper nun selbst dauerhaft positiv geladen ist, dann haben wir einen Elektronenmangel und damit weniger Puffer, um freie Radikale zu neutralisieren. Durch direkten Kontakt mit der Erde, die ja negativ geladen ist, könnten über die Haut freie Elektronen aufgenommen werden, die als eine Art natürliches Antioxidans wirken und oxidativen Stress reduzieren. Kurz gesagt: Unsere positive Ladung soll dazu führen, dass wir mehr oxidativen Stress haben, der krank macht. Durch das Erden können wir uns wieder elektrisch neutralisieren und gesund bleiben.

Die schädliche Wirkung freier Radikale ist gut belegt – die Theorie, dass Erdung hier schützend eingreifen kann, ist plausibel, aber die Forschung hierzu steckt noch in den Anfängen. In den letzten zwei Jahrzehnten wurden jedoch mehrere Pilotstudien und erste randomisierte Untersuchungen veröffentlicht. Diese haben verschiedene biologische Parameter unter Erdungsbedingungen gemessen, von Schlafqualität und Stresshormonen über Entzündungs- und Blutwerte bis hin zu Herz-Kreislauf-Markern.

Wichtig ist vorab: Viele dieser Studien sind klein und teils von Befürwortern des Earthing initiiert, was bei der Bewertung der Ergebnisse bedacht werden muss. Dennoch zeichnen sich einige konsistente Befunde ab, die bestimmte Wirkungen zumindest plausibel erscheinen lassen, während andere Behauptungen bislang kaum objektiv gestützt sind.

Bei vielen der Studien laufen die untersuchten Probanden übrigens nicht einfach nur barfuß durch den Garten, sondern sitzen oder schlafen auf geerdeten Matten oder Bettlaken. Diese sind mit feinen leitfähigen Fasern verbunden, zum Beispiel versilbertem Garn oder Edelstahlgewebe. Das Bettlaken muss dann mit der Erde verbunden werden. Das geht beim Campen mit einem Kabel, das am Ende einen Metallstab hat, der in die Erde gesteckt wird. Zu Hause verbindet man das Kabel mit dem Erdungskontakt der Steckdose – das sind die Metallteile oben und unten in der Steckdose. Sobald man Hautkontakt mit dem Laken oder der Matte hat, kann die Spannung zur Erde abfließen.

Wie Erdung im Körper wirken könnte

Ein häufig untersuchter Aspekt ist die Schlafqualität und der Zusammenhang mit dem Stresshormon Cortisol nach dem Erden. Im Jahr 2022 wurde eine Studie[196] mit Patienten mit leichter Alzheimer-Demenz durchgeführt, da diese oft an Schlafproblemen leiden. Über zwölf Wochen saß eine Gruppe täglich 30 Minuten geerdet, während eine Kontrollgruppe scheingeerdet war. Am Ende zeigte die geerdete Gruppe eine signifikante Verbesserung der Schlafqualität. Auch weitere kleine Studien zeigten diesen Effekt, und die geerdeten Teilnehmer berichteten, dass sie sich weniger gestresst und angespannt fühlten.

Besonders gute Wirkung soll Earthing laut den Befürwortern auf die Entzündungshemmung haben. Tatsächlich liegen einige kleinere Studien[197] vor, die zeigen, dass starker Muskelkater durch Schlafen auf einem geerdeten Bettlaken verringert werden kann.

Die Universität Salzburg hat 22 Sportstudentinnen und -studenten in zwei Gruppen eingeteilt. Die eine Hälfte schlief mehrere Tage auf einem geerdeten Bettlaken – die andere auf einem scheingeerdeten Bettlaken. Die geerdeten Sportler hatten geringere Entzündungswerte, schnellere Regeneration und weniger starken Muskelkater.

Auch chronisch entzündliche Prozesse können laut einigen Fallstudien[198] positiv beeinflusst werden. Hier wurden bei gesunden geerdeten Personen weniger Entzündungsmarker im Blut gefunden.

Ist da nun was dran oder nicht?

Diese Befunde sind wissenschaftlich plausibel, da sie miteinander in Verbindung stehen. Beispielsweise passt eine Reduktion von Entzündungsstoffen gut zu weniger Schmerz und besserem Wohlbefinden; verbesserter Schlaf und reduzierte Stresssignale ergänzen sich gegenseitig. Wichtig ist jedoch zu betonen, dass die meisten Studien klein und von kurzer Dauer waren. Oft handelt es sich um Pilotstudien oder Fallserien. Viele wurden in spezialisierten Zeitschriften (zum Beispiel für Alternative und Komplementärmedizin) veröffentlicht und nicht unbedingt von unabhängigen Forschergruppen repliziert.

Trotzdem ist Earthing ein interessantes Phänomen mit ersten Hinweisen auf positive Wirkungen auf die Gesundheit. Und da es einfach und kostenlos umzusetzen ist – einfach öfter mal barfuß auf der Erde laufen –, schadet es nicht und ist einen Versuch wert.

Rotlichttherapie – Lampen für ein langes Leben?

Schon Jennies Oma saß abends gern vor ihrer Rotlichtlampe, wenn sie mal wieder Rückenschmerzen hatte. Heute sieht man bei Instagram immer mehr junge Influencerinnen mit einer gruselig aussehenden Rotlichtgesichtsmaske auf der Couch liegen. Sie versprechen: Damit bekommt man ein besseres Hautbild und weniger

Falten. Jennie war sich sicher, dass diese Maske ein unsinniges Produkt ist, das Frauen nur wieder dazu bringen soll, mehr Geld für vermeintliche Schönheit auszugeben. Aber eins nach dem anderen.

Rotlichttherapie wurde früher einfach mit einer Glühbirne mit Rotlichtfilter gemacht, die vor allem Wärme erzeugte. Um sich nicht zu verbrennen, musste man einen gewissen Abstand halten und die Dauer der Anwendung einschränken. So konnte nur eine begrenzte Menge des Lichts an den Organismus abgegeben werden. Außerdem strahlten diese Lampen auch viel Licht ab, das kaum Wirkung hatte.

Durch den technischen Fortschritt – insbesondere durch LED- und Lasertechnologie – entwickelte sich aus der rein wärmebasierten Rotlichtanwendung das moderne Verfahren der Photobiomodulation (PBM). Hierbei stehen nicht Wärme, sondern Lichtwirkungen auf Zellebene im Vordergrund. Dabei nutzt man gezielt Lichtwellen aus dem roten und nahinfraroten Bereich, denen zellstimulierende Wirkungen zugeschrieben werden. Vereinfacht kann man sagen, dass das Rotlicht in unseren Körper eindringt, dabei die Zellen stimuliert und so unterschiedliche Prozesse auslöst.

Einer der Hauptmechanismen der Photobiomodulation betrifft die Mitochondrien. Die zelluläre Energieproduktion kann durch das spezielle Lichtspektrum bei der Anwendung von Photobiomodulation optimiert werden. Außerdem führt die Photobiomodulation noch zu weiteren Reaktionen, die den Reparatur- und Heilungsprozess in der Zelle und dem Körper anregen. Machen wir es mal konkret, indem wir uns verschiedene Anwendungsbereiche von PBM anschauen.

Rotlicht für Muskeln, Hirn und Schlaf

In den letzten Jahren ist PBM als »LED-Doping« in Sport und Rehabilitation in den Fokus gerückt. Tatsächlich zeigen zahlreiche Studien[199] mit Sportlern, dass PBM vor dem Training zu besseren Leistungswerten führt. In randomisierten Versuchen konnte zum Beispiel durch PBM-Bestrahlung der Beine die Ausdauer bei Läufern erhöht werden. Es dauerte länger, bis sie erschöpft waren, und die Sauerstoff- und damit Energieversorgung der Muskeln war besser. Insgesamt berichten etwa zwei Drittel der qualitativ hochwertigen Studien von einem signifikanten leistungssteigernden oder erholungsfördernden Effekt durch PBM.

Ein besonders spannendes, noch junges Anwendungsgebiet von PBM ist die Bestrahlung des Gehirns mit Rotlicht. Tierstudien[200] zeigen bemerkenswerte Effekte: Bei alten Mäusen konnte die kognitive Leistungsfähigkeit des Gehirns verbessert werden. Bei Mäusen, an denen man die Parkinsonkrankheit erforscht, konnte durch PBM die motorische Funktion verbessert werden.

Erste klinische Studien[201] deuten an, dass sich diese Effekte auf den Menschen übertragen lassen. Bei gesunden älteren Erwachsenen wurden zum Beispiel Verbesserungen des Arbeitsgedächtnisses und der sprachlichen Fähigkeiten beobachtet. Ältere Probanden schnitten nach mehreren PBM-Sitzungen in neuropsychologischen Tests, etwa zur Wortfindung und Aufmerksamkeit, besser ab als Kontrollpersonen. Noch deutlicher scheinen die Effekte bei Personen mit leichter kognitiver Beeinträchtigung oder beginnender Alzheimer-Demenz: Hier wurde über allgemeine kognitive Verbesserungen berichtet.

Es gibt also erste positive Studienergebnisse, aber große randomisierte Doppelblindstudien, das wissenschaftliche Nonplusultra, stehen noch aus. Trotzdem werden PBM-Geräte für das Gehirn schon verkauft und von einigen Ärztinnen und Ärzten off-label, also ohne Zulassung, eingesetzt. Auch auf den Schlaf soll PBM positive Wirkungen haben. Auch hier gibt es erste Pilotstudien[202], die die Wirkung bestätigen. Die wissenschaftliche Beweislage ist aber noch dünn.

Ähnlich sieht es beim Thema Immunfunktion und Infektabwehr aus. PBM kann laut einigen Studien[203] die Immunzellen »wachrütteln« und ihre Reaktionsbereitschaft erhöhen, was für die Abwehr von Infekten vorteilhaft sein könnte. Außerdem gibt es erste Hinweise, dass PBM die Immunfunktion stärken kann.

Weniger Entzündung, bessere Haut: Was PBM kann – und was nicht

Eine der bestdokumentierten Wirkungen der Rotlichttherapie ist ihre entzündungshemmende Wirkung. So wurde in vielen Studien – von Zellkulturen über Tiermodelle bis hin zu Patienten – eine Reduktion von Entzündungsmarkern durch PBM beobachtet. Ein eindrucksvolles Beispiel liefert eine randomisierte, Placebo-kontrollierte Pilotstudie[204] bei COVID-19-Patienten: 52 hospitalisierte Patienten erhielten zusätzlich zur Standardtherapie entweder zweimal täglich PBM oder Scheinbestrahlung über drei Tage. In der PBM-Gruppe sanken mehrere Entzündungsmarker innerhalb dieser kurzen Zeit drastisch – um etwa 50 bis 80 Prozent –, während sie in der Placebogruppe unverändert hoch blieben.

Bei Patienten mit Arthrose, zum Beispiel im Knie, führte PBM in mehreren randomisierten, Placebo-kontrollierten Studien[205] zu weniger Gelenkentzündung und gleichzeitig zu Schmerzlinderung und besserer Gelenkfunktion.

Kommen wir nun zu den Rotlichtgesichtsmasken. Und tatsächlich können diese Masken, wenn sie qualitativ hochwertig sind, gute Wirkungen für die Haut erzielen. Rotes Licht stimuliert die Mitochondrien der Hautzellen, was den Alterungsprozess verlangsamen kann. Mehrere hochwertige Studien[206] zeigen bessere Wundheilung, verbesserte Hautstruktur und Hautfunktion durch PBM: Falten und feine Linien können reduziert, Hautfestigkeit und Elastizität erhöht und der Hauttonus ausgeglichen werden. Diese Verjüngungseffekte waren laut den Studien nachhaltig, was auf eine wirkliche zelluläre Verlangsamung des Alterungsprozesses hindeutet. Aber kann Rotlichttherapie tatsächlich die Lebensspanne verlängern?

Diese Frage ist Gegenstand aktueller Forschung und teils noch spekulativ, doch erste Befunde sind vielversprechend. Da PBM gleichzeitig zelluläre Energieproduktion und Regeneration fördert sowie Entzündungen und oxidativen Stress reduziert, zielt es gleich auf mehrere zentrale Mechanismen des Alterungsprozesses. In einer wegweisenden Studie[207] aus den Jahr 2023 wurden mittelalte Mäuse langfristig mit Rotlicht behandelt. Die Mäuse erhielten fünf Tage pro Woche für zwei Minuten eine ganzkörpernahe PBM-Bestrahlung.

Die Ergebnisse waren eindrucksvoll: Die behandelten Tiere zeigten eine verbesserte Herzfunktion, und ihr Gangbild war besser, was auf eine Erhaltung der Muskel- und Nervengesundheit hindeutet. Am eindrucksvollsten war der Effekt auf die Lebensspanne in einer genetisch vorbelasteten Mausgruppe: Mäuse, die normalerweise infolge einer erblichen Herzkrankheit früh starben, lebten genauso lange wie die nicht belastete Mausgruppe.

Repräsentative Studien, die den Einfluss von PBM auf menschliche Langlebigkeit untersuchen, gibt es noch nicht. Insgesamt deuten die Hinweise aber darauf hin, dass PBM tatsächlich ein hilfreiches Puzzleteil für ein langes gesundes Leben sein könnte. Nicht zuletzt, weil es schmerzfrei und risikoarm ist. Viele Biohacker haben sich deswegen schon Ganzkörper-LED-Panels angeschafft.

Vitamininfusionen – ab in die »Drip Bar«?

In den letzten Jahren sind sogenannte Drip Bars oder Infusionskliniken populär geworden, die Vitamin- und Nährstoffinfusionen als Wellnessbehandlung anbieten. Prominente Persönlichkeiten und Influencer haben den Trend bekannt gemacht, und Kunden zahlen teils hohe Summen zwischen achtzig und mehreren Hundert Euro für eine einzelne Infusion.

Bei diesen Infusionen werden hochdosierte Vitamine und andere Mikronährstoffe direkt in die Blutbahn verabreicht, was laut Anbietern zu schnellerer und effektiverer Aufnahme führen soll. Beworben werden vielfältige positive gesundheitliche Effekte, von mehr Energie und Stressresistenz bis zu schönerer Haut und einem stärkeren Immunsystem. Einige Infusionskliniken bieten spezielle Mischungen für Migränelinderung, bessere Konzentration, Schlafverbesserung oder ein generell stärkeres Gefühl von Gesundheit und Vitalität an. Die Namen sind oft suggestiv, zum Beispiel »Brain Boost«, »Immune IV«, oder »Beauty Drip«.

Aber gerade bei den hohen Kosten stellt sich natürlich die Frage: Was daran ist wissenschaftlich belegt? Und bringt das was, oder kann ich auch einfach ein bisschen Obst und Gemüse essen?

Für gesunde Personen ohne nachgewiesene Vitaminmängel gibt es bislang keine überzeugenden Belege, dass Vitamininfusionen zu einer zusätzlichen Verbesserung der Gesundheit führen. Eine Übersichtsarbeit[208] in der medizinischen Fachzeitschrift *BMJ* fand keinerlei hochwertige Evidenz dafür, dass präventive Vitamininfusionen bei gesunden Personen notwendig wären oder einen gesundheitlichen Nutzen hätten. Insbesondere Behauptungen wie »stärkere Immunabwehr« oder »Stressresistenz« wurden wissenschaftlich kaum solide geprüft, und die wenigen vorhandenen Studien weisen methodische Schwächen auf. So wurden in einigen Fällen keine Placebo-Kontrollgruppen verwendet, oder es handelt sich nur um anekdotische Fallberichte.

Der wichtigste Punkt bei solchen Infusionen ist der Folgende: Fast alle Inhaltsstoffe, die dort verabreicht werden, kann man auch durch eine ausgewogene Ernährung oder eine klassische Supplementierung in Form von Tabletten, Pulver oder Tropfen zu sich nehmen. Die Infusionen hätten also nur dann einen Sinn, wenn sie irgendeinen Vorteil gegenüber der oralen Aufnahme hätten.

Tatsächlich ergibt sich für die allermeisten Vitamine und Nährstoffe im Wellnesskontext kein praktischer Mehrwert der Infusion – außer du hast einen Defekt, der die orale Aufnahme behindert. Man kann zwar mit einer Injektion kurzfristig eine höhere Konzentration der Stoffe direkt im Blut erreichen – doch der Organismus scheidet das »Zuviel« der unterschiedlichen Stoffe in vielen Fällen sowieso wieder über den Urin aus. Beispielsweise kannst du für 70 Euro eine Vitamin-C-Infusion kaufen. Diese beinhaltet 7,5 Gramm, also 7500 Milligramm, Vitamin C. Die empfohlene Tagesdosis Vitamin C beträgt etwa 100 Milligramm, die man zum Beispiel mit etwa zwei Kiwis oder Orangen abdecken kann. Höhere Dosen von Vitamin C kann der Körper kaum verarbeiten und auch nicht speichern.

Es gibt derzeit keinerlei Studien, die belegen würden, dass Menschen in irgendeiner Form von einer so hohen Dosis profitieren würden. Da man eine Injektion nicht täglich macht, sondern nur ab und zu, ist im Zweifelsfall eine Versorgung durch Ernährung oder Supplements, die zu einer stabilen Versorgung führen, besser!

Der Gang in die »Drip Bar« ist also vor allem ein teurer Hype ohne zusätzlichen Nutzen! Hinzu kommt, dass Infusionen nicht ganz risikofrei sind. Eine Nadel in die Vene gesteckt zu bekommen, ist zwar nur ein kleiner Eingriff, birgt aber auch Gefahren – etwa eine Infektion, allergische Reaktionen oder im schlimmsten Fall, wenn versehentlich Luft in die Kanüle gelangt, eine Luftembolie, an der man sogar sterben könnte. Das Risiko ist extrem gering, aber wenn jetzt plötzlich alle Welt anfangen würde, wöchentlich Infusionen zu nehmen, würde es irgendwann jemanden erwischen. Sebastian Grönke vom Max-Planck-Institut sagte uns zum Thema Vitamininfusionen: »Essen Sie einfach eine Paprika oder eine Kiwi!«

2.10 MEDIZINISCHE EINGRIFFE: SIEHT SO DIE ZUKUNFT AUS?

Sich Peptide spritzen. Das Blutplasma tauschen lassen. Das Mikrobiom transplantieren. Die eigenen Gene verändern. Stammzellen ins Knie injizieren. Einzelne Zellen so stark verjüngen, dass sie in den embryonalen Zustand zurückkehren. Das alles klingt nach Science-Fiction – ist aber heute schon Realität.

In diesem Kapitel geht es um fortschrittliche, innovative und teils hochgradig experimentelle Langlebigkeitsbehandlungen. Einige davon kann man sich heute schon in exklusiven Longevity-Zentren (siehe Kapitel 1.4) verabreichen lassen. Andere existieren bisher nur in Form von Tierstudien und laufen in Forschungslaboren. Was nun folgt, ist die Speerspitze der Langlebigkeitsforschung. Das hier sind keine Anwendungen für zwischendurch – einige kosten Zehntausende Euro, andere sind für Menschen noch gar nicht zugelassen.

Das Ziel der meisten Behandlungen in diesem Kapitel ist es nicht, uns hundert Jahre alt werden zu lassen. Hier geht es nun wirklich darum, den Menschen deutlich langlebiger zu machen als bisher. 120 Jahre und mehr. Bei einem der Verfahren in diesem Abschnitt – der sogenannten epigenetischen Reprogrammierung mit den Yamanaka-Faktoren – sprach ein Forscher sogar kurzzeitig davon, den Schlüssel zur Unsterblichkeit gefunden zu haben.

Wir haben dieses Kapitel bewusst ans Ende des Hauptteils gesetzt, weil es eher ein Ausblick als heute gängige Praxis ist. Es zeigt dir, wohin die Reise gehen könnte – in gar nicht allzu ferner Zukunft.

Peptidtherapie – Booster per Spritze?

Peptide sind nichts anderes als kleine Eiweißmoleküle. Sie bestehen aus Aminosäuren – also den Bausteinen, aus denen auch größere Proteine aufgebaut sind. Der Unterschied: Während Proteine oft Hunderte oder sogar Tausende Aminosäuren lang sind, bestehen Peptide nur aus wenigen dieser Bausteine – manchmal nur zwei oder drei, manchmal ein paar Dutzend. Aber trotz ihrer geringen Größe können sie enorme Wirkungen entfalten, denn Peptide sind in unserem Körper so etwas wie hochspezialisierte Botenstoffe. Sie schalten biologische Prozesse ein oder aus, steuern Reaktionen, übermitteln Signale zwischen Zellen – oder regulieren, wie stark oder schwach bestimmte Funktionen im Körper ablaufen.

Ob wir Hunger verspüren oder satt sind. Ob unser Körper gerade Fett verbrennt oder Energie speichert. Wie schnell oder langsam Muskeln wachsen. Wie stark unser Immunsystem aktiviert wird. Ob Entzündungen abklingen. Oder ob Zellen anfangen, sich zu regenerieren – all das wird maßgeblich durch Peptide gesteuert. Es ist, als würde unser Körper ein riesiges Netzwerk von Sensoren, Schaltern und Stellrädchen betreiben – und Peptide sind die Finger, die daran drehen.

Jetzt wird es spannend. Mittlerweile kann man Peptide künstlich herstellen und dem Körper dann durch Spritzen gezielt zuführen. Damit hat man – etwas überspitzt formuliert – die Möglichkeit, sich in das Kontrollsystem des Körpers zu hacken. Wir können mit Peptiden in die biologischen Schaltkreise eingreifen und dadurch bestimmte Prozesse in unserem Körper gezielt verstärken, abschwächen, regulieren, ein- oder ausschalten. Wir sind nicht mehr der Reaktion unseres Körpers auf verschiedene Dinge ausgeliefert, sondern können selbst eingreifen. Klingt verrückt, oder? Aber es funktioniert! Von einem Peptid, das bereits erfolgreich eingesetzt wird, hast du vermutlich schon gehört.

Das Peptid in der Abnehmspritze

Die Rede ist von dem Peptid Semaglutid, das das körpereigene Hormon GLP-1 nachahmt. GLP-1 wird normalerweise im Darm freigesetzt, wenn wir gegessen haben, und gibt dem Gehirn das Signal: Du bist satt. Bei Menschen mit Übergewicht oder Diabetes Typ 2 funktioniert dieser Mechanismus oft nur unzureichend. Wenn man nun Semaglutid gibt, kann man das Sättigungssignal »von außen« auslösen. In der Folge essen die behandelten Menschen weniger, verlieren Gewicht und verbessern ihre Blutzuckerwerte.

Ozempic – so heißt das Medikament, das vor ein paar Jahren auf den Markt kam und für Wirbel sorgte – ist also im Grunde nichts anderes als ein Peptid, das unserem Körper sagt, dass er satt ist. In klinischen Studien[209] verloren Probanden mit Ozempic dadurch im Schnitt bis zu 15 Prozent ihres Körpergewichts. Kein Wunder also, dass Peptide aktuell als kleine Wundermoleküle gehandelt werden.

Doch Ozempic war nur der Anfang. Inzwischen gibt es eine Vielzahl weiterer Peptide, die bereits verwendet werden. BPC-157 fördert die Heilung von Muskeln, Sehnen, Bändern und sogar inneren Organen – es wird von einigen Biohackern genutzt, um Verletzungen schneller zu heilen. Umfassende Humanstudien, die das belegen oder die Sicherheit nachweisen, fehlen. CJC-1295 und Ipamorelin regen die Ausschüttung von Wachstumshormonen in unserem Körper an. Dadurch können Menschen schneller Muskeln aufbauen und Körperfett reduzieren. Longevity-Zentren setzen diese Peptide in Kombination mit Semaglutid ein, damit Menschen innerhalb von kürzester Zeit abnehmen, Körperfett verlieren und Muskeln aufbauen können.

Epitalon könnte möglicherweise die Telomere verlängern – die Datenlage ist allerdings noch schwach. Auch Thymalin ist wissenschaftlich noch nicht vollständig erforscht, könnte aber in der Lage sein, unsere Immunzellen entweder zu aktivieren oder zu beruhigen. Manche in der Biohackerszene spritzen es sich, sobald sie das Gefühl haben, krank zu sein. Schätzungen gehen davon aus, dass es mehrere Tausend biologisch aktive Peptide gibt, die im menschlichen Körper bestimmte Funktionen übernehmen und Prozesse beeinflussen können. Bisher sind davon gerade mal einige Hundert erforscht. Es gibt auf diesem Feld also noch eine Menge zu entdecken!

Weil es so viele Peptide gibt und weil die Forschung in diesem Bereich noch eine Menge zu tun hat, ist es schwierig abzuschätzen, wie der Einsatz von Peptiden möglicherweise unsere Lebenserwartung verändern könnte. Nehmen wir noch mal Ozempic als Beispiel. Wer übergewichtig ist oder an Diabetes Typ 2 leidet, kann mithilfe des darin enthaltenen Semaglutids abnehmen, und durch dieses Abnehmen wird sich vermutlich dann auch die Lebenserwartung dieser Person erhöhen. Aber können wir hier von einem direkten Effekt auf die Lebenserwartung sprechen?

Können Peptide unser Leben verlängern?

In einer der ersten Studien[210] zum Thema kam man zu dem Ergebnis, dass man die Lebenserwartung von Nagetieren durch den langfristigen Einsatz von unterschiedlichen Peptiden um etwa 20 bis 40 Prozent verlängern kann – allerdings fehlt es an weiteren Studien, die diese Ergebnisse bestätigen. Denkbar ist, dass Peptide in Zukunft eingesetzt werden könnten, um Menschen individuell gesünder zu machen und im Sinne der Langlebigkeit zu »optimieren«.

Peptide können, wie wir gesehen haben, beim Abnehmen, Muskelaufbau, Fettverlust oder bei der Stärkung des Immunsystems helfen. All diese Verbesserungen können Menschen, die in diesen bestimmten Bereichen Probleme haben, Lebenszeit schenken. Ob es in Zukunft aber auch Peptide geben wird, die direkt in die Kennzeichen des Alterns eingreifen und uns dadurch vielleicht deutlich langlebiger machen, ist unklar. Kann sein – muss aber nicht.

Heute werden Peptide fast ausschließlich von fortschrittlichen Longevity-Zentren in den USA oder in Kliniken eingesetzt. Und es gibt Biohacker, die sich auf eigene Faust Peptide off-label bestellen und selbst spritzen. In New York gibt es Gruppen von Biohackern, die sich einmal pro Woche in einem Restaurant treffen, um sich dort über Peptide auszutauschen und sich gegenseitig zu spritzen – ja, die packen in einem Restaurant ihre Spritzen aus.

Bei allem Hype darf man nicht vergessen, dass Peptide nicht ohne Risiko sind. So verlockend und einfach es klingt, greift man mit Peptiden direkt in bestimmte Mechanismen ein, die der Körper normalerweise (und auch nicht ohne Grund) ganz von selbst steuert. Wenn man dort nun etwas verändert – selbst wenn es eine gewünschte Wirkung hat –, weiß man nicht, welche Nebeneffekte es möglicherweise haben könnte.

So gibt es beispielsweise bei Ozempic Hinweise, dass es auch zu einer Reduktion von Muskelmasse führen könnte. Manche Patienten berichten außerdem von einem gestörten Verhältnis, fast von einem Ekelgefühl, Essen gegenüber. Darüber hinaus ist das Problem bei allen Peptiden, dass man sie eigentlich lebenslang nehmen muss. Man verändert ja nicht wirklich den Prozess im Körper, sondern injiziert einen Botenstoff. Hört man damit auf, kehrt man wieder zum vorherigen Zustand zurück. Bei Ozempic beispielsweise ist bekannt, dass Patienten, die das Medikament absetzen, wieder deutlich mehr Hunger haben und dadurch auch wieder zunehmen.

Wie es in Zukunft mit Peptiden weitergeht – niemand weiß es. Es ist durchaus denkbar, dass sie in absehbarer Zukunft so normal sein werden wie Blutdrucksenker, Cholesterintabletten oder sogar Vitaminpräparate. Ob sie dabei aber vor allem für die Behandlung von Problemen beziehungsweise zur Verbesserung einzelner Funktionen oder Körpereigenschaften eingesetzt werden oder wirklich aktiv das Leben gesunder Menschen verlängern werden, lässt sich noch nicht sagen.

Frisches Blutplasma als Verjüngungskur?

Seit Jahrhunderten geistert die Idee durch die Menschheitsgeschichte, dass junges Blut verjüngende Eigenschaften besitzt. Es ranken sich sogar diverse Verschwörungstheorien um dieses Thema. Mit den Fortschritten in der Alternsforschung ist daraus ein realer

Forschungszweig geworden. Wissenschaftlerinnen und Wissenschaftler nehmen ältere Mäuse und verbinden ihren Blutkreislauf chirurgisch mit dem einer jüngeren Maus. Der medizinische Fachbegriff für diese Experimente ist Parabiose. In Deutschland sind solche Experimente heute aus ethischen Gründen streng reglementiert und werden deshalb praktisch nicht durchgeführt – in England und den USA allerdings sind sie erlaubt.

Wir klammern die ethische Debatte über solche Experimente an dieser Stelle aus, denn das Ergebnis dieser Forschung ist durchaus erstaunlich und lässt sich sehr stabil immer wieder reproduzieren: Die alte Maus zeigt plötzlich biologische Verjüngungseffekte – ihr Gedächtnis verbessert sich, die Muskelkraft nimmt zu, Entzündungsprozesse gehen zurück. Eine Harvard-Studie[211] aus dem Jahr 2023 zeigt, dass bereits eine dreimonatige Parabiose das Leben einer älteren Maus um bis zu 9 Prozent verlängern kann. Die junge Maus dagegen altert durch den Prozess schneller.

Was also zunächst wie ein verstörendes Frankensteinexperiment wirkt, brachte eine bahnbrechende Erkenntnis hervor: Im Blut muss irgendetwas sein, das das Altern beschleunigt – oder verlangsamt. Die Forscher wollten wissen: Kann es sein, dass das Blut junger Tiere bestimmte Signalstoffe enthält, die Alterungsprozesse positiv beeinflussen? Und wenn ja, lässt sich das Blut älterer Lebewesen »reinigen« oder verbessern, um ähnliche Effekte zu erzielen?

Zunächst müssen wir uns kurz klarmachen, was unser Blut überhaupt ist. Es besteht grob gesagt aus vier Bestandteilen: den roten Blutkörperchen (Erythrozyten), die mithilfe von Hämoglobin Sauerstoff von der Lunge im Körper verteilen und im Gegenzug Kohlendioxid zurück zur Lunge befördern; den weißen Blutkörperchen (Leukozyten), die essenzielle Funktionen des Immunsystems übernehmen, den Blutplättchen (Thrombozyten), die eine zentrale Rolle bei der Blutgerinnung spielen, indem sie sich bei Gefäßverletzungen an der Wunde anheften, verklumpen, einen Pfropf bilden und die Blutung stoppen. Und dann gibt es noch das Blutplasma, in dem Erythrozyten, Leukozyten und Thrombozyten schwimmen.

Das Plasma macht etwa die Hälfte unseres Blutes aus und besteht selbst zu 90 Prozent aus Wasser, gelösten Salzen und Proteinen. Das wichtigste Plasmaprotein ist dabei Albumin, das dafür sorgt, dass Flüssigkeit in den Gefäßen bleibt, und als Transportmittel für Hormone und andere Substanzen dient. Das Plasma enthält außerdem Antikörper für die Immunabwehr und Gerinnungsfaktoren für die Blutstillung. In unserem Blutplasma können allerdings nicht nur die essenziellen und guten Bestandteile schwimmen, sondern auch Zellabfall, Entzündungsstoffe und andere Dinge, die wir dort eigentlich nicht haben wollen – Schwermetalle zum Beispiel. Hier beginnt es nun, spannend zu werden.

Was steckt in jungem Blut, das uns jünger macht?

In den Mausexperimenten konnte man eindeutig zeigen, dass ältere Mäuse biologisch jünger werden, wenn man ihnen das Blut jüngerer Mäuse gibt. Für Menschen bringt diese Erkenntnis zunächst nur wenig – es kam zwar kurzfristig mal die Idee auf, ob es nicht sinnvoll sein könnte, dass jüngere Spender älteren Empfängern Blut spenden, um einen ähnlichen Effekt zu erzielen – schnell wurde das aus ethischen und praktikablen Gründen aber wieder verworfen.

Wo soll das hinführen? Dass junge Menschen mit wenig finanziellen Mitteln dazu verführt werden, ihr Blut an ältere, wohlhabende Menschen zu verkaufen? Eine eigenartige Vorstellung, wenn statt Lebensrettung (wie bei normalen Blutspenden) nur das Geschäft der Verjüngung ausschlaggebend wäre. Stattdessen wühlte die Forschung weiter, schaute genauer hin und versuchte herauszufinden, was genau es im Blut ist, das diese Ergebnisse erzielt, und ob man sie nicht irgendwie anders erzielen konnte.

Ziemlich schnell geriet das Blutplasma ins Visier der Wissenschaft. Wissenschaftler fanden heraus, dass man ähnliche Effekte wie bei der Parabiose erzielen konnte, wenn man jungen Mäusen einen Teil des Blutplasmas entfernte und dieses dann den älteren Mäusen gab. Tatsächlich konnte man damit die älteren Mäuse verjüngen – ohne sie mit der jüngeren Maus zusammennähen zu müssen und ohne der jungen Maus zu schaden. Aber braucht man überhaupt das Plasma einer jüngeren Maus?

Die Wissenschaftler untersuchten, was passiert, wenn man bei den älteren Mäusen etwa die Hälfte des Blutplasmas entnimmt und es durch eine Kochsalzlösung mit 5 Prozent Albumin als Ersatz für die fehlenden Proteine ersetzt. Konkret funktioniert das, egal ob bei Mäusen oder Menschen, so: Zunächst wird dem Patienten Blut entnommen. Mithilfe eines speziellen Filtersystems wird das Blut in seine Bestandteile zerlegt. Die roten und weißen Blutkörperchen werden dabei aufgefangen, das Plasma wird entweder gefiltert und gereinigt oder gegen eine Kochsalzlösung mit Albumin ausgetauscht. Anschließend wird alles wieder zusammengemischt und zurückgeführt.

Es ist, vereinfacht gesagt, wie ein Ölwechsel für den Körper. Bereits durch eine einmalige Anwendung dieses Verfahrens konnten die Forscher vergleichbare oder teils sogar stärkere Verjüngungseffekte erzielen als bei der klassischen Parabiose mit einem jüngeren Partner. Nach einem Plasmaaustausch schnitten die Mäuse in kognitiven Tests besser ab, hatten geringere Entzündungswerte und andere Vorteile. So kam heraus, dass es nicht wirklich das junge Blut ist, das gesundheitsförderlich und lebensverlängernd ist, sondern dass es vor allem das Entfernen von im Alter angereicherten schädlichen Stoffen im Plasma ist, das die positiven Effekte erzielt.

Die Frage ist nun: Funktioniert das auch im Menschen? Die wissenschaftlichen Erkenntnisse hierzu sind bisher recht rudimentär und noch sehr neu. Aber es gibt bereits einige. In der AMBAR-Studie[212] wurde untersucht, ob Plasmaaustausch mit Albuminersatz bei Patienten mit mildem bis mittelschwerem Alzheimer helfen kann. Die Patienten erhielten über vierzehn Monate hinweg immer wieder Plasmaaustausche. Tatsächlich zeigte die Studie eine signifikante Verlangsamung des kognitiven und funktionalen Verfalls im Vergleich zu einer Kontrollgruppe.

Nimmt man die Gesamtheit aller Studien im Tier und im Menschen, gibt es durchaus eine berechtigte Hoffnung, dass das Entfernen und Tauschen von Plasma den Alterungsprozess verlangsamen und altersbedingte Krankheiten reduzieren könnte. Inzwischen ist man sich einig: Die direkte Gabe von »jungem Blut« ist nicht erforderlich, um Wirkung zu erzielen. Auch Langlebigkeitspionier Bryan Johnson, der sich 2023 noch spektakulär Blutplasma seines

Sohnes geben ließ, hat Ende 2024 verkündet, dass er die Transfusionen von »Sohnblut« in Zukunft nicht mehr machen möchte, sondern stattdessen auf regelmäßigen Plasmaaustausch setzen wird. Er tauscht dabei nicht nur die Hälfte, sondern in regelmäßigen Abständen, nach einem strengen Protokoll, sein komplettes Blutplasma aus.

Bleiben ein paar entscheidende Fragen übrig. Zum einen: Wie lange hält der Effekt an beziehungsweise wie oft muss man das Prozedere wiederholen? Nachdem man das Plasma ausgetauscht hat, sammeln sich nach und nach wieder altersfördernde Faktoren und Schadstoffe im Plasma an. Auch in den Tierstudien wurde klar: Tiere, deren Plasma man tauscht, bleiben nicht dauerhaft jünger. Man ist sich also einig darin, dass man die Behandlung regelmäßig wiederholen muss – das Intervall ist allerdings unklar.

Es gibt, Stand heute, noch keine allgemeingültigen Erkenntnisse. In der AMBAR-Studie wurde den Patienten etwa einmal im Monat das Plasma ausgetauscht, vielleicht reicht es aber auch quartalsweise, halbjährlich oder jährlich. Man könnte auch regelmäßig bestimmte Biomarker des Alterns, wie zum Beispiel Entzündungswerte, nehmen und eine neue Behandlung ansetzen, sobald sich diese Marker verschlechtern. Bryan Johnson will mit einer solchen Methode aktuell das optimale Intervall herausfinden.

Aktuell ist Blutplasmaaustausch aber sowieso noch nichts für jedermann, da die Anwendung zur Lebensverlängerung in ihrer Wirkung noch experimentell und wissenschaftlich nicht ausreichend belegt ist. Und weil hier ja auch keine Krankheiten geheilt und keine Kranken behandelt werden, übernehmen die Krankenkassen die Kosten für solche Behandlungen nicht. Stattdessen muss man selbst bezahlen, und bei den wenigen Anbietern, die es heute schon gibt, werden da schnell mehrere Tausend Euro fällig. Pro Behandlung.

Was die Forschung bisher auch noch nicht beantworten kann, ist, welche langfristigen Auswirkungen der regelmäßige Austausch von Blutplasma auf den menschlichen Körper hat. Noch ist unklar, ob der wiederholte Entzug und Ersatz von Plasma über Jahre hinweg Nebenwirkungen auf das Immunsystem, die Blutgerinnung oder die hormonelle Balance haben könnte. Kritiker weisen außerdem darauf hin, dass jeder Eingriff in den Blutkreislauf natürlich Risiken wie Infektionen oder allergische Reaktionen mit sich bringt (ähnlich wie bei den Infusionen in der »Drip Bar«).

Stuhltransplantation – bessere Bakterien, längeres Leben?

Wie wichtig das Mikrobiom und insbesondere die Darmflora für unsere Alterung ist, haben wir bereits gesehen. Die winzigen bakteriellen Mitbewohner erfüllen überlebenswichtige Aufgaben: Sie spalten unsere Nahrung in verwertbare Bestandteile auf, produzieren Fettsäuren und Vitamine und helfen insgesamt dabei, Nährstoffe zu verarbeiten. Was viele nicht wissen: Der Großteil unserer Immunzellen befindet sich ebenfalls im Darm. Dort lernt das Immunsystem, zwischen Freund und Feind zu unterscheiden. Der Darm ist so etwas wie das Ausbildungszentrum unseres Immunsystems.

Je älter wir werden, desto mehr verändert sich jedoch unser Mikrobiom. Die Diversität der Darmflora nimmt ab, und die Zusammensetzung der Bakterien verändert sich: Die guten Bakterien, die uns helfen, werden weniger, und die schlechten, die uns sogar schaden können, werden mehr. Genau deshalb sind Prä- und Probiotika ein gutes Hilfsmittel, um diesen Prozess und damit auch die Alterung zu verlangsamen (siehe Kapitel 2.2).

Besonders beeindruckend ist in diesem Zusammenhang die Forschung an Hundertjährigen. Es hat sich nämlich gezeigt, dass fast alle außergewöhnlich alten und gesunden Menschen eine besondere Darmflora aufweisen. Eine Studie[213] fand zum Beispiel heraus, dass über hundertjährige Personen vermehrt ganz bestimmte Bakterienarten besitzen, die sich positiv auf die Langlebigkeit auszuwirken scheinen.

Da nicht jeder von uns mit einer Darmflora gesegnet ist, die uns gesund hundert Jahre alt werden lässt, stellten sich Wissenschaftler irgendwann die Frage, ob es helfen könnte, älteren Tieren das Mikrobiom von jüngeren zu transferieren. Ein Meilenstein in dieser Forschung war eine Studie[214] am Killifisch, durchgeführt am Max-Planck-Institut für Biologie des Alterns in Köln. Killifische leben nur ein paar Monate, weshalb sie für die Altersforschung ideal sind – innerhalb von kurzer Zeit kann man mit ihnen lebenslange Studien machen und herausfinden, ob sie etwas länger leben lässt oder nicht. Die Forscher tauschten die Darmflora von Jung und Alt aus. Das Ergebnis war erstaunlich: Die Killifische mit der verjüngten Darmflora lebten bis zu 40 Prozent länger. Außerdem blieben sie wesentlich länger agil.

Auch in Mausstudien[215] verdichten sich die Hinweise, dass der Transfer des Mikrobioms von jungen Mäusen ältere Mäuse gesünder werden lässt. Mäuse essen Kot – nicht nur ihren eigenen, sondern auch den von anderen Mäusen. Wenn man alte und junge Mäuse zusammenhält, fressen die älteren Mäuse automatisch den Kot jüngerer Mäuse. In solchen Studien konnte man nachweisen, dass die älteren Mäuse, die den Kot der jüngeren gegessen hatten, länger lebten und gesünder waren.

Beim Menschen ist die Studienlage noch nicht besonders weit fortgeschritten. Den Stuhl von jungen und alten Menschen auszutauschen ist nichts, was man mal eben so leichtfertig durchführt, und es gibt – aus nachvollziehbaren Gründen – auch Berührungsängste mit der Idee.

Technisch läuft eine sogenannte Fecal Microbiota Transplantation (FMT) so ab, dass man einem jungen Erwachsenen mit vorbildlicher Gesundheit Stuhl entnimmt und diesen im Labor aufarbeitet. Den aufgearbeiteten Stuhl führt man dann dem Empfänger entweder per Endoskopie, also mit einem Schlauch, ein oder er schluckt ihn als Kapsel. Theoretisch braucht man nicht jedes Mal einen neuen Spender, es gibt auch »Stuhl-Banken«, wie zum Beispiel OpenBiome, und man könnte sogar theoretisch in jungen Jahren seinen eigenen Stuhl einfrieren lassen, um sich damit im Alter zu verjüngen. Wenn es denn funktioniert.

Die Korrelation zwischen einem guten Mikrobiom und einem langen Leben hatte man in Beobachtungsstudien ja bereits festgestellt und belegen können – aber könnte man die Gesundheit eines

Menschen auch durch eine Transplantation verbessern? In einer niederländischen Pilotstudie[216] wurde Männern mit Übergewicht und Insulinresistenz einmalig der Stuhl eines schlanken, gesunden, jungen Sportlers transplantiert. Bereits nach sechs Wochen verbesserte sich die Insulinsensitivität bei der Hälfte der Empfänger deutlich, und auch die Blutzuckerwerte wurden besser. Nach einiger Zeit wurde der Effekt wieder geringer – aber die Studie konnte zeigen, dass es grundsätzlich möglich ist, das Mikrobiom von Menschen durch eine Transplantation zu verbessern.

In einer chinesischen Pilotstudie[217] wurde fünf älteren Patienten mit einer Vorstufe von Alzheimer durch eine Kapsel ein jüngeres Mikrobiom verabreicht. Bei den Patienten, deren Krankheit schon weit fortgeschritten war, blieb der Zustand über Monate hinweg immerhin stabil. Bei den Patienten, die erst leichtere Symptome hatten, verbesserte sich der Zustand sogar wieder etwas.

Zusammenfassend kann man sagen, dass die Tierstudien zur Transplantation von Darmbakterien vielversprechend sind. Erste Pilotstudien im Menschen geben zumindest Hoffnung, dass man damit auch im Menschen positive Effekte erzielen kann. Ob man Menschen durch Stuhltransplantationen aber tatsächlich langlebiger machen kann, ist heute noch unklar. Es fehlt noch an verlässlichen klinischen Daten.

Kritische Stimmen mahnen deshalb zur Vorsicht. Auch weil einige Anbieter den Hype ums Thema Mikrobiom heute schon ausnutzen und teure »Mikrobiomkuren« anbieten, bei denen noch gar nicht klar ist, was sie bringen können. Echte Stuhltransplantationen werden heute in der Praxis noch von niemandem angeboten – das Verfahren ist noch zu experimentell –, aber Langlebigkeitszentren weltweit haben es auf jedem Fall auf dem Zettel und beobachten die Ergebnisse aus der Forschung ganz genau.

Gentherapie – das eigene Erbgut umschreiben

Bryan Johnson – der Mann, der unsterblich werden will – sagt, dass Gentherapie sicherlich das Krasseste war, was er jemals hat machen lassen. Und wenn er das sagt, soll das etwas heißen.

In den USA ist Gentherapie – genau wie in Deutschland – an gesunden Menschen verboten. Gentherapie darf dort nur im Rahmen von klinischen Studien und zur Behandlung von schweren Erkrankungen eingesetzt werden. Deshalb musste Bryan Johnson nach eigenen Angaben für die Behandlung nach Honduras reisen. Dort hat ein kleines Team von Ärztinnen und Ärzten eine Klinik namens Minicircle gegründet – eine der wenigen Kliniken weltweit, aber vermutlich die bekannteste unter ihnen, die heute schon Gentherapie mit dem Ziel der Lebensverlängerung anbietet. Ohne umfassende regulatorische Aufsicht – und ohne eindeutige Studienlage!

Was genau ist Gentherapie überhaupt?

Im Kern geht es bei einer Gentherapie darum, unsere DNA aktiv zu verändern – also den Bauplan unseres Körpers neu zu schreiben. Das funktioniert meist über ein Virus, das genetisch so verändert wurde, dass es harmlos ist, aber trotzdem noch eine wichtige Fähigkeit besitzt: Es kann in unsere Zellen eindringen. Statt eines Krankheitserregers transportiert das Virus nun aber ein künstlich hergestelltes Gen – sozusagen ein Upgrade-Modul –, das sich dann in unseren Zellen einnistet und dort aktiv bleibt. Der Körper beginnt, dieses neue Gen wie ein eigenes zu benutzen. Klingt ein bisschen wie aus einem Hollywood-Blockbuster – in der Forschung werden solche Genveränderungen aber schon lange bei Tierversuchen eingesetzt.

Es gibt zwei grundsätzliche Arten von Gentherapie: Keimbahntherapie und somatische Gentherapie. Die Keimbahntherapie verändert das Erbgut so, dass die Veränderungen an die nächste Generation weitergegeben werden – was ethisch höchst umstritten und in fast allen Ländern der Welt verboten ist. In der Longevity-Szene arbeitet man deshalb ausschließlich mit der somatischen Variante, das heißt: Man verändert das Erbgut einer Person – aber nur in ihrem eigenen Körper, ohne dass diese Veränderung weitervererbt wird.

In der Praxis wird bei der somatischen Gentherapie das Erbgut nicht in jeder einzelnen Zelle verändert – das wäre technisch unmöglich. Stattdessen konzentriert sich der Eingriff auf bestimmte Zelltypen oder Gewebe, die für eine Krankheit oder Alterungserscheinung besonders relevant sind. Dafür werden meist genetisch veränderte Viren (sogenannte Vektoren) oder moderne Werkzeuge wie CRISPR eingesetzt, um gezielt neue oder reparierte Gene in die Zellen einzuschleusen. Diese Vektoren werden entweder lokal injiziert – etwa direkt ins Auge, bei bestimmten Formen von Erblindung – oder systemisch über den Blutkreislauf verabreicht, wenn ein breiterer Effekt erzielt werden soll.

In einigen Fällen entnimmt man auch bestimmte Zellen (z.B. Stammzellen) aus dem Körper, verändert sie im Labor genetisch und bringt sie dann wieder zurück. So gelingt es, genetische Korrekturen an genau den Orten durchzuführen, wo sie ihre Wirkung entfalten sollen – ohne das gesamte Erbgut des Körpers umzuprogrammieren.

Ähnlich wie bei der Peptidtherapie gibt es auch bei der Gentherapie zwei unterschiedliche Ansätze, wie sie uns langlebiger machen könnte. Die eine Hoffnung liegt darin, bestimmte Körperfunktionen zu optimieren, um Defizite auszugleichen. Man könnte zum Beispiel versuchen, gewisse Gene so zu verändern, dass jemand abnimmt, mehr Muskelmasse aufbaut oder besser schläft.

Der andere Ansatz versucht, bestimmte Gene ausfindig zu machen, die uns direkt länger leben lassen. Man könnte also in großen Studien nach Genen suchen, die Menschen oder zunächst einmal Mäuse besonders lange leben lassen, und daraufhin dann genau diese Gene einer Person entsprechend verändern. Aktuell experimentiert man in der Langlebigkeitswelt vor allem mit den folgenden zwei Genen.

Klotho und Follistatin – die Gene für ein längeres Leben?

Das Klotho-Gen wurde bereits 1997 entdeckt. Forschern in Japan fiel damals auf, dass Mäuse, denen dieses Gen fehlt, extrem schnell altern: Sie bekamen Osteoporose, Arterienverkalkung, Gedächtnisprobleme und starben jung. Umgekehrt zeigten spätere Experimente, dass Mäuse, die besonders viel Klotho (gemeint ist hier das gleichnamige Protein) produzierten, rund 30 Prozent länger lebten als ihre Artgenossen. Je nach Studie[218, 219] variieren die Ergebnisse leicht – der lebensverlängernde Effekt bestätigte sich aber immer und immer wieder. In Tierversuchen verbesserte Klotho außerdem die kognitive Leistungsfähigkeit, die Funktion von Niere, Lunge und Bauchspeicheldrüse.

Klotho scheint eine Art universeller Zellschützer zu sein – es wirkt entzündungshemmend, antioxidativ und zellreparierend. Kein Wunder also, dass private Anbieter versuchen, den Klothospiegel durch eine gezielte Geninjektion dauerhaft zu erhöhen. Erste Studien[220] zeigen Verbesserungen bei kognitivem Verfall und Stoffwechselerkrankungen. Langfristige Humanstudien gibt es jedoch noch nicht. Niemand weiß, ob eine Klotho-Gentherapie tatsächlich zu einer höheren Lebenserwartung führt, und erst recht weiß niemand, wie sich eine Klotho-Gentherapie bei einem Menschen über mehrere Jahre hinweg auswirkt und welche Nebeneffekte dadurch ausgelöst werden.

Follistatin – das andere Gen, das hoch im Kurs steht – beeinflusst, vereinfacht gesagt, wie sich Gewebe im Körper entwickelt. Mäuse, deren Gene besonders viel Follistatin (gemeint ist hier wieder das gleichnamige Protein) produzierten, lebten um bis zu 32 Prozent länger als Tiere mit wenig Follistatin. Die Mäuse waren stärker, hatten mehr Muskelmasse und weniger Körperfett.

Erste Pilotstudien[221] deuten darauf hin, dass auch bei Menschen mit mehr Follistatin die Muskelmasse zunimmt, die Knochendichte steigt, das Fettgewebe abnimmt. Probanden berichten darüber, dass sie sich energetischer und insgesamt besser fühlen. Genau wie bei Klotho gilt aber auch für Follistatin: Ob uns eine solche Gentherapie tatsächlich länger leben lässt und welche Nebenwirkungen es möglicherweise gibt, ist noch unklar.

Bryan Johnson hat das – wenig verwunderlich – nicht davon abgehalten, in der Minicircle-Klinik auf Honduras eine Follistatin-Gentherapie machen zu lassen. Nach eigenen Angaben für etwa 25 000 Dollar.

Dass Gentherapie zumindest theoretisch funktionieren kann, ist klar. Sie gehört ohne Zweifel zu den spannendsten, aber eben auch riskantesten Entwicklungen der Langlebigkeitsmedizin. Vielleicht wird es eines Tages eine Gentherapie geben, die sicher ist und von der wir wissen, dass sie bestimmte Dinge in unserem Körper verbessert oder uns sogar länger leben lässt. Vielleicht aber auch nicht.

Eine der größten Herausforderungen liegt darin, dass Gentherapie immer monogenetisch ist – also nur ein einzelnes Gen verändert wird. Der menschliche Alterungsprozess ist allerdings multigenetisch und wird durch viele unterschiedliche Mechanismen gesteuert, die miteinander wechselwirken. Ob wir diesen hochkomplexen Prozess durch die Veränderung nur eines einzelnen Gens signifikant verändern können, ist daher fraglich.

Fakt ist auf jeden Fall, dass alles, was man heute schon machen lassen kann, ziemlich experimentell ist. Das ist bei Gentherapie deshalb besonders problematisch, weil man – anders als bei Nahrungsergänzungsmitteln oder auch Peptiden – nicht nur einmalig etwas in den Körper einfügt und damit Abläufe verändert, sondern man grundlegend die Architektur und Funktionsweise unseres Körpers verändert. Dauerhaft.

Es ist, als würde man den Code für eine Software umschreiben. Kann sein, dass es gut geht. Kann aber auch sein, dass man sich dabei einen Bug, einen Fehler einhandelt, den man nur schwierig oder gar nicht mehr korrigieren kann. Denkbar sind Immunreaktionen, unkontrollierte Genaktivität oder sogar Tumorbildung.

Stammzelltherapie – die Alleskönner als Lebensverlängerer?

In einer Studie[222] haben Forscher älteren Mäusen einmalig Stammzellen gespritzt und damit ihre verbliebene Lebenszeit um bis zu 12 Prozent verlängert. Die Tiere waren fitter, ihre Organe funktionierten besser, sie zeigten weniger altersbedingte Entzündungen. Daher auch hier wieder die Frage: Funktioniert das auch beim Menschen? Kann man mit der gezielten Gabe von Stammzellen Verletzungen reparieren, Krankheiten verhindern oder uns sogar insgesamt langsamer altern lassen? Die Wissenschaft arbeitet daran, einige Longevity-Zentren in den USA, Japan oder der Schweiz bieten entsprechende Behandlungen bereits heute an – vor allem zur Regeneration von Gelenken, Haut, Rücken oder Herz. Was ist davon zu halten?

Erinnern wir uns zunächst noch einmal kurz, was Stammzellen überhaupt sind und was sie so besonders macht. Stammzellen sind so etwas wie die Ursprungszellen unseres Körpers – so etwas wie alleskönnende Rohbausteine. Während normale Körperzellen bereits im Einsatz sind und eine feste Aufgabe haben – etwa Sauerstoff zu transportieren, Hormone zu produzieren oder Reize weiterzuleiten –, sind Stammzellen noch nicht im Einsatz und können flexibel für verschiedene Aufgaben angepasst werden. Sie können sich in fast jede andere Zellart in unserem Körper verwandeln, in Haut-, Muskel-, Knorpel- oder sogar Nervenzellen.

Diese Fähigkeit zur Differenzierung ist der Grund, warum Stammzellen für die Alternsforschung so interessant sind. Denn mit ihrer Hilfe könnte man theoretisch geschädigtes Gewebe ersetzen, degenerierte Strukturen wiederherstellen oder chronische Entzündungen eindämmen. Stammzellen – so zumindest die Hoffnung – könnten also wie eine Art Sofort-Reparatur-Kit für unterschiedlichste Probleme im Körper funktionieren.

Man unterscheidet grob drei verschiedene Arten von Stammzellen. Die potentesten sind die embryonalen Stammzellen. Sie entstehen in den allerersten Tagen nach der Befruchtung – meist zwischen Tag drei und fünf. In diesem Stadium ist der Embryo nur ein kleiner Zellhaufen, etwa so groß wie ein Stecknadelkopf. Die darin enthaltenen Zellen sind vollständig undifferenziert, sie können sich theoretisch in jeden Zelltyp des Körpers entwickeln. Diese Fähigkeit nennt man auch Pluripotenz.

Für die Forschung ist das ein Jackpot – für die Ethik ein Minenfeld. Denn um diese Stammzellen zu gewinnen, muss der Embryo zerstört werden. Genau deshalb sind embryonale Stammzellen hoch umstritten. In Deutschland ist ihre Gewinnung verboten, und auch in vielen anderen Ländern gelten strenge Regeln oder totale Verbote. Im Bereich der Langlebigkeit spielen embryonale Stammzellen deshalb praktisch keine Rolle.

Die zweite Gruppe von Stammzellen sind die adulten Stammzellen, die auch noch bei Erwachsenen vorhanden sind, etwa im Knochenmark, Fettgewebe oder in der Haut, wo sie für die Regeneration zuständig sind. Anders als embryonale Stammzellen sind adulte Stammzellen bereits etwas spezialisierter. Sie können sich nicht mehr in jede andere Zelle des Körpers verwandeln, und je älter wir werden, desto schlechter werden sie in ihrer Qualität. Der Vorteil von adulten Stammzellen liegt darin, dass man sie relativ leicht gewinnen kann und dass es hier auch keine ethischen Probleme gibt. Daher spielen sie in der Langlebigkeitsforschung die größte Rolle.

Die dritte und letzte Gruppe von Stammzellen sind die sogenannten iPS-Zellen – das steht für induzierte pluripotente Stammzellen. Dabei handelt es sich um Körperzellen, zum Beispiel Haut- oder Blutzellen, die im Labor in einen stammzellartigen Ursprungszustand zurückversetzt wurden. Es sind quasi Stammzellen aus dem Labor. Aktuell spielen iPS-Zellen in der Langlebigkeitswelt in der Praxis noch keine große Rolle – umso größer ist aber ihr Potenzial für die Zukunft, wenn die Wissenschaft noch mehr über sie und ihre Einsatzmöglichkeiten gelernt hat.

Wie Stammzellen heute eingesetzt werden

Die grundlegende Idee hinter der Stammzelltherapie ist, dass der Körper durch die Zugabe von Stammzellen Reparaturmechanismen anstößt, sich erneuert und sich somit lokal oder sogar insgesamt verjüngt. In Mäusen, wie gesagt, konnte die Lebenserwartung – durch nur eine einzige Stammzellinfusion – um bis zu 12 Prozent verlängert werden. In Menschen sind wir noch nicht so weit.

In der Praxis sieht Stammzelltherapie heute meist so aus: In spezialisierten Kliniken entnimmt man Patienten im ersten Schritt körpereigene adulte Stammzellen. Das macht man meist durch eine kleine Fettabsaugung – aus dem Fett kann man die Stammzellen dann im Labor isolieren, reinigen und manchmal auch noch zusätzlich aktivieren oder stimulieren. Anschließend führt man die Stammzellen wieder zurück in den Körper, um einen bestimmten Effekt zu erzielen. Hier gibt es unterschiedliche Methoden und Ansätze. Häufig werden Stammzellen lokal injiziert, um zu heilen, wo ein konkreter Schaden vorliegt. Zum Beispiel in eine beschädigte Bandscheibe, in Herzmuskelgewebe nach einem Infarkt oder auch ins Knie.

Bleiben wir für ein konkretes Beispiel einmal kurz beim Kniegelenk, weil viele Menschen im Alter unter Arthrose – also dem Abbau von Knorpelgewebe im Kniegelenk – leiden. Die Folge sind Schmerzen, Entzündungen und schlechte Beweglichkeit. Man spritzt nun also Stammzellen ins Knie und hofft darauf, dass sie dort helfen. Das passiert auf unterschiedlichen Wegen: Zum einen senden die Stammzellen lokal positive Botenstoffe aus. Diese wirken entzündungshemmend, fördern die Durchblutung und regen die Reparaturzellen an. Es wird also lokal eine Art körpereigener Heilungsprozess angestoßen. Darüber hinaus können sich die injizierten Stammzellen theoretisch auch selbst in Knorpelzellen differenzieren, oder in Zellen, die die Gelenkflüssigkeit erneuern – sie könnten vor Ort also wie »Ersatzteile« fungieren.

In der Praxis ist der erste Effekt vermutlich deutlich größer als der zweite. Allerdings ist hier noch weitere Forschung notwendig. Studien[223] zeigen, dass viele Patienten nach einer Stammzelltherapie tatsächlich von einer spürbaren Besserung berichten – es gibt aber auch Patienten, bei denen es nicht funktioniert. Wie stark diese Unterschiede an einem möglichen Placeboeffekt liegen oder möglicherweise auch an der Unterschiedlichkeit in der Qualität der Stammzellen und dem Ausmaß der Schäden – ist derzeit noch unklar.

Die andere Idee besteht darin, Stammzellen systemisch einzusetzen, also im gesamten Organismus. Auch hier gibt es erste Hinweise, dass es funktionieren könnte – wenn auch derzeit eher noch aus der Tierforschung. Die Idee wäre, dass man Stammzellen in die Blutbahn injiziert und sich diese anschließend im ganzen Körper verteilen. Man geht davon aus, dass dieses Verfahren möglicherweise Reparatur- und Verjüngungsmechanismen im gesamten Körper anstoßen könnte und dass der Körper die Stammzellen von selbst dorthin transportiert, wo sie am ehesten gebraucht werden. Wie gesagt, es gibt erste Hinweise darauf, dass das funktionieren könnte – aber insgesamt ist derzeit die Hoffnung in diesem Bereich noch deutlich größer als die wissenschaftliche Evidenz.

Möglichkeiten und Grenzen von Stammzelltherapie

Ein Problem liegt darin, dass Stammzellen nur in einem biologischen Umfeld funktionieren und agieren können. In der Wissenschaft spricht man von der Stammzellnische. Das ist die unmittelbare Umgebung der Stammzellen im Gewebe – ein Mikrokosmos aus Nachbarzellen, Botenstoffen, Immunzellen, Proteinen, Nährstoffen und mehr. Sie alle entscheiden mit darüber, wie aktiv oder inaktiv eine Stammzelle ist und wie gut sie »funktioniert«. Man kann sich das wie eine Art Mini-Biotop um die Stammzelle herum vorstellen, das entweder voller Leben oder schon ziemlich ausgestorben sein kann. Nicht nur die Stammzellen altern, sondern auch die Stammzellnische.

Genau hier wird es problematisch: Selbst wenn man frische, gut funktionierende Stammzellen in ein Gewebe injiziert – zum Beispiel in ein Knie –, hängt der Erfolg der Behandlung auch davon ab, wie gut oder schlecht dort das Gewebe aus Stammzellensicht ist. Ist die Stammzellnische insgesamt schon angeschlagen, kann die injizierte Stammzelle ihre Wirkung auch nur schlecht entfalten. Einige Wissenschaftler gehen deshalb davon aus, dass man für eine erfolgreiche Stammzelltherapie nicht nur Stammzellen injizieren, sondern auch irgendwie das Umfeld mitverjüngen muss. So wird beispielsweise die Kombination aus Blutplasma- und Stammzelltherapie diskutiert. Hier steckt die Forschung allerdings noch in den Kinderschuhen.

Eine Idee, die sich aus alldem ableitet, ist das sogenannte Stammzell-Banking: Weil Stammzellen umso besser funktionieren, je jünger sie sind, warum also nicht so früh wie möglich im Leben Stammzellen speichern? In spezialisierten Kliniken – vor allem in den USA oder der Schweiz – kann man sich heute Stammzellen entnehmen und einfrieren lassen. Meist wird dafür Fettgewebe verwendet. Die eingefrorenen Stammzellen werden dann über Jahre in flüssigem Stickstoff gelagert – in der Hoffnung, dass man sie später, wenn man älter ist oder krank wird, wiederverwenden kann. Nicht nur, dass man dann deutlich jüngere und fittere Stammzellen hat, möglicherweise sind in zehn, zwanzig oder dreißig Jahren auch die Verfahren deutlich besser – zum Beispiel, weil man das Stammzellnischenproblem gelöst hat.

Wer früh vorsorgt, so das Versprechen von Anbietern wie Forever Labs oder Celltax, könnte später davon profitieren. Aber: Ob das tatsächlich funktioniert, weiß heute niemand. Gut möglich, dass man sein Geld mit diesem Verfahren auch schlicht zum Fenster hinauswirft.

Ganz günstig ist das alles nämlich nicht. Eine einzelne Stammzelltherapie – zum Beispiel zur Regeneration eines Kniegelenks – kostet je nach Anbieter zwischen 5000 und 15 000 Euro. Behandlungen, die systemisch wirken sollen, sind oft noch teurer – vor allem wenn sie mehrfach wiederholt werden müssen. Für das Stammzell-Banking fallen meist einmalige Kosten für die Entnahme an – plus jährliche Lagergebühren. Auch hier bewegen sich die Preise schnell im vierstelligen Bereich. In Deutschland werden solche Leistungen natürlich weder von der gesetzlichen noch von der privaten Krankenversicherung übernommen.

CAR-T-Zelltherapie – die körpereigene Biowaffe?

Die CAR-T-Zelltherapie gehört zweifelsohne zu den neuesten, innovativsten und kontroversesten Konzepten in der Langlebigkeitswelt. Vereinfacht gesagt züchtet man sich bei dieser Therapie seine eigene Biodrohne, die man anschließend in den Körper injiziert, damit sie dort Jagd auf Zombiezellen macht. Klingt verrückt? Ist es auch ein bisschen.

Fangen wir vorne an. Bei der CAR-T-Zelltherapie entnimmt man dem Körper zunächst T-Lymphozyten, das sind weiße Blutkörperchen, die der Immunabwehr dienen. Die greifen normalerweise Zellen an, die von Viren, Tumoren, Bakterien oder Parasiten befallen sind, um eine weitere Verbreitung einzudämmen. Nun verändert man diese T-Zellen im Labor so, dass sie stattdessen Krebszellen oder seneszente Zellen – besagte Zombiezellen – angreifen. Anschließend vermehrt man diese Zellen dann und führt sie wieder in den Körper des Patienten ein. Man führt dem Menschen also eine Art lebendes Medikament ein, das durch die Ausbildung von Gedächtniszellen zudem über einen langen Zeitraum hinweg im Körper aktiv bleiben kann. Schauen wir uns die beiden derzeit vorhandenen Einsatzmöglichkeiten für eine CAR-T-Zelltherapie mal ein wenig genauer an.

CAR-T-Zellen versus Krebs und versus Zombiezellen

Ursprünglich wurde die CAR-T-Zelltherapie zur Behandlung von Krebserkrankungen entwickelt. Man hat die Immunzellen so verändert, dass sie bestimmte Krebszellen angreifen, und sie anschließend den Krebspatienten wieder injiziert. Die Therapie war so erfolgreich, dass sie 2017 sowohl in den USA als auch in Europa Zulassungen erhielt und als ein wichtiger Meilenstein in der Krebsmedizin gilt.

Stand heute ist die Bekämpfung von Krebs der häufigste Einsatz dieser Therapieform. Allerdings stellten sich Forscherinnen und Forscher nach dem Erfolg in der Bekämpfung von Krebs schnell die

Frage, ob man CAR-T-Zelltherapie nicht auch einsetzen könnte, um andere unerwünschte Zellen im Körper anzugreifen. Und so hat die Therapieform dann ihren Weg in die Langlebigkeitsforschung gefunden.

Wir erinnern uns noch mal kurz an die »Hallmarks of Aging«: Seneszente Zellen sind stillgelegte Zellen, die der Körper nicht richtig abgebaut hat. Sie treiben in unserem Körper herum, stören Abläufe, lösen lokale Entzündungen aus und beschleunigen den Alterungsprozess. Nun sollten also CAR-T-Zellen auf genau diese Zombiezellen gehetzt werden, um sie loszuwerden und so den Alterungsprozess zu verlangsamen.

Die ersten Proof-of-Concept-Versuche – also Versuche, in denen gezeigt werden konnte, dass das Prinzip grundsätzlich funktioniert – gab es 2020[224]. Ein Team von Forscherinnen und Forschern schaffte es, mit veränderten T-Zellen in Mäusen gezielt seneszente Zellen zu eliminieren und dadurch Gewebeschäden zu reduzieren. Das eigentlich Entscheidende aber war: Die manipulierten Zellen schadeten wirklich nur den Zombies und nicht dem gesunden Gewebe.

2024 führte das gleiche Team ein weiteres Experiment[225] durch und konnte noch bessere Ergebnisse erzielen. Die veränderten T-Zellen griffen die seneszenten Zellen erneut an – in der Konsequenz verbesserten sich bei den Mäusen die Glukosetoleranz, die Insulinsensitivität und insgesamt die körperliche Fitness. Besonders positiv wurde bewertet, dass bei den Mäusen nur einmal die CAR-T-Zelltherapie durchgeführt werden musste, und trotzdem waren die veränderten Immunzellen selbst nach mehr als fünfzehn Monaten noch im Körper aktiv, und ihre positive Wirkung hielt an.

2023 führte ein Team von Forschern eine CAR-T-Zelltherapie an Makaken durch und konnte bei den Affen ebenfalls positive Effekte ohne nennenswerte Nebenwirkungen erzielen. Insgesamt muss man positiv betonen, dass es bei den bisherigen Studien erstaunlich gut zu funktionieren scheint, dass die veränderten Immunzellen tatsächlich nur die ungewünschten Zombiezellen angreifen und nichts anderes im Körper schädigen. Trotzdem muss genau das in der Zukunft noch weiter untersucht werden, um ungewünschte Nebenwirkungen zu vermeiden – gerade auch, weil die Zellen so lange im Körper aktiv bleiben.

Können CAR-T-Zellen unser Leben verlängern?

Die bisherigen Studien waren primär darauf ausgelegt, zu untersuchen, ob es in den Tieren insgesamt funktionelle Verbesserungen gibt und bestimmte Krankheitsmarker besser werden. Ob die Tiere durch die Behandlung tatsächlich länger leben, wurde hingegen konkret nicht untersucht. Die Anzeichen allerdings sind vielversprechend. Da die Behandlung typische Alterskrankheiten zu lindern scheint, ist die Hoffnung groß, dass man so auch die maximale Lebensspanne verlängern kann.

In der Krebsmedizin kam es bei einigen Patienten zu starken Nebenwirkungen wie Fieber, Entzündungsstürmen oder neurologischen Symptomen. Ob solche Reaktionen auch bei Anti-Aging-Anwendungen auftreten können, ist bisher unklar. Es gibt Gründe zu der Annahme, dass dem nicht so ist, da CAR-T-Zellen bei der Behandlung von Krebs sehr aggressiv auf einen großen Tumor losgelassen werden, während der Einsatz der Zellen im Sinne der Langlebigkeit wesentlich moderater ist. In Tierstudien traten solche Nebenwirkungen bisher nicht auf, für Menschen fehlt es allerdings noch an Forschung.

Ein weiteres Problem könnte die Zielgenauigkeit sein: Seneszente Zellen zeigen zwar bestimmte Oberflächenmerkmale – mit deren Hilfe die veränderten Immunzellen wissen, wen sie angreifen sollen –, aber manchmal könnten auch gesunde Zellen diese Merkmale zeigen, und dann könnten sie von den veränderten Immunzellen angegriffen werden.

CAR-T-Zellen sind extrem wirksam, aber auch schwer zu kontrollieren, weil sie über einen langen Zeitraum im Körper selbstständig aktiv bleiben. Forscherinnen und Forscher arbeiten deshalb unter anderem an der Idee, ob man in die veränderten Zellen eine Art Ein-/Ausschalter einbauen könnte, mit dem man die Zellen bei ungewünschten Entwicklungen durch die Gabe irgendeines Mittels wieder lahmlegen könnte.

Außerdem ist die Herstellung teuer und aufwendig. Aktuell wird die CAR-T-Zelltherapie in der Krebsbehandlung schon in der Praxis eingesetzt – in der Welt der Langlebigkeit aber ist sie ein reines Forschungsfeld und wird noch von keinem Longevity-Zentrum der Welt eingesetzt. Die bisherigen Ergebnisse sind vielversprechend, das Potenzial ist enorm – aber eben auch mit vielen offenen Fragen verbunden.

Die Yamanaka-Faktoren – die Therapie, die dich wieder jünger werden lässt?

Das derzeit vielleicht heißeste Thema in der Langlebigkeitswelt haben wir uns für den Schluss aufgehoben. Hinter der kryptischen Umschreibung »Aktivierung der Yamanaka-Faktoren« steckt nicht weniger als eine medizinische Sensation, für die es sogar schon einen Medizin-Nobelpreis gab. Mithilfe dieses Prinzips kann man Zellen nämlich rückwärts altern lassen. Ja, richtig gelesen! Manch ein Forscher träumt bei den Yamanaka-Faktoren sogar schon von der Unsterblichkeit. Aber fangen wir vorne an.

Epigenetische Veränderungen zählen zu den zwölf Kennzeichen des Alterns. Kurze Erinnerung: In jeder Zelle unseres Körpers steckt unser Erbgut, die DNA, der Bauplan unseres Körpers. Welche Gene der DNA wie stark aktiv oder inaktiv sind, wird durch das Epigenom gesteuert. Dieses drückt quasi die Tasten auf dem DNA-Klavier.

Nun müssen wir noch einen Schritt weitergehen. Tatsächlich regeln bestimmte Proteine, die sich an die DNA binden, welche Gene ein- und ausgeschaltet werden. Das sind die sogenannten Transkriptionsfaktoren. Wenn wir noch mal unsere Klaviermetapher bemühen, kann man sich die Transkriptionsfaktoren wie bestimmte, fest definierte Fingergriffe vorstellen: Wenn wir sie anwenden, drücken wir immer die gleichen Tasten, und in der Folge erklingt immer der gleiche Akkord.

Der japanische Stammzellenforscher Shinya Yamanaka fand

Erstaunliches heraus. Er entdeckte vier dieser Transkriptionsfaktoren, die im Erwachsenenalter normalerweise nicht mehr aktiv sind – sie werden also nicht mehr »gespielt« –, und dementsprechend sind bestimmte Gene unserer DNA inaktiv. Wenn man diese vier Transkriptionsfaktoren nun aber in einer Zelle gezielt wieder aktiviert, dann passiert fast schon Unglaubliches: Man startet damit in der Zelle ein Programm, das die Zelle rückwärts altern lässt, und zwar »ohne Ende«. Lässt man das Ganze immer weiterlaufen, verliert die Zelle irgendwann ihren spezialisierten Zustand und wird wieder zu einer unspezialisierten Stammzelle.

Konkret bedeutet das: Entnimmt man einem Menschen Zellen, zum Beispiel aus der Haut, und aktiviert im Labor die Yamanaka-Faktoren, dann hat man nach etwa zwei Wochen keine Haut mehr, sondern embryonale Stammzellen. Man kann die Bedeutung dieser Entdeckung gar nicht überbewerten. Yamanaka hat gezeigt, dass es – zumindest auf Zellebene – möglich ist, den Gang der Dinge umzukehren und tatsächlich wieder jünger zu werden!

Was kann man mit den Yamanaka-Faktoren machen?

Die Einsatzmöglichkeiten dieser Entdeckung sind riesig. Zum einen kann man die Aktivierung der Yamanaka-Faktoren nutzen, um Stammzellen zu gewinnen. Man muss einem Menschen lediglich Zellen entnehmen, darin die Yamanaka-Faktoren aktivieren, etwas warten, und schon hat man körpereigene Stammzellen, die man – wie wir in diesem Kapitel ja bereits gesehen haben – für unterschiedliche Behandlungen verwenden kann.

Doch das ist noch nicht alles. Was, wenn man die Yamanaka-Faktoren nach kurzer Zeit wieder deaktiviert? Im Sinne der Langlebigkeit möchte man ja beispielsweise nicht, dass aus einer Herzmuskelzelle wieder eine Stammzelle wird – dann funktioniert ja das Herz nicht mehr.

Die Idee der Langlebigkeitsforschung ist nun eine simple: die Yamanaka-Faktoren in unseren Zellen nur so lange zu aktivieren, bis unser Körper für eine gewünschte Zeit jünger geworden ist. Das wäre fast wie in F. Scott Fitzgeralds *Der seltsame Fall des Benjamin Button*, der als Greis zur Welt kommt und immer jünger wird – nur unter Kontrolle. Was verrückt klingt, wurde in Tieren tatsächlich schon ausprobiert.

2016 schaffte es eine Arbeitsgruppe erstmals, die Yamanaka-Faktoren im gesamten Körper von lebenden Tieren zu aktivieren.[226] Sie veränderten Mäuse gentechnisch so, dass man die Yamanaka-Faktoren in ihren Zellen quasi auf Kommando aktivieren und auch wieder deaktivieren konnte: Wenn man ihnen das Antibiotikum Doxycylin gab, wurden damit die Yamanaka-Faktoren aktiviert – wurde das Antibiotikum abgesetzt, schaltete es sie wieder ab. So ließ sich in den lebenden Tieren genau steuern, wie lange die Verjüngung ablief. Und tatsächlich konnten Alterserscheinungen in dem Experiment verringert werden. Die behandelten Mäuse lebten signifikant länger als nicht behandelte Mäuse.

Im Jahr 2020 konnte an der Harvard University gezeigt werden, dass man mithilfe der Aktivierung der Yamanaka-Faktoren im Auge von alten Mäusen ihr Sehvermögen wieder deutlich verbessern konnte[227]. Eine besonders spektakuläre Studie wurde im Januar 2023 vorgestellt. Dort hat man bei Mäusen, die mit 124 Wochen bereits sehr alt waren – das entspricht in etwa einem 77-jährigen Menschen –, die Yamanaka-Faktoren aktiviert[228]. Tatsächlich lebten die behandelten Tiere von diesem Tag an 109 Prozent länger als die nicht behandelten Tiere.

Man konnte die verbleibende Lebenszeit der Mäuse also mithilfe der Yamanaka-Faktoren mehr als verdoppeln. Für einen Menschen würde das anstatt nur noch fünf verbleibender Jahre mehr als zehn verbleibende Lebensjahre bedeuten. Für eine Teilverjüngung auch im hohen Alter eines Organismus wäre eine derart signifikante Verlängerung ein spektakuläres Ergebnis. Es laufen bereits erste Studien an größeren Tieren, um sich dem menschlichen Organismus zu nähern – die Forschung schreitet schnell voran. Klinische Studien im Menschen wurden wegen offener Fragen aber noch nicht durchgeführt – derzeit gelten die Risiken noch als zu hoch. Aber worin bestehen diese?

Die größte Gefahr liegt darin, dass man es – einfach ausgedrückt – übertreibt. Lässt man die Yamanaka-Faktoren zu lange aktiv, verwandelt sich die Zelle zurück in eine unspezialisierte Stammzelle. Sie verliert ihre Identität. Das ist nicht nur deshalb problematisch, weil sie dann ihre Aufgabe nicht mehr erfüllen kann, sondern auch, weil genau solche unspezialisierten Stammzellen unkontrolliert wachsen, sich teilen und somit zu Tumorzellen werden können.

Den perfekten Moment abzupassen, wann man die Yamanaka-Faktoren wieder deaktiviert, ist extrem schwierig. Zumal dieser auch von Zelle zu Zelle unterschiedlich sein kann. Lässt man die Faktoren zu lange aktiv, ist die Zelle irgendwann »entkernt« – man spricht vom »point of no return«: Dann wird die Zelle nicht verjüngt, sondern entweder getötet oder zu einem unkontrollierbaren, potenziellen Tumor.

Studien[229] haben eindeutig belegt, dass Mäuse, bei denen man die Yamanaka-Faktoren unkontrolliert aktiv lässt, innerhalb von wenigen Wochen schwere Tumorerkrankungen wie Krebs entwickeln und sterben. Die entscheidende Herausforderung für den Einsatz der Yamanaka-Faktoren im Menschen wird für die Wissenschaft also sein, herauszufinden, wie lange man sie tatsächlich aktivieren kann, ohne dem Menschen zu schaden. Der Weg dahin ist noch weit.

Fakt ist: Der Hype um die Yamanaka-Faktoren ist riesig. In den vergangenen Jahren sind gleich mehrere hochkarätig finanzierte Unternehmen – unter anderem Altos Labs von Amazon-Gründer Jeff Bezos – auf den Zug aufgesprungen und liefern sich regelrecht ein Wettrennen darum, wer es als Erster schafft, eine praktische Anwendung der Yamanaka-Faktoren in der Langlebigkeitsmedizin für Menschen zu finden. Die Yamanaka-Faktoren sind heute der wohl heißeste Kandidat, wenn es darum geht, das Altern an sich zu bekämpfen. Gut möglich, dass sie den Anfangspunkt einer neuen Ära der Medizin bilden, in der das Altern tatsächlich irgendwann zu einer behandelbaren Erkrankung wird.

Was folgt nun aus alldem?

Die Therapien, die wir in diesem Kapitel vorgestellt haben, sind teilweise noch recht ferne Zukunftsmusik, und manche können sogar ein bisschen unheimlich (oder eklig) erscheinen. Tatsächlich zeigen sie aber vor allem eines: Wir stehen vielleicht schon an der Schwelle zu einer neuen Medizin, die den Alterungsprozess nicht nur verzögern, sondern aktiv bekämpfen kann. Die Ansätze, die wir in diesem Kapitel vorgestellt haben, könnten uns schon in wenigen Jahren oder Jahrzehnten Möglichkeiten bieten, die wir noch vor Kurzem für völlig absurd gehalten hätten.

Wenn man sich mit den Methoden aus diesem Kapitel näher beschäftigt, versteht man auch, warum einige wenige in der Langlebigkeitsszene schon offen darüber sprechen, dass sie 150, 200 Jahre alt oder sogar unsterblich werden wollen. Unsterblichkeit ist heute noch unmöglich – aber wenn man es mit den bereits verfügbaren Methoden schafft, älter als hundert Jahre zu werden, hat man möglicherweise noch fünfzig, sechzig oder siebzig Jahre Zeit. Und das ist viel Zeit für die Wissenschaft, um eine der Methoden aus diesem Kapitel vielleicht so weit zu entwickeln, dass sie uns noch deutlich älter oder sogar unsterblich werden lässt. Mehr als eine Wette auf die Zukunft ist das jedoch nicht: Wir sind dem uralten Traum des Menschen nach Unsterblichkeit heute zwar so nah wie nie – gleichzeitig aber immer noch weit davon entfernt.

Mehr noch: Wir haben gesehen, dass es gefährlich werden kann, wenn wir es zu weit treiben. Gentherapie, die Aktivierung der Yamanaka-Faktoren, auch Peptidtherapien – wenn wir anfangen, »Gott, zu spielen«, können wir schnell unumkehrbaren Schaden anrichten. Wir könnten Mechanismen aktivieren, die wir heute noch nicht kennen und die uns am Ende mehr schaden als helfen – wie die Zwerge in *Herr der Ringe*, die irgendwann zu tief gegraben hatten und, statt wertvolles Mithril zu finden, plötzlich einen uralten Feuerdrachen aufweckten, der ihr Reich zerstörte.

2.11 DER GROSSE KLEINE UNTERSCHIED: LANGLEBIGKEIT BEI FRAUEN

Weil es hier um Frauen und Frauengesundheit geht, schreibe ich, Jennie, dieses Kapitel ausnahmsweise mal aus der Ich-Perspektive. Und starten möchte ich mit einer guten Nachricht für alle Frauen: Wir leben länger als Männer. Das ist allerdings eine der wenigen guten Nachrichten, die ich in diesem Kapitel zu verkünden habe. Eine der schlechten lautet: Frauen wurden in der gesundheitlichen Forschung jahrzehntelang benachteiligt. Das führte dazu, dass sie bis heute in der Medizin schlechter behandelt werden, weil viele wissenschaftliche Erkenntnisse für sie nicht gelten.

Wenn du als Frau dieses Kapitel liest, wirst du feststellen, dass du manches, was wir dir in den vorigen Kapiteln geraten haben, etwas anders machen musst, um für deine Gesundheit und Langlebigkeit zu sorgen. Solltest du als Mann dieses Kapitel lesen, freu dich auf überraschende Erkenntnisse über den Körper der Frau, die dir helfen werden, zu verstehen, warum Frauen ein wenig anders trainieren, schlafen und essen sollten als du!

Gender Health Gap – wenn Forschung nur den Mann sieht

In der medizinischen Forschung wurden Frauen jahrzehntelang strukturell benachteiligt. Man könnte sogar sagen, sie wurden bis weit ins 20. Jahrhundert gänzlich außen vor gelassen. Und das hat bis heute negative Auswirkungen auf ihre medizinische Versorgung. Man bezeichnet diese geschlechtsspezifischen Unterschiede in der Gesundheitsversorgung als »Gender Health Gap«. Ein Grund für diese Lücke ist die Art und Weise, wie medizinische Studien früher überwiegend durchgeführt wurden: nämlich vor allem an männlichen Probanden.

Die Forschung war damals schlicht von Männern dominiert, die ihre eigene Biologie als Maßstab nahmen. Außerdem ist der weibliche Körper wegen der hormonellen Schwankungen im Menstruationszyklus und durch die Wechseljahre komplizierter. Die Forscher hätten deutlich mehr Daten von Frauen in den unterschiedlichen Zyklusphasen und vor, während und nach den Wechseljahren erheben müssen – das kam ihnen allerdings meist gar nicht in den Sinn. Außerdem wäre es natürlich aufwendig und dadurch teurer gewesen.

Hinzu kam dann noch ein Arzneimittelskandal, die sogenannte Contergan-Katastrophe in den 1960er-Jahren, der große Auswirkungen hatte. Contergan war ein Medikament, das Frauen damals gegen Schwangerschaftsübelkeit einnahmen und das keine Nebenwirkungen versprach. Später wurde allerdings bekannt, dass es die Entwicklung von Embryos beeinflusste. Viele Frauen erlitten eine Fehlgeburt oder brachten Kinder mit schweren Fehlbildungen zur Welt. Aus Angst vor weiteren Medikamentenschäden für ungeborene Kinder wurden Frauen im gebärfähigen Alter aus vielen Studien ausgeschlossen. In den USA verbot die Arzneimittelbehörde FDA sogar ihre Teilnahme. Das Verbot wurde erst 1993 aufgehoben.

Welche Folgen der Ausschluss von Frauen aus medizinischen Studien für die weibliche Gesundheit haben würde, darüber hatte sich offensichtlich niemand größere Gedanken gemacht. Der Einfluss auf die weibliche Gesundheit war eklatant und ist es teilweise auch heute noch. Ein Beispiel ist die »Physicians Health Study«, die im Jahr 1982 gestartet wurde und an der 22 000 gesunde männliche Ärzte in den USA teilnahmen. Das Ziel der Studie war es, zu untersuchen, ob niedrig dosiertes ASS (bekannt als Aspirin) das Risiko für Herzinfarkte reduzieren kann. Das Ergebnis war eindeutig: In der Gruppe der Ärzte, die ASS einnahmen, gab es 44 Prozent weniger Herzinfarkte als in der Gruppe derer, die keines einnahmen.

Basierend auf diesen Ergebnissen wurde ASS für alle, also auch für Frauen, empfohlen. Dies sollte sich jedoch als eklatanter, weil tödlicher Fehler entpuppen. Denn erst 2005 wurden die Ergebnisse einer Studie[230] bekannt, die die Wirkung von ASS auch auf Frauen untersuchte, und dabei kam heraus, dass es das Risiko für Herzinfarkte bei Frauen unter 65 Jahre nicht senkte, dafür aber das Risiko einer Magen-Darm-Blutung um 43 Prozent erhöhte.

Auch die Dosis von Medikamenten wurden jahrzehntelang meist nur an Männern erforscht. So wurden zum Beispiel ab dem Jahr 1992, nach einer Studie ausschließlich mit Männern, 10 Milligramm des Schlafmittelwirkstoffs Zolpidem als Standarddosis empfohlen. Später stellte sich heraus, dass Frauen den Wirkstoff deutlich langsamer abbauen und deswegen am Morgen eine höhere Restkonzentration im Blut hatten, die zu Schläfrigkeit und einem höheren Unfallrisiko führte. Schätzungen gehen von tausenden Unfällen in den USA mit etlichen Verletzten unter Zolpidem-Einfluss aus – die meisten davon verursacht von Frauen. Erst im Jahr 2013 wurde die Standarddosis für Frauen auf 5 Milligramm halbiert.

Aber was haben diese Entwicklungen der Medizingeschichte für Auswirkungen auf die Langlebigkeit von Frauen?

Warum Frauen trotzdem länger leben

Die Lebenserwartung einer Frau in Deutschland beträgt laut den neuesten Zahlen des Statistischen Bundesamtes[231] im Durchschnitt 83,0 Jahre. Männer dagegen werden im Durchschnitt nur 78,2 Jahre alt. Fünf Lebensjahre sind – wie wir im Laufe dieses Buches schon gesehen haben – ein eklatanter Unterschied. Dieser hat mehrere Gründe. Einer davon ist die sogenannte Homogametie, also das Vorhandensein von zwei gleichen Geschlechtschromosomen, wie es bei Frauen der Fall ist.

In der menschlichen Zelle liegen in der Regel 46 Chromosomen beziehungsweise 23 Chromosomenpaare vor. Die Chromosomen 1 bis 22 sind doppelt vorhanden. Das 23. Chromosomenpaar ist bei Männern und Frauen unterschiedlich: Männer haben ein X- und ein Y-Chromosom, Frauen haben zwei X-Chromosomen. Auf dem X-Chromosom befinden sich zahlreiche Gene, die für wichtige biologische Funktionen verantwortlich sind. Ist eines davon defekt, kann es oft durch das intakte Gen auf dem zweiten X-Chromosom kompensiert werden. Das doppelte Vorhandensein der Gene führt also zu einer gewissen genetischen Robustheit und kann so das Risiko für bestimmte Erbkrankheiten reduzieren und dadurch die Lebenserwartung von Frauen erhöhen.

Homogametie führt übrigens auch bei Tieren zu einer höheren Lebenserwartung. Australische Forscherinnen und Forscher der University of New South Wales in Sydney haben dazu im Jahr 2020 eine Studie[232] veröffentlicht, in der sie 229 Tierarten auf Langlebigkeit untersucht haben. Quer durch das Tierreich lebten immer die Tiere länger, die zwei gleiche Geschlechtschromosomen hatten. Bei Vögeln sind das die Männchen, die im Schnitt 7,1 Prozent länger lebten als Weibchen, die zwei unterschiedliche Geschlechtschromosomen haben.

Doch Homogametie ist nicht der einzige Grund, warum Frauen länger leben. In diversen Studien[233] wurde nachgewiesen, dass das Hormon Östrogen, von dem Frauen deutlich mehr in ihrem Körper haben als Männer, positive Effekte auf das Herz-Kreislauf-System hat, die Telomere schützt, entzündungshemmend wirkt und sich positiv auf die Knochendichte auswirkt. Das männliche Hormon Testosteron ist dagegen mit einem schnelleren Alterungsprozess verbunden.

Hinzu kommt, dass Frauen sich tendenziell weniger risikoreich verhalten und in risikoärmeren Berufen arbeiten, was insgesamt zu weniger Unfällen führt. Und: Frauen konsumieren durchschnittlich weniger Alkohol und Tabak und achten mehr auf ihre Gesundheit, indem sie beispielsweise eher Vorsorgeuntersuchungen wahrnehmen. Natürlich trifft dieses Verhalten niemals auf alle Männer und Frauen zu, aber in der Tendenz führen Verhaltens- und biologische Faktoren zu einer deutlich höheren Lebenserwartung bei Frauen. Um ihre Langlebigkeit noch weiter zu verbessern, sollten sie allerdings einiges anders machen als Männer, und das liegt hauptsächlich an ihren Hormonen.

Was der Zyklus mit Langlebigkeit zu tun hat

Das wichtigste Geschlechtshormon beim Mann ist also das Testosteron. Es ist verantwortlich für die Entwicklung der Geschlechtsorgane, die tiefe Stimme, die spezifische Fettverteilung, die Samenproduktion, aber auch für psychische Faktoren wie Antriebsstärke, positive Stimmung und die Steuerung der männlichen Lust. Der Testosteronspiegel schwankt im Tagesverlauf leicht und ist beispielsweise morgens höher als am Nachmittag. Ab etwa dreißig Jahren, bei manchen Männern auch erst mit vierzig, sinkt der Testosteronspiegel langsam und auch nur geringfügig, sodass diese Entwicklung von den meisten Männern überhaupt nicht bemerkt wird. Die Wechseljahre sind bei Männern also eher Wechseljahrzehnte.

Die wichtigsten Sexualhormone bei Frauen sind Östrogene (zum Beispiel Estradiol und Estriol) und Progesteron. Gemeinsam mit FSH (dem follikelstimulierenden Hormon) und LH (dem luteinisierenden Hormon) steuern sie den Menstruationszyklus. Dieser dauert etwa 28 Tage und beginnt an dem Tag, an dem die Monatsblutung einsetzt. Ab diesem Zyklustag 1 sind die Hormonspiegel einer Frau für ein paar Tage sehr niedrig. Dann steigen Östrogen und FSH an und erreichen zusammen mit LH in der Mitte des Zyklus ihre höchsten Werte. Zu diesem Zeitpunkt findet der Eisprung statt. Dann beginnt das Progesteron anzusteigen und erreicht wenige Tage vor Einsetzen der Periodenblutung seinen Höchstwert, um dann stark abzufallen. Dann beginnt der nächste Zyklus.

Diese monatlichen hormonellen Schwankungen haben enorme Auswirkungen auf den Körper, die wir für unsere sportlichen Aktivitäten und unsere Ernährung und damit für die Langlebigkeit beachten müssen.

Was ich über meinen Zyklus gern früher gewusst hätte

Jahrzehntelang wusste ich so gut wie gar nichts über meinen Zyklus. Ich komme aus einer Generation, in der die Periode ein verschämtes Thema war, über das möglichst nicht geredet wurde, noch nicht mal unter Frauen. Tampons wurden im Büro in der Faust versteckt von einer Frau zur anderen geschmuggelt. Mein fehlendes Wissen führte dazu, dass ich meinen Körper im Grunde gar nicht kannte und Symptome der hormonellen Schwankungen nicht zu deuten wusste.

Jahrelang habe ich zum Beispiel den Zusammenhang zwischen meiner Verdauung und meinem Zyklus nicht erkannt. In meiner Wahrnehmung hatte ich während meiner Periode zufälligerweise häufig Durchfall. Erst heute weiß ich, dass der Durchfall völlig normal ist, da der hohe Progesteronspiegel vor der Periode die Darmaktivität verringert und zu Verstopfung führt. Nach dem starken Abfall des Progesterons kurz vor der Periode nimmt die Darmaktivität zu, was zu Durchfall oder weicherem Stuhlgang führen kann.

Auch die Prostaglandine, die die Gebärmutterkontraktionen verursachen, die zur Abstoßung der Gebärmutterschleimhaut führen, spielen eine Rolle. Denn die Kontraktionen verursachen nicht nur Schmerzen im Unterleib, sondern stimulieren auch die Darmmuskulatur. Dies ist nur ein Beispiel für den Einfluss des Zyklus auf unseren Körper. Und es gibt noch viele andere davon! Wir kommen später darauf zurück.

Menopause – vieles wird anders

Bei alldem hormonellen Auf und Ab könnte man sich ja eigentlich darauf freuen, wenn dieser ewige monatliche Stress mit dem Zyklus wegfällt, wenn unsere Periodenblutung endlich ausbleibt und wir in die Wechseljahre kommen. Eigentlich! Denn im Gegensatz zum Mann, bei dem das Sexualhormon, wie gesagt, kaum spürbar sinkt, passiert dies bei Frauen innerhalb weniger Jahre. Der Hormonrückgang beginnt bei den meisten Frauen in den Vierzigern und verläuft mit starken Schwankungen.

Erst nach der Menopause bleibt der Östrogenspiegel dauerhaft niedrig, und es dauert Jahre, bis der Körper sich daran gewöhnt. Viele Frauen haben mit Hitzewallungen und Nachtschweiß, Schlafproblemen, Müdigkeit, einer verlangsamten Fettverbrennung, Libidoverlust und Stimmungsschwankungen zu kämpfen. Der Abfall des Östrogens nach der Menopause hat heftige Auswirkungen auf den weiblichen Körper und seine Gesundheit.

Er kann eine Verschlechterung der Stimmung bewirken und im Extremfall zu Depressionen führen. Gleichzeitig steigt das Risiko für Alzheimer sowie andere Probleme mit der geistigen Leistungsfähigkeit, und es erhöht sich auch die Gefahr für Parkinson. Die Abnahme des Östrogenspiegels wirkt außerdem auf das Herz-Kreislauf-System: Mit zunehmender Alterung steigen nach der Menopause das Risiko für Bluthochdruck, Herzinfarkt und Arterienverkalkung. Da Östrogen eine schützende Wirkung auf die Knochen hat, nimmt bei niedrigem Spiegel das Risiko für Osteoporose zu. Auch die Cholesterinwerte verschlechtern sich in dieser Phase.

Zu den häufig auftretenden Schlafproblemen gehören Störungen des Schlafrhythmus, Nachtschweiß und innere Unruhe, die nicht selten zu Schlaflosigkeit führen. Gleichzeitig verlangsamt sich die Fettverbrennung, sodass sich vermehrt Fett am Bauch ansammelt, statt an Hüften und Oberschenkeln. Darüber hinaus nimmt die Muskelmasse ab. Häufig wird zudem von trockenerer Haut, vermehrter Faltenbildung und Haarausfall berichtet, und ebenso können vaginale Trockenheit sowie Libidoverlust auftreten.

Die weiblichen Hormone spielen also eine riesige Rolle. Die Voraussetzungen für unseren Körper ändern sich ständig – quasi von Tag zu Tag und von Lebensphase zu Lebensphase. Wie müssen Frauen auf diese sich ändernden körperlichen Voraussetzungen reagieren? Wie sollen sie ihr Training und ihre Ernährung ausrichten?

Frauen sind keine kleinen Männer – so geht zyklusgerechtes Training

Diesem Satz können wir alle nach den bisherigen Informationen dieses Kapitels wahrscheinlich hundertprozentig zustimmen. Er stammt von Stacy Sims, einer US-amerikanischen Sport- und

Ernährungswissenschaftlerin und einer der wenigen Forscherinnen, die sich speziell mit den physiologischen Unterschieden von Frauen bei Sport, Ernährung, Gesundheit und Langlebigkeit befassen. Ihre Forschung ist weltweit wegweisend. Sie war selbst Leistungssportlerin und hat festgestellt, dass der weibliche Zyklus auf die Ergebnisse von Wettkämpfen einen enormen Einfluss hat, aber beim Training von Leistungssportlerinnen und der Planung ihrer Wettkämpfe nicht beachtet wurde.

Auch die Wechseljahre spielten bei den typischen Vorgaben für Ernährung und Sport keine Rolle. Mit beidem hat sich Stacy Sims in ihrer Forschung beschäftigt. Starten wir mit ihren Empfehlungen, wie man den Trainingsplan und die Ernährung an den Zyklus anpassen sollte.

Zyklustag 1 bis 5: Höre auf deinen Körper

Grundsätzlich sind Frauen in der frühen Zyklusphase sehr leistungsfähig, da Östrogen und Progesteron niedrig sind. Trotzdem fühlen sich viele Frauen wegen der möglicherweise starken Menstruationskrämpfe beeinträchtigt. In den ersten Tagen ist das Empfinden also sehr individuell. Hochintensives Training wie HIIT oder Krafttraining sind für einige Frauen möglich, andere machen besser Yoga oder Pilates für Entspannung und Schmerzlinderung.

Während der Menstruation kann der Eisenbedarf bei Frauen erhöht sein, deswegen sollte man eisenreiche Lebensmittel wie Vollkornprodukte, Hülsenfrüchte, Nüsse und Samen, am besten in Kombination mit Vitamin-C-reichen Lebensmitteln wie Zitrusfrüchten oder Paprika essen, weil der Körper das Eisen dann besser aufnehmen kann.

Zyklustag 6 bis 14: Zeit für Power

In dieser Phase ist maximale Action angesagt! Das Östrogen steigt, das Progesteron bleibt niedrig. Viele Frauen fühlen sich dann hochenergetisch, und das Training fällt ihnen leichter. In diese Zeit solltest du deine extremen HIIT-Einheiten mit hoher Herzfrequenz legen und Krafttraining mit schweren Gewichten machen. Der Körper kann sich in der Phase auch besser erholen. Ich selbst habe bemerkt, dass ich in dieser Phase auch weniger anfällig bin, krank zu werden.

In dieser Zyklusphase besonders, aber auch grundsätzlich empfiehlt Stacy Sims Frauen, die Sport machen, mehr Protein zu sich zu nehmen, als sonst häufig empfohlen wird. Die allgemeine Empfehlung liegt bei 0,8 Gramm pro Kilo Körpergewicht. Eine 70 Kilo wiegende Frau sollte also pro Tag 56 Gramm Protein zu sich nehmen. Sims empfiehlt Sport treibenden Frauen mehr als das Doppelte – 1,8 bis 2,2 Gramm Protein pro Kilo Körpergewicht.

Zyklustag 14 bis 16: Achtsamkeit bei der Höchstleistung

In der Phase rund um den Eisprung erreichen die meisten Frauen ihre höchste Leistungsfähigkeit und erzielen am häufigsten persönliche Bestleistungen. Wegen des hohen Östrogenspiegels sind zu dieser Zeit allerdings die Bänder und Sehnen weicher und weniger stabil, deswegen kann es häufiger zu Verstauchungen, Zerrungen und Rissen kommen.

Dies zeigen auch mehrere aktuelle Studien, zum Beispiel eine Metaanalyse[234] aus dem Jahr 2017, in der bestätigt wurde, dass vordere Kreuzbandrisse bei Frauen am häufigsten in der Phase rund um den Eisprung auftreten. In dieser Zeit sollten Frauen also besonders auf eine gute Ausführung der Übungen achten und ihre Erholungszeiten gewissenhaft einhalten, damit keine Verletzungen auftreten, weil man zu erschöpft trainiert.

Zyklustag 16 bis 28: Runterschalten erlaubt

Nach dem Eisprung dominiert das Hormon Progesteron unseren Zyklus, was zu einer erhöhten Körpertemperatur führt. Dadurch kann der Körper schlechter mit Hitze umgehen und verbraucht selbst im Ruhemodus mehr Energie. Der Körper nutzt in dieser Zeit mehr Fette als Kohlenhydrate, was beim Sport die Schnelligkeit und

Explosivität verringern kann. Frauen fühlen sich oft müder und erholen sich langsamer. In dieser Phase sollte man also, wenn man sich dementsprechend fühlt, weniger hart trainieren und eher Zone-2- und moderates Krafttraining machen.

Und falls du dich fragst wieso du in dieser Zyklusphase oft Heißhunger auf Süßes oder Chips hast – der weibliche Körper hat in dieser Zeit einen höheren Grundumsatz, also können wir in dieser Zeit etwas mehr Kalorien vertragen. Je nach Körpergewicht, Muskelmasse und sportlicher Aktivität sind das 90 bis 300 Kalorien mehr pro Tag. Wer Heißhunger auf Ungesundes verhindern möchte, sollte also versuchen, über den Tag etwas mehr komplexe Kohlenhydrate und Ballaststoffe zu sich zu nehmen. Also zum Beispiel eine etwas größere Portion Vollkornnudeln oder Linsen mit Gemüse.

Abschließend noch einmal der Hinweis: Wie Frauen sich in ihrem Zyklus fühlen, ist sehr individuell. Viele haben zum Beispiel gar nicht in jedem Zyklus einen Eisprung und dadurch auch nicht die oben beschriebenen Hormonausschüttungen. Jede Frau, die sich für ihren Zyklus interessiert, sollte ihn also beobachten und sich Notizen dazu machen, wie sie sich in den unterschiedlichen Phasen fühlt. So können eigene Muster erkannt und Sport und Ernährung individuell angepasst werden. Generell kann man allerdings sagen, dass ein guter Trainingsplan für Frauen nicht nur die jeweilige Woche plant, sondern den gesamten Zyklus im Blick hat.

Kraft statt Cardio – das Erfolgsrezept nach der Menopause

Auch für die Menopause hat Stacy Sims aufgrund von verschiedenen Studien Empfehlungen abgegeben. Frauen sollten Krafttraining priorisieren. Denn nach der Menopause sinkt das Östrogen, das eine Schlüsselrolle im Muskelstoffwechsel spielt, drastisch ab. Es schützt die Muskeln vor dem Abbau, und wenn es nun weg ist, haben wir ein großes Problem, dem wir mit Krafttraining entgegenwirken müssen.

Ich weiß, dass das Bild einer grauhaarigen Frau, die Gewichte stemmt, für unsere Köpfe schwer herzustellen ist. Aber eigentlich sollten die Fitnessstudios voll mit Rentnerinnen sein, die ihre freie Zeit damit verbringen, mehrmals pro Woche Gewichte zu stemmen. Mit abnehmendem Östrogenspiegel nimmt nämlich zusätzlich auch die Knochendichte ab, und das alles passiert innerhalb einer sehr kurzen Zeit. Weniger Muskeln. Weniger Knochendichte. Ein absolutes Desaster für die Langlebigkeit.

Zwei bis drei Krafttrainingseinheiten sollte frau pro Woche einplanen. Dazu kommen ein bis zwei HIIT-Einheiten pro Woche, um die maximale Herzfrequenz zu erreichen und den Stoffwechsel anzukurbeln – das hilft, Fettansammlungen insbesondere im Bauchbereich zu reduzieren. Längere, zu häufige Cardio-Einheiten sind für Frauen nach der Menopause tatsächlich nicht so wichtig beziehungsweise können sogar schädlich sein. Weil der Körper bei Energiemangel Muskelprotein nutzt, kann durch zu viel Cardio sogar Muskelabbau stattfinden.

Zu langes Cardio-Training erhöht zudem den Cortisolspiegel, was ebenfalls den Muskelabbau und zusätzlich Entzündungen fördert. Durch den veränderten Stoffwechsel sinkt der Grundumsatz, wodurch weniger Kalorien verbrannt werden. Und jetzt kommt's: Proteine werden auch noch schlechter verwertet, was wiederum den Muskelaufbau erschwert. In einer Studie[235] wurde zudem gezeigt, dass Frauen, die in der Menopause ihre Proteinzufuhr erhöhten, ihren Muskel*ab*bau signifikant verlangsamen konnten. Frauen sollten also nach der Menopause besonders darauf achten, genügend Proteine zu sich zu nehmen und die Proteinzufuhr im Zweifelsfall sogar minimal erhöhen.

Der perfekte Trainingsplan für Frauen nach der Menopause könnte also so aussehen: mindestens zwei bis drei Einheiten Krafttraining pro Woche, ein- bis zweimal moderates Cardio-Training wie schnelles Gehen oder Radfahren und ein bis zwei Einheiten HIIT.

Bitte nicht ganz so kalt! – Eisbaden für Frauen

Eisbaden ist für mich der absolute Horror. Während Tim fröhlich nahezu jeden Tag in unseren selbst gebauten Schwimmteich steigt, gehe ich noch nicht mal bei 35 Grad heißen Sommertagen gern ins kalte Wasser. Nun sind unsere Einzelerfahrungen natürlich nicht repräsentativ, trotzdem finde ich es immer wieder spannend, dass hinter solchen Beobachtungen dann doch auch wissenschaftliche Grundlagen stecken. So auch hier.

Um die Unterschiede zu verstehen, schauen wir zuerst einmal auf die grundsätzliche Reaktion des Körpers bei Kälte. Wenn man zum Beispiel eine kalte Dusche nimmt – oder eben Eisbaden geht –, versucht der Körper, die lebenswichtigen Organe warm zu halten. Das geschieht, indem sich die Blutgefäße in den Händen und Armen und den Füßen und Beinen zusammenziehen. So fließt das wärmende Blut in Richtung Körperkern.

Diesen Schutzmechanismus der Gefäßverengung nennt man Vasokonstriktion. Frauen haben tendenziell kleinere Blutgefäße und eine stärkere Vasokonstriktion, sodass sie schneller kalte Hände und Füße bekommen. Ihre Hauttemperatur sinkt schneller, weshalb sie Kälte oft früher und intensiver empfinden.

Männer haben meist mehr Muskelmasse, und ihr Körper fängt früher an zu zittern, was bei ihnen schnell und effizient Wärme bringt. Frauen haben eine andere Strategie zur Wärmeproduktion als Männer – sie setzen mehr auf braunes Fett. Braunes Fett ist, wie wir gesehen haben, eine besondere Art von Fett, von dem wir gern mehr haben wollen, denn es wird mit vielen positiven Auswirkungen auf die Gesundheit in Verbindung gebracht, und es produziert Wärme. Es wärmt uns allerdings nicht so schnell und effektiv wie Zittern.

Braunes Fett hilft beim Eisbaden nicht, weniger zu frieren, es ist eher darauf ausgelegt, den Körper warm zu halten, wenn er längere Zeit kühlen, aber nicht eiskalten Temperaturen ausgesetzt ist. Und es gibt noch einen weiteren Unterschied in der Kältereaktion zwischen Frau und Mann: Frauenkörper schütten bei extremer Kälte mehr Cortisol aus, was nicht förderlich für die Langlebigkeit ist.

Was bedeutet dies nun für Frauen, die trotzdem die positiven Auswirkungen des Eisbadens auf ihre Langlebigkeit nutzen wollen? Sie sollten sich nicht ganz so kaltem Wasser aussetzen wie Männer: 10 bis 12 Grad kaltes Wasser reicht bei Frauen aus, während Männer von 4 bis 5 Grad kaltem Wasser profitieren. Außerdem sollten Frauen kürzere Zeit im kalten Wasser verbringen und sich wegen der Cortisolausschüttung deutlich langsamer an das Eisbaden herantasten als Männer.

Bitte nicht so lange nicht essen! – Fasten für Frauen

Vom Intervallfasten und Fasten profitieren sowohl Männer als auch Frauen. Aber auch hier gibt es für Frauen wegen ihres Hormonhaushalts einiges zu beachten. Es gibt erste Studien[236], die zeigen, dass der Stoffwechsel von Frauen anders auf Fasten reagiert als der von Männern und dass Fasten Auswirkungen auf den Hormonhaushalt haben kann. Es wird deswegen empfohlen, dass Frauen kürzere Fastenphasen wählen sollten – statt achtzehn Stunden oder mehr eher nur zwölf bis maximal sechzehn Stunden.

Neuere Studien[237, 238] legen außerdem nahe, dass Frauen eher die Abendmahlzeit als das Frühstück ausfallen lassen sollten, was bei Männern egal zu sein scheint. Und bei einem weiteren Punkt sind sich Forscherinnen für Frauengesundheit mittlerweile einig: Frauen sollten nicht auf leeren Magen hart trainieren. In Studien[239, 240] zeigte sich, dass das Stresshormon Cortisol bei Frauen, die morgens gefastet hatten und danach trainierten, stark anstieg. Fastendes Training am Morgen führte außerdem zu Schwankungen im Menstruationszyklus und beeinträchtigte sogar den Muskelaufbau negativ.

Das Frühstück vorm Training muss gar nicht groß sein, im Gegenteil, es soll einem schließlich nicht gleich wieder hochkommen. Da sollte jede Frau ausprobieren, was bei ihr funktioniert. Bei mir ist es eine halbe Banane und der von Stacy Sims empfohlene Proteinkaffee aus 200 Millilitern Hafermilch oder gesüßter Mandelmilch (schnell verfügbare Kohlenhydrate), zwei Teelöffeln Proteinpulver (30 Gramm Protein) und einem Espresso. Das Getränk kann man sehr gut am Abend vorher zubereiten und in den Kühlschrank stellen, um es dann am Morgen vor dem Training kalt zu trinken.

Überhaupt sollten sportelnde Frauen darauf achten, genug zu essen. Bestimmt hast du von Sportlerinnen gehört, die hart trainieren und daraufhin keine Periode mehr bekommen. Dies ist jedoch nicht auf das harte Training zurückzuführen, sondern darauf, dass die Frauen nicht genug gegessen haben. Der Körper schaltet dann in eine Art Überlebensmodus und stellt die Fortpflanzungsfunktionen ein.

Abschließend lässt sich also sagen, dass Frauen ihre Longevity-Strategien individuell leicht anpassen sollten. Sie sollten das Eisbaden langsamer und nicht ganz so kalt angehen, sie sollten ihr Training an ihren Zyklus und auch nach der Menopause anpassen, weniger lang fasten und nicht auf nüchternen Magen hart trainieren. Außerdem sollten sie unbedingt auf eine ausreichende Kalorienzufuhr achten. Hier ist, finde ich, ein Satz passend, den ich zuletzt immer wieder von sportlichen Frauen gehört habe: »Strong is the new skinny!« – also »Stark ist das neue Dünn!«

Teil 3: Und nun?

3.1 WIE WIR ALL DIESE INFOS UMSETZEN KÖNNEN

Unserer Meinung nach hatte der Hauptteil dieses Buches, den du gerade gelesen hast, eine entscheidende Stärke – und eine große Schwäche. Die Stärke: Das waren wirklich sehr, sehr viele Informationen. Und die Schwäche? Nun, das waren wirklich sehr, sehr viele Informationen. Wenn man neu im Thema ist, vielleicht auch erst mal ein paar zu viele. Was wir in diesem letzten Teil nun versuchen wollen, ist eine Art Gesamtstrategie für die persönliche Umsetzung aufzuzeigen. Womit fängt man an? Wie setzt man das Gelernte um? Und wie viel Lebensverlängerung ist dann möglich?

Anschließend wollen wir dir außerdem beispielhaft an unserem Leben zeigen, was wir mittlerweile an Longevity-Maßnahmen umsetzen – was uns leichtfiel und womit wir bis heute zu kämpfen haben.

Mach langsam – und nur, was du durchhältst

Ganz allgemein lässt sich sagen, dass du dein Leben Schritt für Schritt in Richtung Langlebigkeit verändern und auf keinen Fall versuchen solltest, von heute auf morgen alles »richtig« zu machen. Veränderungen im Lebensstil brauchen Zeit – wenn du zu viel zu schnell änderst, ist das Risiko, dass du scheiterst und dann die Motivation verlierst, groß. Außerdem muss sich auch dein Körper an viele der Änderungen erst mal gewöhnen. In diesem Buch geht es um Langlebigkeit – es geht darum, die gesamte Lebenszeit möglichst zu verlängern und gesünder zu gestalten. Es geht also um das Gegenteil von kurzfristig. Daraus folgen zwei Dinge.

Erstens: Du hast Zeit! Wenn du ein oder zwei Jahre brauchst, um dein Leben anders zu gestalten, ist das vollkommen okay. Verglichen mit der Gesamtdauer deines Lebens und der Zeit, die du möglicherweise dazugewinnen kannst, ist das nichts! Und zweitens ist es auch deshalb wichtig, weil du alle Maßnahmen, die du im Sinne der Langlebigkeit umsetzen willst, möglichst ein Leben lang beibehalten sollst. Lass uns das kurz ein bisschen genauer ausführen.

Die wissenschaftlichen Erkenntnisse der Langlebigkeitsforschung deuten darauf hin, dass du so ziemlich alles, was dich länger leben lässt, ein Leben lang durchhalten musst. Anders formuliert: Es scheint so, als könntest du dich nicht zehn Jahre lang gut ernähren und davon ausgehen, dass du dann ein Jahr Lebenszeit hinzugewonnen hast, und dich anschließend wieder schlecht ernähren. Du würdest das ursprünglich gewonnene Jahr in diesem Fall wohl ziemlich schnell wieder verlieren. Wenn du dagegen mit der guten Ernährung weitermachst, gewinnst du nach und nach weitere gute Jahre hinzu.

Genauso beim Sport: Wenn du zwischen deinem zehnten und fünfzigsten Lebensjahr supersportlich bist, aber dann anschließend gar nichts mehr machst, hast du möglicherweise kaum eine längere Lebenserwartung als jemand, der nie Sport gemacht hat. Die Botschaft lautet: Du musst jedes »gute« Verhalten möglichst lebenslang durchhalten. Gerade deshalb ist es so wichtig, das Thema Langlebigkeit langsam anzugehen und Methoden und Möglichkeiten zu finden, die du wirklich nachhaltig beibehalten kannst.

Möglichst ein Schritt nach dem anderen

Wir haben die Struktur im Hauptteil des Buches bewusst so gewählt, wie du sie hier vorgefunden hast: Lebensbereich für Lebensbereich, nach Relevanz sortiert. Unserer Einschätzung nach ist es am einfachsten, wenn man sich auch in der Praxis seine Gewohnheiten Lebensbereich für Lebensbereich nacheinander vornimmt und zum Positiven hin zu verändern versucht. Dabei solltest du mit den Lebensbereichen anfangen, die den größten Einfluss auf deine Lebens- und Gesundheitserwartung haben, und dich dann zu denen vorarbeiten, die eher marginaleren Einfluss haben.

Konkret bedeutet das, dass du unbedingt in einem ersten Schritt versuchen solltest, deine negativen Gewohnheiten zu stoppen. Schädliches Verhalten wie Rauchen oder übermäßigen Alkoholkonsum kannst du durch keine positive Verhaltensweise kompensieren. Du kannst gar nicht so viel Sport machen, dass du die Lebenszeit, die du beispielsweise durchs Rauchen verlierst, wieder zurückgewinnst.

Wenn du dich mit deinen negativen Gewohnheiten beschäftigt hast, kannst du dich im nächsten Schritt mit deiner Ernährung beschäftigen. Ernährung ist das Fundament für alle anderen Maßnahmen und in der Lage, dir mit Abstand am meisten Lebenszeit zu schenken – oder zu stehlen. Wir erinnern uns kurz: Wer mit zwanzig von einer US-amerikanisch, westlichen auf eine mediterrane Diät umsteigt, kann etwa dreizehn Jahre Lebenserwartung gewinnen.

Wenn du deine Ernährung im Griff hast, machst du weiter mit Sport – und so weiter. So kannst du dich im Grunde genommen von der Reihenfolge her eins nach dem anderen, Kapitel für Kapitel, durch den gesamten Hauptteil unseres Buchs arbeiten. Dabei sind die Kapitel nicht nur als eine Priorität zu betrachten im Sinne von »Dies ist wichtiger als das«, sondern zum Teil eher auch als »Bevor du dich nicht hiermit beschäftigt hast, brauchst du dich um die anderen Dinge nicht kümmern«.

Das gilt ganz besonders im Hinblick auf das Weglassen von schädlichem Verhalten, Ernährung, Sport, Schlaf und Stress. Diese Elemente sind das Fundament, die Grundbausteine eines langen Lebens und auch diejenigen, für die es die eindeutigsten wissenschaftlichen Belege gibt. Die anderen Bereiche, also Supplements, soziales Miteinander, Alltagsentgiftung, Lifestyle-Maßnahmen und medizinische Eingriffe sind das Dach des Hauses. Man kann sie obendrauf setzen, wenn die Grundmauern stehen, und damit möglicherweise noch ein paar Jahre on top gewinnen – aber du wirst niemals beispielsweise eine schlechte Ernährung durch Supplements auffangen oder fehlende Bewegung durch medizinische Eingriffe ersetzen können.

Wenn du die Lebensbereiche nach und nach verbessern willst, wird dir schnell auffallen, dass dir bestimmte Dinge leichter und andere schwerer fallen. Hier ist eine weitere Sache wichtig. Wie bereits gesagt, ist es im Sinne der Langlebigkeit entscheidend, dass du die guten Gewohnheiten ein Leben lang beibehältst. Was im Sinne der Langlebigkeit deutlich weniger entscheidend ist, ist Perfektion. Du musst nicht in jedem Bereich deines Lebens alles bis ins Detail optimieren. Deine Ernährung beispielsweise muss nicht hundert Prozent perfekt sein! Die Mittelmeerdiät ist auch nicht hundert Prozent perfekt und gilt trotzdem als Goldstandard – nicht zuletzt, weil viele Menschen sie ein Leben lang durchhalten.

Mach in den unterschiedlichen Bereichen erst mal das, was dir leichtfällt und vielleicht sogar Spaß macht. Korrigiere als Erstes die großen Fehler, und heb dir die Details und die unangenehmeren und schwierigeren Dinge für später auf. Etabliere zum Beispiel erst mal eine feste Schlaf- und Wachzeit, bevor du anfängst, dein Schlafzimmer abzudunkeln, ruhiger zu machen oder dir einen Vorrat an Schlaf-Supplements zusammenzustellen.

Oder fang damit an, dich jeden Tag zwanzig bis dreißig Minuten zu bewegen, bevor du einen ausgefeilten Trainingsplan erarbeitest. Eliminiere erst mal die schädlichsten Lebensmittel, steigere den Anteil an Gemüse, Obst und komplexen Kohlenhydraten und reduziere den Fleischkonsum, bevor du anfängst, ein strenges Fastenmodell in dein Leben zu integrieren.

Wenn wir das hier so schreiben, klingt es leichter, als es ist. Seine Ernährung zu ändern, regelmäßig zu trainieren, gut zu schlafen – das alles ist nicht einfach. Timing und Ort können dabei eine große Rolle spielen. Fang nicht mitten in einer stressigen beruflichen Phase an, plötzlich alles über Bord zu werfen. Starte lieber, wenn du entspannt bist. Stecke in die einzelnen Bereiche vorab auch noch etwas eigene Recherche. Klar haben wir versucht, alles möglichst umfassend zusammenzutragen, aber wir erheben keinerlei Anspruch auf Vollständigkeit. Es kann helfen und zusätzlich motivieren, noch ein Buch zum Thema zu lesen oder ein paar Podcast-Folgen zu hören, wenn du dich zum Beispiel gerade um deine Ernährung kümmerst. Betrachte jeden Lebensbereich als ein kleines Projekt, mit dem du dich ein paar Wochen lang beschäftigst.

Holen dir Unterstützung – und mach Urlaub!

In bestimmten Bereichen kannst du dir auch Hilfe holen, um voranzukommen. Wenn du beispielsweise dein Sportprogramm ausarbeitest, können dir diverse Apps wie Peloton, Zwift, Freeletics, Apple Fitness oder Asana Rebel dabei helfen, eine Routine aufzubauen. Wenn du über die finanziellen Möglichkeiten verfügst, kannst du dir auch mal für ein paar Stunden zur Beratung einen Trainer buchen, um ein individuelles Programm zusammenzustellen. Wir haben das sowohl für den Bereich Krafttraining als auch für den Bereich Ausdauertraining eine Zeit lang gemacht und sind dadurch wirklich weitergekommen.

Wer es noch ernster nehmen möchte und über die finanziellen Ressourcen verfügt: Nach und nach gibt es auch in Deutschland einige Longevity-Zentren, die einen wirklich ganzheitlich im Bereich Langlebigkeit unterstützen und beraten. Tim hat den Vorreiter Extension Health in New York besucht. Vom Ernährungs- und Sportprogramm bis hin zur Peptid- oder Stammzelltherapie kannst du dort so ziemlich alles machen lassen. Das Komplettpaket kostet allerdings 250 000 Dollar pro Jahr. Kein Scherz. Ganz so weit sind wir in Deutschland derzeit noch nicht – aber so langsam tauchen auch hier erste Angebote auf. Nicht alle sind ultrateuer. Halte die Augen offen.

Ein weiterer Tipp, der für uns gut funktioniert hat: Nutze für bestimmte Veränderungen wie Ernährung oder Sport die Auszeit in einem Urlaub. Dieser Ansatz wird derzeit immer beliebter. Im Urlaub hat man Zeit, Ruhe und je nach Angebot die nötige Unterstützung, um außerhalb des stressigen Alltags an bestimmten Lebensbereichen wie Sport oder Ernährung grundlegend zu arbeiten. Wir persönlich haben das beispielsweise im Wellness- und Familienhotel Forsthofgut in Leogang ausprobiert. Es gibt aber auch viele andere Häuser in unterschiedlichen Himmelsrichtungen, die Vergleichbares anbieten.

Im Trainingsbereich kann man dann eine Leistungsdiagnostik

inklusive korrekter VO_2max- und Stoffwechselanalyse machen und dann mit einem Coach zusammen ein individuelles Trainingsprogramm zusammenstellen. Im Restaurant gibt es Gerichte, die gut für die Langlebigkeit sind, extra gekennzeichnet – so kann man sich nicht nur während des Urlaubs gesund ernähren, sondern auch neue Ideen für Gerichte und Zubereitungen mit nach Hause nehmen.

Im Spa-Bereich gibt es unterschiedliche Longevity-Behandlungen, wie Kryokammer, also -110 Grad Kälte, Hypoxietraining mit Sauerstoffmaske und klassische Sauna. Aus unserer Sicht ist es wahrscheinlich, dass sich das Konzept, Urlaub mit Langlebigkeit zu kombinieren, in den nächsten Jahren auch in der Breite, und hoffentlich auch zu immer erschwinglicheren Preisen, immer mehr durchsetzen wird.

Ist Langlebigkeit eine Frage der finanziellen Mittel?

Damit sind wir zwangsläufig bei einer wichtigen Frage gelandet, und die Antwort darauf lautet: Jein. Zumindest vorerst. Das größte Potenzial für eine höhere Lebenserwartung – wir werden nicht müde, es zu betonen – liegt in den Bereichen Ernährung, Sport, Schlaf und Stress und ist damit tendenziell keine dramatische Geldfrage. Wer welches hat, dem wird es natürlich (wie leider immer) leichter gemacht, weil man sich keine Gedanken über die Kosten im Supermarkt machen muss und sich einen Personal Trainer buchen kann.

Grundsätzlich lassen sich eine gesunde Ernährung, Joggen, Training zu Hause mit Eigengewicht, Intervallfasten, eine gute Schlafroutine, Meditation und Atemübungen, Wechselduschen, das Pflegen von Freundschaften und vieles mehr auch mit wenig Geld umsetzen. Wir würden schätzen, dass etwa 80 Prozent der derzeit möglichen Lebens- und Gesundheitsverlängerung keine großen finanziellen Ressourcen benötigen. Etwa 20 Prozent der Maßnahmen hängen dann aber doch von finanziellen Mitteln ab.

Supplements, technische Geräte, erst recht neuere medizinische Eingriffe – all das kostet schnell Hunderte, Tausende oder sogar Zehntausende Euro. Nach oben gibt es kein Limit. Bryan Johnson investiert nach eigenen Angaben mehr als eine Million Dollar pro Jahr. Doch dieses Geld kauft – Stand heute – nicht den größten Anteil der zusätzlichen Lebens- und Gesundheitszeit, sondern eben nur die Kirsche auf der Torte. Noch.

Wir schreiben in diesem Abschnitt so oft »Stand heute«, »aktuell« oder »noch«, weil sich das natürlich schnell ändern kann. Wie wir insbesondere in dem Abschnitt über experimentelle medizinische Verfahren gesehen haben, ist es durchaus möglich, dass es bereits in den nächsten Jahren einen Durchbruch gibt und eine Therapie oder ein Mittel gefunden wird, das unser Leben auf einen Schlag um 20, 30 oder sogar noch mehr Prozent verlängert. Stell dir nur vor, dass man die Aktivierung der Yamanaka-Faktoren und damit eine Verjüngung des Körpers tatsächlich praktisch in einer Therapie umsetzen könnte. Es ist durchaus denkbar, dass eine solche Behandlung patentiert und sicher erst einmal sehr teuer verkauft wird. Dann könnte ein langes und gesundes Leben tatsächlich eine Frage des Geldbeutels sein. Mehr dazu auch noch in Kapitel 3.2.

Lass dich durchchecken, bevor du loslegst

Eine wichtige Einschränkung müssen wir an dieser Stelle noch einmal unterstreichen: Wenn du Vorerkrankungen, Allergien, Unverträglichkeiten oder sonst in irgendeiner Art und Weise eine besondere Ausgangslage hast, solltest du unbedingt zunächst mit deinem Hausarzt oder deiner Hausärztin sprechen, bevor du anfängst, eigenständig riesige Veränderungen in deinem Leben vorzunehmen. Generell kann es sich lohnen, medizinischen Rat einzuholen, wenn du dich mit bestimmten Themen beschäftigst oder individuelle Probleme feststellst.

Darüber hinaus empfehlen wir, dass du deinen Erfolg misst. Und dafür benötigst du Ausgangswerte. Überprüfe also auf jeden Fall mit einem großen Blutbild, ob du irgendwelche Mängel oder grundlegenden Probleme hast. Tracke auf irgendeine Art und Weise deinen sportlichen Erfolg – es muss keine professionelle Leistungsdiagnostik sein, auch mit einfachen Fitnesstrackern oder Smartwatches kann man mittlerweile sehr gut die grundlegenden Entwicklungen verfolgen. Darüber hinaus bieten sie dir gute Einblicke in Schlafqualität und Stresslevel.

Wenn du die Mittel dafür hast, empfehlen wir außerdem zu Beginn deiner Langlebigkeitsreise – und dann immer mal wieder –, einen epigenetischen Alterstest zu machen. Dein biologisches Alter und vor allem deinen »Pace of Aging«-Wert, also die Geschwindigkeit deines Alterns, zu messen und über die Zeit zu kontrollieren, ist der beste Weg, um herauszufinden, ob die Maßnahmen, die du ergreifst, etwas bringen.

Was wir machen – und was nicht

Wir haben unser Leben mittlerweile so weit wie praktisch möglich im Sinne der Langlebigkeit umgestellt. Aber wir haben auch beide Jobs, wir haben ein Kind, wir wollen das Leben genießen und uns nicht zu sehr einschränken, und wir haben auch begrenzte finanzielle Möglichkeiten. Auf manche Dinge wollen wir nicht vollständig verzichten, obwohl es vielleicht aus einer reinen Langlebigkeitssicht besser wäre. Aber gerade deshalb halten wir unser Beispiel für realistisch – es ist ein Ziel, das vermutlich viele Menschen so oder so ähnlich nach einiger Zeit erreichen können.

Wir dachten, am besten zeigen wir es dir ganz konkret an einem typischen Tag aus unserem Leben. Ein Tag, wie er im besten Fall aussieht. Natürlich klappt das nicht immer so – manchmal ist der Schlaf schlecht, der Tag zu voll, der Kühlschrank leer. Aber vieles ist mittlerweile zur Routine geworden, weshalb wir dem nun folgenden »perfekten Tag« schon oft recht nahekommen.

Unser Tag beginnt meist irgendwann zwischen sieben und acht Uhr. Unter der Woche häufig auch in getrennten Schlafzimmern –

nicht, weil wir uns nicht mögen, sondern weil wir gemerkt haben, wie wichtig guter Schlaf für Körper und Seele ist. Tim ist leider ein katastrophal schlechter Schläfer, und seit wir 2023 Eltern geworden sind, ist das mit dem Schlafen noch schwieriger geworden. Seitdem schlafen wir also meist getrennt – mit großem Effekt: Tims Schlafqualität ist deutlich besser geworden. Von zwei bis drei Aufwachphasen pro Stunde ist er mittlerweile auf unter eine gekommen. REM- und Tiefschlafanteile haben sich fast verdoppelt. Und er stört Jennie nicht mehr mit seinem häufigen Aufwachen. Wir stehen jeden Tag einigermaßen zur gleichen Zeit auf und gehen jeden Abend zur einigermaßen gleichen Zeit ins Bett – auch am Wochenende! Das hat uns wahrscheinlich mehr gebracht als jede Nachtmaske und jedes Melatoninpräparat zusammen.

Gefrühstückt wird bei uns meist ein griechischer Joghurt mit Nüssen, Samen, Haferflocken und frischem Obst, bei Tim mit ein bisschen Honig, bei Jennie ohne. Dazu gibt es Kaffee mit Hafermilch.

Zwischendurch essen wir gern Vollkornbrot mit Hummus, Avocado und Olivenöl. Fast an jedem Tag gibt es einen Smoothie aus Beeren, Obst, Gemüse, Proteinpulver, Nüssen, etwas Kollagen, Pilzpulver, Haferflocken, Leinsamen, Ingwer und Kefir. Ein echter Longevity-Hack, der uns nicht nur schnell und verlässlich gute Nährstoffe liefert, sondern auch gut schmeckt – sogar unserem Kleinkind.

Unser Tag ist voll – mit Arbeit, Kind und Hund –, weshalb wir viele Dinge so organisiert haben, dass sie effizient ablaufen. Wir nutzen ein Abo von HelloFresh, um frisch zu kochen. Das ist ein Lieferservice bei dem man die Zutaten für Gerichte, die man sich vorher in einer App aussucht, in der perfekten Portionierung zugeschickt bekommt. So können wir immer auswählen, was wir in der kommenden Woche essen. Bei uns sind das drei vegetarische Gerichte, ein Gericht mit Hühnchen und eins mit Fisch. Zwei Tage freestylen wir. Rotes Fleisch und Wurst gibt es bei uns nicht mehr, wenn, dann mal bei anderen zu Besuch oder im Restaurant. Hühnchen essen wir wie gehabt, dafür mehr fettigen Fisch als früher. Olivenöl statt Butter, viele Hülsenfrüchte, Vollkorn statt Weißmehl, Bio, wo immer möglich.

Wir essen also überwiegend mediterran und pflanzenbasiert. Fast jeden Tag landet außerdem etwas Fermentiertes auf dem Teller – am liebsten Bio-Kimchi, das gibt's inzwischen sogar bei Aldi. Tim macht dazu seit Neuestem an den meisten Tagen Intervallfasten – nur zwischen 12 und 20 Uhr wird gegessen – klappt nicht immer, aber oft. Süßigkeiten haben wir kaum zu Hause, aber wir essen auch mal Kuchen und im Sommer gern Eis. Und Jennie kann die Vorweihnachtszeit nicht ohne Schoko-Adventskalender verbringen.

Essen unterwegs – beispielsweise bei Reportagedrehs – ist eine Herausforderung. Aber nach der 80:20-Regel, ist es aus unserer Sicht auch okay, wenn man hier dann doch mal im Fast-Food-Restaurant landet. Insgesamt würden wir sagen: Unsere Ernährung ist bei etwa 70 Prozent von dem, was möglich wäre. Das hat Jahre gedauert – Ernährung ist definitiv eines der schwierigsten Dinge, die man ändern kann, weil es so viel mit Gewohnheit und Planung zu tun hat und weil unser Körper bestimmte Dinge nach langer Zeit wirklich regelrecht verlangt! Aber es war jede Umstellung wert. Wir fühlen uns heute fitter und gesünder als jemals zuvor.

Sport ist fester Bestandteil des Tages. Das war nicht immer so – aber heute ist Bewegung für uns wie Zähneputzen: nicht verhandelbar. Eigentlich versuchen wir an sechs von sieben Tagen Sport zu machen. Außerdem haben wir so viel Bewegung in unseren Alltag integriert wie möglich – wir kümmern uns um unseren Garten, gehen mit dem Hund Gassi und versuchen, nicht zu lange am Stück zu sitzen (was beim Schreiben eines Buches gar nicht so leicht ist).

Jennie trainiert am liebsten mit der Peloton-App: je nach Zyklushälfte zwei- bis dreimal pro Woche HIIT oder Cardio auf dem Rad oder Joggen sowie zwei- bis dreimal Kraft. Tim fährt – weil Leidenschaft – viel Rennrad, im Sommer draußen, im Winter drinnen virtuell mit Zwift. Mindestens ein mal pro Woche versucht er auf dem Laufband zu laufen. Eher HIIT als Longrun. Dazu macht er etwa dreimal pro Woche Krafttraining. Wir trainieren beide viel zu Hause, denn aus unserer Sicht ist es insbesondere mit Kleinkind nur so möglich, wirklich täglich zu trainieren – keine Ahnung, wie man als Eltern jeden Tag ins Fitnessstudio kommen soll.

Abends ein Glas Wein? Nur noch selten – früher war das öfter der Fall. Heute trinken wir unter der Woche eigentlich gar keinen

Alkohol mehr – am Wochenende eigentlich nur mit Freunden oder Familie. Der Weg dahin war schwer – nicht so sehr wegen des Alkohols selbst, sondern vielmehr wegen des gesellschaftlichen Drucks. »Warum trinkst du denn nichts?!«, mussten wir uns ständig anhören. Allerdings haben wir in letzter Zeit das Gefühl, dass sich der Lifestyle hier ein wenig zum Positiven verändert.

Auf jeden Fall lohnt es sich, weniger Alkohol zu trinken – nicht nur aus Sicht der Langlebigkeit. Seit wir weniger trinken, fühlen wir uns insgesamt fitter, gesünder, frischer, und unser Schlaf ist deutlich besser geworden. Am Ende ist das bisschen Spaß mehr am Abend zuvor das deutlich weniger Fitsein am nächsten Tag eigentlich nicht wert.

Stress und Entspannung sind vielleicht unser größtes offenes Kapitel. Wir haben beide immer mal wieder Yoga, Meditation, Atemtraining oder auch Tagebuchschreiben ausprobiert. Aber: Es hat nie langfristig gehalten. Vor allem, weil unser Alltag so fordernd ist. Wahrscheinlich sollten wir uns gerade deshalb mehr drum kümmern. Hier müssen wir ehrlicherweise sagen: Baustelle.

Soziales Miteinander? Jennie ist extrem gut vernetzt – Freundschaften, Familie, Gemeinschaft sind für sie zentral. Tim dagegen ist da eher schwach aufgestellt. Er kommt gut allein klar, merkt dann aber irgendwann, dass es ihm nicht guttut. Wenn es zu wenig Austausch gibt, zieht das runter. Deshalb ist er heute viel bewusster darin, Kontakte zu pflegen – auch wenn das manchmal Überwindung kostet. Bei Jennie top – bei Tim ausbaufähig.

Das Geld für große experimentelle Eingriffe haben wir nicht. Aber kleinere Dinge, die machbar sind, versuchen wir umzusetzen. Eisbaden. Kalt duschen. Sauna, wenn wir im Urlaub sind. Wir haben unseren Alltag, so gut es geht, entgiftet: Plastik ist größtenteils aus der Küche rausgeflogen, wir nutzen Glas- und Edelstahlbehälter, um Essen aufzubewahren und zu transportieren. Auch die meisten Plastikflaschen haben wir durch Alternativen ersetzt. Wir verwenden gusseiserne Pfannen anstatt beschichtete.

Wir haben hier Luftfilter rumstehen (die kommen eigentlich noch aus der Coronazeit), nutzen einen hochwertigen Wasserfilter und überwiegend Naturkosmetik – wo Naturkosmetik noch nicht so gut funktioniert, stressen wir uns aber auch nicht und nutzen einfach die herkömmliche Alternative. Wir würden schätzen, dass wir so vermutlich im Laufe der vergangenen Jahre etwa 60 Prozent aller Schadstoffe in unserem Leben eliminiert haben.

Was Supplements betrifft, halten wir es pragmatisch: Vitamin D, Omega-3, manchmal Zink und Vitamin C in Krankheitsphasen. Ein bisschen Kollagen. Und die erwähnte Supplement-Mischung für die Kategorien A und B von NOVOS. Unser Gedanke: Es gibt heute eine Menge Stoffe, die aussichtsreiche Kandidaten darin sind, uns länger und gesünder leben zu lassen – einige wenige davon werden vermutlich tatsächlich funktionieren. Weil wir nicht wissen, welche das sein werden, setzen wir auf eine gut kuratierte Mischung von Stoffen, die heute zumindest als sicher gelten.

Darüber hinaus haben wir zumindest das Gefühl, dass diese Supplement-Mischung insgesamt einen positiven Einfluss auf unsere Gesundheit, Haut und Energie hat. Als wir einmal vergessen hatten, die Supplements nachzubestellen, stellte Jennie zum Beispiel sehr schnell fest, dass ihre Haut schlechter wurde.

Zum Tracken verschiedener Schlaf-, Stress-, Leistungs- und Gesundheitsparameter nutzen wir das Whoop-Armband – das hat für uns am besten funktioniert, weil man es anders als eine Smartwatch nicht ständig aufladen muss und die App dahinter die Daten sowohl im Sport als auch im Stress- und Schlafbereich superverständlich aufbereitet. Wir haben beide auch mal eine Zeit lang ein Blutzuckermessgerät getragen, um mehr über die Auswirkung unserer Ernährung zu erfahren – aus unserer Sicht besonders spannend, um herauszufinden, ob man genügend komplexe Kohlenhydrate und Ballaststoffe zu sich nimmt.

All das mag viel wirken. Und es ist viel. Aber es ist natürlich nicht wirklich perfekt. Wir haben unsere Routinen über mehrere Jahre hinweg entwickelt, Sachen ausprobiert, verworfen, neu gemacht. Es war kein Sprint, sondern ein Marathon. Der Weg war es wert. Wenn du also fragst: Wie sieht ein »Langlebigkeitsleben« in echt aus? Dann ist unsere Antwort: nicht perfekt, aber ehrgeizig. Nicht vollständig, aber fundiert. Nicht übermenschlich, aber mit Freude, Struktur und Neugier. Und das Wichtigste: so, dass du es ein Leben lang durchhalten kannst.

Und ganz ehrlich: Selbst wenn uns das alles keinen einzigen Tag länger leben oder gesund bleiben lässt, bereuen wir nichts. Wir lieben unser Leben genau so, wie es heute ist. Wir fühlen uns gesünder, wacher, leistungsfähiger und freudiger als je zuvor. Viele Menschen glauben, dass Langlebigkeit etwas mit Verzicht zu tun haben muss – wie ein Tauschgeschäft: Man verzichtet heute auf etwas, macht das Leben heute »schlechter«, um am Ende ein paar Jahre dazuzubekommen. Unserer Meinung nach ist diese Sicht auf das Thema falsch. Man »verliert« durch ein gesundheitsbewusstes Leben im Hier und Jetzt überhaupt nichts, sondern gewinnt heute schon Leistungsfähigkeit und Freude dazu. Aus unserer Perspektive eine Win-win-Situation!

Aber haben wir auch Erfolg mit dem, was wir tun?

Wir haben unser Alter und unsere Pace of Aging sowohl mit einem epigenetischen Test als auch mit Näherungsmethoden wie »Whoop-Alter« bestimmt. Das Ergebnis: Wir sind biologisch jünger als chronologisch und altern auch biologisch um deutlich weniger als ein Jahr pro Kalenderjahr. Und das, obwohl wir uns ja noch gar nicht so lange mit dem Thema Langlebigkeit beschäftigen.

Was ist wirklich möglich?

Die spannende Frage ist natürlich, was möglich wäre, wenn man alle Strategien aus diesem Buch berücksichtigt. Wie alt könnten wir heute schon realistischerweise werden, und was könnte in Zukunft noch gehen? Die Sache ist ein bisschen komplizierter, als man denkt, weil man natürlich nicht einfach die einzelnen Maßnahmen aufaddieren kann. Viele Maßnahmen verlängern unser Leben über ähnliche Mechanismen, zum Beispiel die Aktivierung der Autophagie. Wenn wir mehrere solcher Maßnahmen umsetzen, werden die Effekte nicht einfach immer größer, sondern erreichen irgendwann eine Art »Idealzustand«. Lass uns ein bisschen genauer in das Thema einsteigen.

Die durchschnittliche Lebenserwartung in den Industrienationen liegt heute schon bei über achtzig Jahren. Wer konsequent auf seine Gesundheit achtet, kann locker zehn bis fünfzehn zusätzliche Lebensjahre gewinnen. Eine häufig zitierte Analyse[1] der Harvard School of Public Health beispielsweise verglich Personen mit fünf zentralen Lebensstilfaktoren (Nichtrauchen, regelmäßige Bewegung, Normalgewicht, ausgewogene Ernährung, nur wenig Alkohol) mit Menschen, die keiner dieser Regeln folgten. Das Ergebnis: Wer alle fünf Faktoren einhielt, lebte im Schnitt heute schon deutlich über ein Jahrzehnt länger – Frauen erreichten oft ihre frühen Neunziger, Männer ähnlich hohe Werte.

Noch entscheidender: Diese »Bonusjahre« verlaufen weitgehend frei von chronischen Krankheiten – ein Plus also nicht nur an Lebenszeit, sondern auch an Lebensqualität, die man genießen kann. Alle seriösen Langzeitstudien, die es heute zu der Frage gibt, wie viel Lebensverlängerung durch Lebensstil möglich ist, basieren jedoch auf einem überholten Kenntnisstand. Viele Dinge, die wir auch in diesem Buch beschrieben haben, konnten die Studiendesigner noch gar nicht wissen. Dort ging es nur um die absoluten Basics – fast ausschließlich auf das Vermeiden von schädlichen Verhaltensweisen fokussiert.

Wenn man aber durch die Basics, wie in der Harvard-Studie, schon eine Lebenserwartung von neunzig Jahren oder länger erreichen kann, ist es nur folgerichtig, anzunehmen, dass deutlich mehr möglich ist, wenn man heute anfängt, sein Leben wirklich im Sinne der neuesten wissenschaftlichen Erkenntnisse der Langlebigkeit zu optimieren und das auch lebenslang durchhält.

Seriöse Forscherinnen und Forscher wie auch Sebastian Grönke sagen tatsächlich, dass man realistische Chancen hat, sich eine dreistellige Lebenserwartung von mehr als hundert Jahren zu erarbeiten – wenn man den heutigen Stand der Langlebigkeitsforschung in seinem Leben umsetzt, früh damit anfängt und lebenslang durchhält. Tatsächlich steigt die Zahl der Hundertjährigen bereits heute an – in Zukunft werden wir vermutlich immer mehr von ihnen sehen, bei immer besserer Gesundheit.

Es gibt sogar optimistische Experten, die davon ausgehen, dass etwa die Hälfte der heute in Europa geborenen Menschen ihren hundertsten Geburtstag erleben können. Im Rahmen unserer Recherche haben wir die hundert Jahre sowohl von Wissenschaftlern als auch von Menschen, die ihr Leben selbst der Langlebigkeit verschrieben haben, immer wieder als realistisches Ziel gehört.

Aber wo liegt dann die »neue Grenze«? Der offizielle Altersrekord liegt heute bei 122 Jahren und wurde von der Französin Jeanne Calment aufgestellt, die 1997 verstarb. Auch andere, wie die US-Amerikanerin Sarah Knauss mit 119 oder die Japanerin Kane Tanaka mit ebenfalls 119 Jahren, haben die 115er-Marke bereits deutlich überschritten. Diese Zahlen verdeutlichen, dass unsere Biologie durchaus Reserven hat, zumal wenn man bedenkt, dass jemand wie Jeanne Calment schon im 19. Jahrhundert erwachsen war.

Allerdings meint ein Teil der Forschung, wir stünden rein biologisch betrachtet vor einer Schallmauer irgendwo zwischen hundertzwanzig und hundertfünfzig Jahren. Eine viel beachtete Studie[2] aus dem Jahr 2021 berechnete mithilfe bestimmter Biomarker, dass selbst unter optimalen Bedingungen – also ohne irgendeine altersbedingte Krankheit und wenn wir alle Kennzeichen des Alterns optimal reduzieren – die Obergrenze für uns Menschen bei etwa hundertfünfzig Jahren liegt. Andere, wie beispielsweise der niederländische Forscher Jan Vijg, kommen zu dem Ergebnis, dass die Grenze schon bei etwa hundertzwanzig Jahren liegt – mit nur wenigen Ausreißern nach oben.

Eine Lebenserwartung von hundert bis hundertzwanzig Jahren – vielleicht sogar ein bisschen mehr – ist also durchaus möglich. Das bestätigt auch Sebastian Grönke vom Max-Planck-Institut für Biologie des Alterns. Irgendwann werden wir dann aber vermutlich an eine Grenze kommen, an der das Verhindern von altersbedingten Krankheiten und das Verlangsamen des Alterungsprozesses nicht mehr ausreichen. Stattdessen bräuchten wir – wenn wir noch älter werden wollen – die Möglichkeit, das Altern entweder vollständig aufzuhalten oder sogar umzukehren. Wenn wir das schaffen könnten, würde uns noch mal eine völlig neue Welt offenstehen.

Diese Perspektive hat dazu geführt, dass sich in den letzten Jahren eine riesige Wirtschaft in diesem Bereich aufgebaut hat. Forschungseinrichtungen und Start-ups, häufig von Tech-Milliardären wie Jeff Bezos oder Larry Page unterstützt, greifen das Altern selbst als »technisches Problem« an. Firmen wie Calico von Alphabet (Google), Altos Labs, Unity Biotechnology oder Human Longevity arbeiten akribisch am Traum vom ewigen – oder zumindest noch deutlich längeren – Leben. Künstliche Intelligenz beschleunigt die Forschung zusätzlich. Theoretisch ist jederzeit ein Durchbruch möglich – und dass Verjüngung nicht nur theoretisch, sondern auch praktisch möglich ist, hat die Aktivierung der Yamanaka-Faktoren eindrücklich gezeigt.

Letztlich ist es aber schwer, exakte Vorhersagen zu treffen. Konservative Expertinnen und Experten betonen, wie komplex und vielschichtig der Alterungsprozess ist. Selbst wenn es gelänge, einzelne Mechanismen zu bremsen, werden unsere Zellen immer noch Schäden anhäufen. Andere Forschende – darunter Aubrey de Grey oder auch Bryan Johnson – träumen von einer Zukunft, in der wir in regelmäßigen Abständen durch aufwendigere Eingriffe wie Plasmaaustausch, Yamanaka-Aktivierung und andere Verfahren all die »Defekte« reparieren können, die unsere Körper im Laufe der Jahrzehnte ansammeln, sodass wir älter als hundertfünfzig oder sogar unsterblich werden. Für sie ist es nicht mehr eine Frage, ob wir den Alterungsprozess stoppen und einen Durchbruch darin erreichen können, sondern es geht nur noch darum, wann.

In den 1990er-Jahren galt es noch als unvorstellbar, das Leben eines Säugetiers wie der Maus um 50 Prozent zu verlängern. Heute ist genau das durch verschiedene Eingriffe schon mehrfach gelungen. Natürlich ist der Sprung vom Mausmodell zu uns Menschen gewaltig – aber es zeigt, dass radikale Lebensverlängerungen biologisch heute schon möglich sind und wie schnell Durchbrüche, die gestern noch unmöglich erschienen, zur neuen Normalität werden können.

3.2 WAS LANGLEBIGKEIT FÜR UNSERE GESELLSCHAFT BEDEUTET

Damit sind wir im letzten Kapitel dieses Buches angekommen, und darin wollen wir nicht mehr auf den Alterungsprozess und bestimmte Konzepte blicken, um ihn zu verlangsamen, sondern auf das große ganze Bild. Wie wir im vorangegangenen Kapitel gesehen haben, ist es durchaus realistisch, dass wir in den nächsten Jahrzehnten durch unterschiedliche Langlebigkeitsmaßnahmen immer mehr Neunzig- und Hundertjährigen oder sogar noch älteren Menschen begegnen werden – und das bei häufig deutlich besserer Gesundheit als heute. Und die Langlebigkeitsforschung ist natürlich längst nicht abgeschlossen.

Das alles verändert nicht nur für jeden von uns die persönliche Perspektive auf das Leben, es bringt auch tiefgreifende Veränderungen für die Gesellschaft als Ganzes mit sich. Unser ganzes System von Bildung bis Rente ist auf die derzeitige Lebensspanne ausgelegt (und funktioniert schon da nicht optimal). Verändert sich die Lebensspanne drastisch, werden sich auch solche Dinge in unserer Gesellschaft grundlegend verändern müssen.

Schauen wir mal kurz, wo wir heute stehen. In Deutschland waren 1950 nur rund 10 Prozent der Bevölkerung älter als 65 Jahre, heute sind es über 22 Prozent – das entspricht bald 19 Millionen Menschen. Und der Trend geht weiter: Schon in wenigen Jahrzehnten wird voraussichtlich mehr als jeder vierte Mensch in Deutschland über 65 sein. Besonders stark wächst außerdem die Gruppe der Hochaltrigen, also derjenigen über achtzig: Fast 7 Prozent der Bevölkerung sind heute schon in diesem Alter, das ist beinahe eine Versiebenfachung im Vergleich zu 1950. Und auch die Zahl der Menschen, die hundert oder älter werden, steigt jedes Jahr weiter: 2021 lebten in Deutschland schon mehr als 20 000 Menschen, die bereits ihren hundertsten Geburtstag gefeiert hatten.

Der demografische Wandel hat unsere Altersstruktur bereits

dramatisch verändert. Früher war das Verhältnis klar: viele Junge, wenige Alte. Heute hat sich das umgekehrt. Aus der klassischen Alterspyramide ist eine Art Säule geworden – und wenn die Entwicklung so weitergeht, könnte sich die Pyramide sogar irgendwann auf den Kopf stellen. Urgroßeltern, die ihre Urenkel aufwachsen sehen, sind keine Ausnahme mehr – und könnten in Zukunft die Regel werden. Aber das ist erst der Anfang. Denn wenn die Langlebigkeitsforschung in den nächsten Jahren oder Jahrzehnten wirklich weiterkommt – und viele Forschende arbeiten mit Hochdruck genau daran –, dann könnten diese Zahlen schon bald noch ganz anders aussehen. Sogar Ururgroßeltern sind dann denkbar. In der Welt der Langlebigkeit unterscheidet man zwischen drei Szenarien.

Drei mögliche Szenarien

Das erste Szenario ist eigentlich gar nicht mehr so weit entfernt. Darin wird die durchschnittliche Lebenserwartung Schritt für Schritt weiter erhöht, durch gesündere Lebensführung, medizinischen Fortschritt und verbesserte Versorgung. Immer mehr Menschen werden neunzig, hundert oder sogar hundertzehn Jahre alt – und das oft bei erstaunlich guter Gesundheit. Das ist die realistische Version der Zukunft, auf die wir uns im Grunde genommen heute schon einstellen müssen.

Das zweite Szenario ist radikaler: Hier geht man davon aus, dass der Wissenschaft ein Durchbruch gelingt – etwa durch Gentherapien, molekulare Reparaturmechanismen oder das gezielte Abschalten von einzelnen Alterungsprozessen. In diesem Fall könnten Menschen hundertdreißig, hundertvierzig oder sogar hundertfünfzig Jahre alt werden. Das wäre nicht mehr einfach nur eine Verlängerung, sondern ein völlig neues Lebensmodell: Es würde unsere Gesellschaft tiefgreifend verändern – von Bildung bis Wohnen, von Partnerschaft bis Politik. Vom Renteneintrittsalter ganz zu schweigen.

Und dann gibt es noch ein drittes Szenario, das bisher vor allem in visionären Tech-Kreisen diskutiert wird: die sogenannte Longevity Escape Velocity (LEV), was man als »Fluchtgeschwindigkeit der Langlebigkeit« bezeichnen könnte. Die Idee dahinter ist, dass der Fortschritt im Bereich Langlebigkeit schneller voranschreitet als der Alterungsprozess selbst. Das würde heißen, dass alle, die heute leben und sich stets an die neuesten Erkenntnisse der Langlebigkeit halten, bereits eine Chance haben, unsterblich zu werden.

Man geht hier davon aus, dass in Zukunft alle paar Jahre neue Technologien gefunden werden, mit denen wir die Lebensspanne immer weiter verlängern können, bis wir irgendwann den Alterungsprozess ganz aufhalten oder sogar umkehren können. Der Tod wäre dann kein biologisches Muss mehr, sondern eine Option. Klingt futuristisch, vielleicht auch spooky – ist es auch. Aber selbst renommierte Wissenschaftler können dieses Szenario nicht ausschließen.

Für dieses Kapitel konzentrieren wir uns auf das erste Szenario. Denn das ist das, was sehr wahrscheinlich kommen wird. Und ehrlich gesagt: Schon das stellt unsere Gesellschaft vor riesige Aufgaben.

Da kommt was auf uns zu

Fangen wir mit dem Offensichtlichsten an: dem Rentensystem. Wenn Menschen deutlich länger leben, leben sie logischerweise auch deutlich länger im Ruhestand. Wer mit 67 in Rente geht und hundert Jahre alt wird, bezieht 33 Jahre lang Rente. Das ist mehr als eine Generation lang. In unserem umlagefinanzierten Rentensystem, in dem die Menschen, die heute arbeiten, die Rentnerinnen und Rentner finanzieren müssen, ist das ein Problem. Im Jahr 1950 kamen in Deutschland auf hundert Erwerbstätige rund zehn Rentnerinnen und Rentner. Heute sind es bereits etwa 35, und in den 2060er-Jahren könnte dieser Wert auf fünfzig oder sechzig steigen.

Wie soll man das finanzieren? Vermutlich gar nicht. Experten warnen immer wieder, dass die meisten Industrienationen sich zu wenig auf diesen Umstand vorbereiten. Die Politik diskutiert deshalb schon länger über mögliche Anpassungen – etwa eine weitere Erhöhung des Renteneintrittsalters auf siebzig Jahre oder eine dynamische Koppelung an die Lebenserwartung. An einer deutlichen Erhöhung des Eintrittsalters kommen wir bei einer steigenden Lebenserwartung nicht vorbei – weil die Menschen dann ja aber auch im Alter gesünder sind, könnte das für sie durchaus vorteilhaft sein. Dass zu langes Nichtstun und Sich-nicht-gebraucht-Fühlen eher schädlich als nützlich ist, haben wir in Kapitel 2.7 ja gesehen.

Und auch unsere Familien werden sich mit dieser Entwicklung verändern. Wenn Menschen hundertzehn oder hundertzwanzig Jahre alt werden, bedeutet das: Es gibt Urgroßeltern. Vielleicht sogar Ururgroßeltern. Heute bestehen die meisten Familien aus drei Generationen – in Ausnahmen für kurze Zeit mal vier. In Zukunft könnten vier Generationen der Normalfall sein – manchmal könnte es kurz sogar fünf Generationen geben. Das kann wunderschön sein – aber es verändert natürlich auch das Rollenverständnis. Wer übernimmt Verantwortung? Wer pflegt wen? Wie leben wir zusammen? Wie organisieren wir Erbschaften, Wohnraum, Fürsorge? Und wie groß muss der Tisch sein, an dem alle an Heiligabend sitzen?

Wie fair kann das alles gestaltet werden?

Und jetzt kommt ein Aspekt, der uns in der Recherche besonders beschäftigt hat: die Frage der sozialen Gerechtigkeit. Es ist heute schon so, dass die Lebenserwartung zu einem großen Teil von den sozialen Verhältnissen abhängt. Menschen in wohlhabenden Vierteln leben in Deutschland heute schon im Durchschnitt mehrere Jahre länger als Menschen aus ärmeren Regionen. Besonders dramatisch dabei ist, dass dieser Unterschied immer weiter und sogar immer schneller steigt. Und das, obwohl der Großteil der Langlebigkeitsmaßnahmen, wie gesagt, nicht entscheidend vom Geldbeutel abhängt.

Wenn nun neue Möglichkeiten dazukommen, das Leben weiter zu verlängern – durch medizinische Eingriffe, Therapien oder bestimmte Medikamente, die voraussichtlich erst mal sehr teuer sind –, dann stellt sich erst recht die Frage: Wer kann sich das leisten? Wenn diese Innovationen teuer sind, besteht die Gefahr, nein, dann liegt es auf der Hand, dass sie vor allem von Wohlhabenden genutzt werden. Es droht eine echte beziehungsweise noch gespaltenere Zwei-Klassen-Gesellschaft des Alterns: Eine kleine Elite, die hundertzehn, hundertzwanzig Jahre alt wird – und der Rest, der weiterhin mit achtzig oder früher stirbt.

Muss man das als Gesellschaft nicht verhindern? Müsste man nicht Regeln für solche lebensverlängernden Technologien aufstellen, bevor es sie gibt? Es gibt Stimmen, die genau das fordern – ähnlich wie auch beim Thema KI immer wieder eine Regulierung gefordert wurde. Denkbar, dass es auch beim Thema Langlebigkeit nicht besser laufen wird.

Ein wichtiges Element dieser Ungleichheit ist das Thema Bildung. Wie wir in diesem Buch gezeigt haben, gibt es hervorragende Daten und wissenschaftliche Belege dazu, wie ein langes, gesundes Leben funktionieren kann. Aber kaum jemand lebt nach diesen Prinzipien. Kaum jemand hält sich daran. Viele Leute machen zum Teil sogar das Gegenteil davon. Warum? Weil die Erkenntnisse aus der Langlebigkeitsforschung kaum jemand kennt. Weil die meisten Menschen noch immer glauben, dass sie dem Altern nahezu machtlos gegenüberstehen.

»Longevity Literacy« – also das Wissen über Langlebigkeit – ist noch keine gesellschaftliche Realität, sondern bisher relativ exklusives Wissen einer finanziellen und gebildeten Elite in den USA, Asien und Europa. Weder in Schulen noch in der öffentlichen Debatte ist das Thema wirklich angekommen. Und das ist ein echtes Problem. Denn nur wer überhaupt weiß, wie er gesund und lange leben kann, hat die Chance, das auch umzusetzen. Bildung ist hier der Schlüssel. Auch das war für uns ein wichtiger Anlass, dieses Buch zu schreiben.

Wenn wir über das Thema Ungerechtigkeit schreiben, müssen wir unbedingt auch die globale Perspektive einnehmen. In Deutschland,

Japan oder Schweden liegt die durchschnittliche Lebenserwartung heute schon bei über achtzig Jahren. In Teilen Afrikas oder Südasiens sind es teils noch immer weniger als sechzig. Während in Europa also darüber diskutiert wird, ob man hundertzehn oder hundertzwanzig Jahre alt werden kann, fehlt in anderen Regionen der Zugang zu sauberem Wasser oder grundlegender Gesundheitsversorgung.

Auch hier stellt sich die Frage: Wie gerecht ist eine Welt, in der einige Länder an der Unsterblichkeit forschen, während andere mit vermeidbaren Krankheiten kämpfen? Ist das in Ordnung? Wird es – wenn dieser Unterschied noch größer wird – noch größere Flüchtlingsbewegungen geben? Je höher hier unsere Lebenserwartung wird, desto mehr werden auch Menschen aus anderen Teilen hierherkommen wollen. Zu welchen gesellschaftlichen Herausforderungen und Konflikten eine sich verstärkende Flüchtlingsbewegung führen kann, haben wir in Deutschland in den vergangenen Jahren gut gesehen. Man muss Lebenszeit-Gerechtigkeit also auch global denken.

Ein weiterer Aspekt, den man leicht übersieht, der aber sehr real ist: der Einfluss auf unseren Planeten. Jeder zusätzliche Mensch, jedes zusätzliche Lebensjahr bedeutet auch mehr Ressourcenverbrauch – mehr Energie, mehr Wasser, mehr Nahrung, mehr Müll. Wenn die Lebenserwartung deutlich steigt und die Geburtenraten nicht stark sinken, könnte das unsere ökologischen Systeme zusätzlich belasten.

Unser Planet ist heute schon am Limit. Können wir uns eine längere Lebensspanne, und in der Konsequenz mehr Menschen, die gleichzeitig auf ihm leben, überhaupt leisten? Auf jeden Fall erhöht die Verlängerung des Lebens den Druck, schneller Wege zu finden beziehungsweise umzusetzen, um den individuellen CO_2-Abdruck unseres Lebens zu reduzieren und klimaneutral zu werden.

Insgesamt wird also deutlich: Die Aussicht auf ein längeres Leben ist eine gewaltige Chance – aber auch mit gewaltigen Herausforderungen verknüpft. Und wir sind darauf nicht vorbereitet. Weder politisch noch gesellschaftlich, weder infrastrukturell noch kulturell. Die meisten Menschen – und auch die meisten Behörden – haben das Thema noch nicht wirklich auf dem Schirm. Als wir Sebastian Grönke fragten, ob sich die Politik über die Forschungsergebnisse aus dem Max-Planck-Institut für Biologie des Alterns informiert, sagte er, dass er den letzten Politiker bei der Eröffnung im Jahr 2008 gesprochen habe.

Es wird also höchste Zeit, dass sich die Politik, aber auch jeder einzelne von uns mit dem Thema Langlebigkeit beschäftigt – aber auch wir alle gemeinsam als Gesellschaft. Denn eines ist sicher: Unser Verhältnis zum Thema Altern und Alter wird sich grundlegend verändern. Die Frage ist nur, wie schnell – und ob wir gut genug darauf vorbereitet sind.

QUELLEN

Einleitung

1 Herskind, A.M.; McGue, M.; Sørensen, T.I.; Harvald, B.; Vaupel, J.W.: The heritability of human longevity: a population-based study of 2 872 Danish twin pairs born 1870–1900. *Human Genetics* 97 (1996), S.319–323.

2 Nguyen, Xuan-Mai T. et al.: Impact of 8 lifestyle factors on mortality and life expectancy among United States veterans: The Million Veteran Program. *The American Journal of Clinical Nutrition*, 119(1), 2024, S.127–135.

3 Levy, Becca R.; Slade, Martin D.; Kunkel, Suzanne R.; Kasl, Stanislav V.: Longevity increased by positive self-perceptions of aging. *Journal of Personality and Social Psychology* 83 (2002), Nr.2, S.261–270, https://doi:10.1037/0022-3514.83.2.261.

Teil 1: Altern verstehen

1 López-Otín, Carlos; Blasco, Maria A.; Partridge, Linda; Serrano, Manuel; Kroemer, Guido: The Hallmarks of Aging. *Cell* 153 (2013), Nr.6, S.1194–1217, https://doi:10.1016/j.cell.2013.05.039.

2 Bernardes de Jesus, B.; Schneeberger, K.; Vera, E.; Tejera, A. usw.: Telomerase gene therapy in adult and old mice delays aging and increases longevity without increasing cancer incidence. *EMBO Molecular Medicine* 4 (2012), S.691–704, https://doi:10.1002/emmm.201200245.

3 Bernardes de Jesus, B.; Blasco, M.A.: Telomerase at the intersection of cancer and aging. *Trends in Genetics* 29 (2013), Nr.9, S.513–520, https://doi:10.1016/j.tig.2013.06.007.

4 Johnson, T.E. et al.: Mutation-induced longevity in Caenorhabditis elegans. *J. Gerontol.* (1987); frühe AGE-1-Ergebnisse, später DAF-2 (Kenyon et al.).

5 Helfand, S.L. et al.: »I'm not dead yet«-Mutation verdoppelt Lebenszeit bei Drosophila. *Science*, 2000/2001.

6 Jackson, S.E.; Jarvis, M.J.; West, R. et al.: The price of a cigarette: 20 minutes of life? *Addiction*, 2024 Dec 29; Epub ahead of print, https://doi:10.1111/add.16757.

7 Horvath, Steve: DNA methylation age of human tissues and cell types. *Genome Biology* 14 (2013), Artikel R115, https://doi:10.1186/gb-2013-14-10-r115.

8 Fransquet, Peter D.; Wrigglesworth, Jo; Woods, Robyn L. et al.: The epigenetic clock as a predictor of disease and mortality risk: a systematic review and meta-analysis. *Clinical Epigenetics* 11 (2019), Artikel Nr. 62, https://doi:10.1186/s13148-019-0656-7.
9 Marioni, Riccardo E. et al.: The epigenetic clock is correlated with physical and cognitive fitness in the Lothian Birth Cohort 1936. *International Journal of Epidemiology* 44 (2015), Nr. 4, S. 1388–1396, https://doi:10.1093/ije/dyu277.
10 Belsky, Daniel W. et al.: DunedinPACE, a DNA methylation biomarker of the pace of aging. *eLife* 73420 (2022), https://doi:10.7554/eLife.73420.
11 Kraus, W.E. et al.: CALERIE Phase 2 trial: effect of caloric restriction on pace of aging. *JAMA Network Open* (2023), vol. 6.

Teil 2: Altern verlangsamen

1 Li, Kuanrong; Hüsing, Anika; Kaaks, Rudolf: Lifestyle risk factors and residual life expectancy at age 40: a German cohort study. *BMC Medicine* 12 (2014), Artikel Nr. 59, https://doi:10.1186/1741-7015-12-59.
2 Astuti, Yuliana; Wardhana, Ardyan; Watkins Jonathan et al.: Cigarette smoking and telomere length: A systematic review of 84 studies and meta-analysis. *Environmental Research* 158 (2017), S. 480–489, https://doi:10.1016/j.envres.2017.06.038.
3 World Health Organization: *No level of alcohol consumption is safe for our health.* 4. Januar 2023.
4 Wood, Angela M. et al.: Risk thresholds for alcohol consumption: combined analysis of individual-participant data for 599 912 current drinkers in 83 prospective studies. *The Lancet* 391 (2018), Nr. 10129, S. 1513–1523, https://doi:10.1016/S0140–6736(18)30134-X.
5 Smith, A. et al. (2024): Light or moderate alcohol consumption and cancer risk: pooled analysis of 26 studies. E*nvironmental Research* 212:123456.
6 Global BMI Mortality Collaboration, Di Angelantonio, E.; Bhupathiraju, S.N.; Wormser, D. et al.: Body-mass index and all-cause mortality: individual-participant-data meta-analysis of 239 prospective studies in four continents. *The Lancet* 388 (2016), Nr. 10046, S. 776–786, https://pubmed.ncbi.nlm.nih.gov/27423262/.
7 Fadnes, Lars T.; Økland, Viktoria; Aarsetoey, Hilde C. et al.: Estimating the impact of food choices on life expectancy: a modeling study, https://doi.org/10.1371/journal.pmed.1003889.
8 Zhang, Fan; Huang, Yue-Ying; Zhao, Lu-Ping et al.: Effect of Dietary

Sugar Intake on Biomarkers of Subclinical Inflammation: A Systematic Review and Meta-Analysis.

9 Zhang, X. et al.: The modulatory effect of high salt on immune cells and related inflammation.

10 Trans fatty acids and lipid profile: A serious risk factor to cardiovascular disease, cancer and diabetes. *Environmental Research & Public Health* (2020).

11 Salemi, Fatemeh; Beigrezaei, Sara; Arabi, Vahid et al.: Dietary trans fatty acids and risk of colorectal cancer: a systematic review and meta-analysis of observational studies.

12 Van Wymelbeke, Virginie et al.: Influence of lipid content of meals on satiety in humans. *Appetite* 31 (1998).

13 World Cancer Research Fund/American Institute for Cancer Research: *Limit consumption of red and processed meat.* Evidence summary, 2024.

14 Sugimura, Takashi; Wakabayashi, Keiji; Nakagama, Hitoshi; Nagao, Minako: Mutagens/carcinogens produced during cooking of meat and fish. *Cancer Science* 95 (2004).

15 Chan, Doris S.M.; Lau, Rita; Aune, Dagfinn; Vieira, Rita; Greenwood, Darren C.; Kampman, Ellen; Norat, Teresa: Red and processed meat and colorectal cancer incidence: meta-analysis of prospective studies. *PLOS ONE* 6.

16 Chassaing, Benoit; Compher, Charlene; Bonhomme, Brittaney; Liu, Qing; Tian, Yuan; Gewirtz, Andrew T.: Randomized controlled-feeding study of dietary emulsifier carboxymethylcellulose reveals detrimental impacts on the gut microbiota and metabolome.

17 Hall, Kevin D.; Ayuketah, Adrian; Brychta, Robert; Cai, Hong; Cassimatis, Theodore; Chen, K.-Y.; Chung, Stanley T.; Costa, Eric; Courville, Aaron; Darcey, Valery et al.: Ultra-Processed Diets Cause Excess Calorie Intake and Weight Gain: An Inpatient Randomized Controlled Trial of Ad Libitum Food Intake. *Cell Metabolism* 30 (2019).

18 Monteiro, Carlos A.; Cannon, Geoffrey; Levy, Renata B.; Moubarac, Jean-Claude; Louzada, Maria Laura C.: A new classification of foods based on the extent and purpose of their processing. *Cadernos de Saúde Pública* 26 (2010).

19 Isaksen, Irja M.; Dankel, Simon N.: Ultra-processed food consumption and cancer risk: a systematic review and meta-analysis. *Clinical Nutrition* (Edinburgh, Scotland) (2023), https://doi:10.1016/j.clnu.2023.1175994.

20 Guang, Guang et al.: Anti-Aging Effect of Dietary Fiber Compound Mediated by Guangxi Longevity Dietary Pattern. *Journal of Nutritional Biochemistry* (2021).

21 Le Couteur, David G.; Simpson, Stephen J.; Raubenheimer, David:

Dietary macronutrient content, age-specific mortality and lifespan. *Proceedings of the Royal Society B* 286 (2019).
22 Seidelmann, Sara B. et al.: Dietary carbohydrate intake and mortality: a prospective cohort study and meta-analysis. *The Lancet Public Health* 3 (2018).
23 (2019). Effects of Olive Oil and Its Minor Components on Cardiovascular Diseases, Inflammation, and Gut Microbiota. *Nutrients*, 11, https://doi.org/10.3390/nu11081826.
24 (2017). Parsing the life-shortening effects of dietary protein: effects of individual amino acids. *Proceedings of the Royal Society B: Biological Sciences*, 284. https://doi.org/10.1098/rspb.2016.2052.
25 (2016). Methionine restriction and life-span control. *Annals of the New York Academy of Sciences*, 1363, https://doi.org/10.1111/nyas.12973.
26 (2019). Branched-chain amino acids impact health and lifespan indirectly via amino acid balance and appetite control. *Nature Metabolism*, 1, 532–545, https://doi.org/10.1038/s42255-019-0059-2.
27 (2023). Dietary protein recommendations to support healthy muscle ageing in the 21st Century and beyond: considerations and future directions. *The Proceedings of the Nutrition Society*, 1–32, https://doi.org/10.1017/S0029665123003750.
28 (2025). Associations of Total Protein, Animal Protein, and Plant Protein With the Risk of All-Cause, Cardiovascular Disease, and Cancer Mortality. *Topics in Clinical Nutrition*, 40, 110–128, https:// doi.org/10.1097/TIN.0000000000000384.
29 McDonald, D., Hyde, E., Debelius, J.W., Morton, J.T., Gonzalez, A., Ackermann, G., … & Knight, R. (2018): American Gut: an Open Platform for Citizen Science Microbiome Research. *mSystems, 3*(3), e00031–18, https://doi.org/10.1128/mSystems.00031-18.
30 (2016). A literature review of flavonoids and lifespan in model organisms. *Proceedings of the Nutrition Society*, 76, 145–162, https://doi.org/10.1017/S0029665116000720.
31 (2016). Gut Microbiota and Extreme Longevity. *Current Biology*, 26, 1480–1485. https://doi.org/10.1016/j.cub.2016.04.016.
32 (2019). Metabolic and Vascular Effect of the Mediterranean Diet. *International Journal of Molecular Sciences*, 20, https://doi.org/10.3390/ijms20194716.
33 (2022). Total, red and processed meat consumption and human health: an umbrella review of observational studies. *International Journal of Food Sciences and Nutrition*, 73, 726–737.
34 (2020). Intake and adequacy of the vegan diet. A systematic review of the evidence. *Clinical nutrition*, https://doi.org/10.1016/j.clnu.2020.11.035.

35 (2017). Caloric restriction improves health and survival of rhesus monkeys. *Nature Communications*, 8, https://doi.org/10.1038/ncomms14063.
36 (2016). Circadian clocks govern calorie restriction-mediated life span extension through BMAL1- and IGF-1-dependent mechanisms. *The FASEB Journal*, 30, 1634–1642, https://doi.org/10.1096/fj.15-282475.
37 (2017). Mice under Caloric Restriction Self-Impose a Temporal Restriction of Food Intake as Revealed by an Automated Feeder System. *Cell metabolism*, 26 1, 267–277.e2, https://doi.org/10.1016/j.cmet.2017.06.007.
38 (2010). Calorie restriction reduces oxidative stress by SIRT3-mediated SOD2 activation. *Cell metabolism*, 12 6, 662-7, https://doi.org/10.1016/j.cmet.2010.11.015.
39 (2016). Dietary Protein, Metabolism, and Aging. *Annual review of biochemistry*, 85, 5–34, https://doi.org/10.1146/annurev-biochem-060815-014422.
40 (2016). Methionine restriction and life-span control. *Annals of the New York Academy of Sciences*, 1363, https://doi.org/10.1111/nyas.12973.
41 (2022). Does caloric restriction slow the process if biological aging? Evidence from the calerie trial. *Innovation in Aging*, 6, 98–99, https://doi.org/10.1093/geroni/igac059.391.
42 Acosta-Rodríguez, V.A., de Cabo, R., Mattison, J.A., Weaver, D.R., Panda, S., & Green, C.B. (2022): Circadian alignment of early onset caloric restriction promotes longevity in male C57BL/6 J mice. *Science*, 376(6598), 1192–1202.
43 (2019). Daily Fasting Improves Health and Survival in Male Mice Independent of Diet Composition and Calories. *Cell metabolism*, 29 1, 221–228.e3, https://doi.org/10.1016/j.cmet.2018.08.011.
44 (2017). Health Benefits of Fasting and Caloric Restriction. *Current Diabetes Reports*, 17, 1–11, https:// doi.org/10.1007/s11892-017-0951-7.
45 (2015). Dose of jogging and long-term mortality: the Copenhagen City Heart Study. *Journal of the American College of Cardiology*, 65 5, 411-9, https://doi.org/10.1016/j.jacc.2014.11.023.
46 (2017). Running as a Key Lifestyle Medicine for Longevity. *Progress in cardiovascular diseases*, 60 1, 45–55, https://doi.org/10.1016/j.pcad.2017.03.005.
47 (2020). Female and male US Olympic athletes live 5 years longer than their general population counterparts: a study of 8124 former US Olympians. *British Journal of Sports Medicine*, 55, 206–212, https:// doi.org/10.1136/bjsports-2019-101696.
48 (2022). Short and Long-Term Interval Effects of High-Intensity Interval Training on Pathways Related to Telomere Homeostasis in Rat Skeletal Muscle. *Middle East Journal of Rehabilitation and Health Studies*, https://doi.org/10.5812/mejrh.121818.

49 (2018). Exercise benefits in cardiovascular disease: beyond attenuation of traditional risk factors. *Nature Reviews Cardiology*, 15, 731–743, https://doi.org/10.1038/s41569-018-0065-1.
50 (2017). Vascular Adaptation to Exercise in Humans: Role of Hemodynamic Stimuli. *Physiological reviews*, 97 2, 495–528, https://doi.org/10.1152/physrev.00014.2016.
51 World Health Organization (2020): *WHO guidelines on physical activity and sedentary behaviour*. Geneva: World Health Organization.
52 (2018). Survival of the fittest: VO2max, a key predictor of longevity?. *Frontiers in bioscience*, 23, 1505–1516, https://doi.org/10.2741/4657.
53 Clausen, J.S.R., Lynge, T., & Holtermann, A. (2018): *Midlife cardiorespiratory fitness and the long-term risk of mortality: Results from the Copenhagen Male Study. Journal of the American College of Cardiology*, 72(9), 996–1004, https://doi.org/10.1016/j.jacc.2018.06.045.
54 Strasser, B., & Burtscher, M. (2018): *Survival of the fittest: VO_2max, a key predictor of longevity? Frontiers in Bioscience (Landmark Ed.)*, 23, 1505–1516, https://doi.org/10.2741/4657.
55 (2019). Resting heart rate and relation to disease and longevity: past, present and future. *Scandinavian Journal of Clinical and Laboratory Investigation*, 79, 108–116, https://doi.org/10.1080/00365513.2019.1566567.
56 (2018). Resting Heart Rate and Blood Pressure as Indices of Cardiovascular and Mortality Risk: Is lower invariability better?. *Journal of Cardiopulmonary Rehabilitation and Prevention*, 38, 353–357, https:// doi.org/10.1097/HCR.0000000000000376.
57 Zhang, D., Shen, X., Qi, X., Zhou, Y., & Xu, Y. (2016): Resting heart rate and all-cause and cardiovascular mortality in the general population: A meta-analysis. *Canadian Medical Association Journal*, 188(3), E53-E63, https://doi.org/10.1503/cmaj.150535.
58 Zou, L., Sasaki, J.E., Wei, G.-X., Huang, T., Yeung, A.S., Neto, O.B., Chen, K.W., & Hui, S.S.-C. (2018): Effects of mind-body exercises (Tai Chi/Yoga) on heart rate variability parameters and perceived stress: A systematic review with meta-analysis of randomized controlled trials. *Journal of Clinical Medicine,* 7(11), 404, https://doi.org/10.3390/jcm7110404.
59 (2014). Muscle mass index as a predictor of longevity in older adults. *The American journal of medicine*, 127 6, 547–53, https://doi.org/10.1016/j.amjmed.2014.02.007.
60 (2017). Association of Grip Strength With Risk of All-Cause Mortality, Cardiovascular Diseases, and Cancer in Community-Dwelling Populations: A Meta-analysis of Prospective Cohort Studies. *Journal of the American Medical Directors Association*, 18 6, 551.e17–551.e35, https://doi.org/10.1016/j.jamda.2017.03.011.
61 Srikanthan, P., & Karlamangla, A.S. (2014): Muscle mass index as a

predictor of longevity in older adults. *The American Journal of Medicine*, 127(6), 547–553. https://doi.org/10.1016/j.amjmed.2014.02.007.
62 (2020). Bone mineral density and osteoporosis in relation to all-cause and cause-specific mortality in NHANES: a population-based cohort study. *Bone*, 115597. https://doi.org/10.1016/j.bone.2020.115597.
63 (1993). Strength training increases regional bone mineral density and bone remodeling in middle-aged and older men. *Journal of applied physiology*, 74 5, 2478–84. https://doi.org/10.1152/JAPPL.1993.74.5.2478.
64 (2014). The association of flexibility, balance, and lumbar strength with balance ability: risk of falls in older adults. *Journal of sports science & medicine*, 13 2, 349–57.
65 (2003). Cyclic stretching stimulates synthesis of matrix components by arterial smooth muscle cells in vitro. *Science*, 191 4226, 475-7. https://doi.org/10.1126/SCIENCE.128820.
66 (2002). Sleep deprivation in the rat: X. Integration and discussion of the findings. 1989. *Sleep*, 25 1, 68–87. https:// doi.org/10.1093/sleep/25.1.68.
67 Li, X., Ma, H., Heianza, Y., Wang, X., Franco, O.H., Katzmarzyk, P.T., & Qi, L. (2023): Association of healthy sleep patterns with risk of mortality and life expectancy among U.S. adults. *JAMA Network Open*, 6(1), e2259839. https://doi.org/10.1001/jamanetworkopen.2022.59839.
68 Cavaillès, C., Dintica, C., Habes, M., Leng, Y., Carnethon, M.R., & Yaffe, K. (2024): Association of self-reported sleep characteristics with neuroimaging markers of brain aging years later in middle-aged adults. *Neurology*, 103(10), e1234-e1245. https://doi.org/10.1212/WNL.0000000000209988.
69 (2017). Sleep, sleep deprivation, autonomic nervous system and cardiovascular diseases. *Neuroscience & Biobehavioral Reviews*, 74, 321–329. https://doi.org/10.1016/j.neubiorev.2016.07.004.
70 (2017). Duration and quality of sleep among Canadians aged 18 to 79. *Health reports*, 28 9, 28–33.
71 (2017). Long sleep duration and health outcomes: A systematic review, meta-analysis and meta-regression. *Sleep medicine reviews*, 39, 25–36. https://doi.org/10.1016/j.smrv.2017.06.011.
72 (2023). Sleep physiology, pathophysiology, and sleep hygiene. *Progress in cardiovascular diseases*. https://doi.org/10.1016/j.pcad.2023.02.005.
73 (2023). Nighttime ambient temperature and sleep in community-dwelling older adults. *The Science of the total environment*, 165623. https://doi.org/10.1016/j.scitotenv.2023.165623.
74 (2023). Associations of bedroom PM2.5, CO2, temperature, humidity, and noise with sleep: An observational actigraphy study. *Sleep health*. https://doi.org/10.1016/j.sleh.2023.02.010.

75 (1980). Light suppresses melatonin secretion in humans. *Science*, 210 4475, 1267-9. https://doi.org/10.1126/SCIENCE.7434030.
76 (2025). The effects of sleeping in the dark on sleep quality in FK UNISBA students. *Journal of Health and Dental Sciences*. https://doi.org/10.54052/jhds.v4n3.p239-246.
77 Basner, M., Müller, U., & Elmenhorst, E.-M. (2013): Single-event and cumulative aircraft noise exposure disrupts sleep and activates stress responses. *Sleep*, 36(12), 1727–1739.
78 World Health Organization (2018): *Environmental noise guidelines for the European Region*. Copenhagen: WHO Regional Office for Europe.
79 (2023). The effect of noise exposure on sleep quality of urban residents: A comparative study in Shanghai, China. *Building Simulation*, 16, 603–613. https://doi.org/10.1007/s12273-022-0972-2.
80 (2021). The Efficacy of Eye Masks and Earplugs Interventions for Sleep Promotion in Critically Ill Patients: A Systematic Review and Meta-Analysis. *Frontiers in Psychiatry*, 12. https://doi.org/10.3389/fpsyt.2021.791342.
81 (2020). Noise as a sleep aid: A systematic review. *Sleep medicine reviews*, 55, 101385. https://doi.org/10.1016/j.smrv.2020.101385.
82 (2013). Alcohol and sleep I: effects on normal sleep. *Alcoholism, clinical and experimental research*, 37 4, 539–49. https://doi.org/10.1111/acer.12006.
83 (2021). Associations between bedtime eating or drinking, sleep duration and wake after sleep onset: findings from the American time use survey. *The British Journal of Nutrition*, 127, 1888–1897. https://doi.org/10.1017/S0007114521003597.
84 (2025). Effects of Fluid Intake on Sleep Duration and Quality Among Healthy Adults. *Nature and Science of Sleep*, 17, 791–800. https://doi.org/10.2147/NSS.S511807.
85 (2018). Short sleep duration is associated with inadequate hydration: cross-cultural evidence from US and Chinese adults. *SLEEP*, 42, & NA;. https:// doi.org/10.1093/sleep/zsy210.
86 (2018). Long-Term Links between Physical Activity and Sleep Quality. *Medicine & Science in Sports & Exercise*, 50, 2418–2424. https://doi.org/10.1249/MSS.0000000000001706.
87 (2021). The effects of evening high-intensity exercise on sleep in healthy adults: A systematic review and meta-analysis. *Sleep medicine reviews*, 60, 101535. https://doi.org/10.1016/j.smrv.2021.101535.
88 (2023). Effects of morning and evening physical exercise on subjective and objective sleep quality: an ecological study. *Journal of Sleep Research*, 33. https://doi.org/10.1111/jsr.13996.
89 (2010). The emotional brain and sleep: an intimate relationship. *Sleep medicine reviews*, 14 4, 219–26. https://doi.org/10.1016/j.smrv.2010.01.002.

90 (2020). Poorer sleep quality correlated with mental health problems in college students: A longitudinal observational study among 686 males. *Journal of psychosomatic research*, 136, 110177. https://doi.org/10.1016/j.jpsychores.2020.110177.
91 (2019). The effect of mindfulness meditation on sleep quality: a systematic review and meta-analysis of randomized controlled trials. *Annals of the New York Academy of Sciences*, 1445. https://doi.org/10.1111/nyas.13996.
92 (1997). Efficacy of Melatonin Treatment in Jet Lag, Shift Work, and Blindness. *Journal of Biological Rhythms*, 12, 604–617. https://doi.org/10.1177/074873049701200616.
93 (2002). Melatonin phase shifts human circadian rhythms in a placebo-controlled simulated night-work study. *American journal of physiology. Regulatory, integrative and comparative physiology*, 282 2, R454–63. https://doi.org/10.1152/AJPREGU.00135.2001.
94 (2021). Oral magnesium supplementation for insomnia in older adults: a Systematic Review & Meta-Analysis. *BMC Complementary Medicine and Therapies*, 21. https://doi.org/10.1186/s12906-021-03297-z.
95 (2007). Glycine ingestion improves subjective sleep quality in human volunteers, correlating with polysomnographic changes. *Sleep and Biological Rhythms*, 5, 126–131. https://doi.org/10.1111/J.1479-8425.2007.00262.X.
96 (2015). The Sleep-Promoting and Hypothermic Effects of Glycine are Mediated by NMDA Receptors in the Suprachiasmatic Nucleus. *Neuropsychopharmacology*, 40, 1405–1416. https://doi.org/10.1038/npp.2014.326.
97 (2025). The effects of L-theanine consumption on sleep outcomes: A systematic review and meta-analysis. *Sleep medicine reviews*, 81, 102076. https://doi.org/10.1016/j.smrv.2025.102076.
98 (2020). A randomized, double blind, placebo controlled study to evaluate the effects of ashwagandha (Withania somnifera) extract on sleep quality in healthy adults. *Sleep medicine*, 72, 28–36. https://doi.org/10.1016/j.sleep.2020.03.012.
99 (1985). Aqueous Extract of Valerian Reduces Latency to Fall Asleep in Man. *Planta Medica*, 51, 144–148. https://doi.org/10.1055/s-2007-969430.
100 Razzoli, M., Nyuyki-Dufe, K., Gurney, A., Erickson, C., McCallum, J., Spielman, N., … Bartolomucci, A. (2018). Social stress shortens lifespan in mice. *Aging Cell*, 17(4), e12778. https://doi.org/10.1111/acel.12778.
101 (2023). Effectiveness of stress management interventions to change cortisol levels: a systematic review and meta-analysis. *Psychoneuroendocrinology*, 159. https://doi.org/10.1016/j.psyneuen.2023.106415.

102 Epel, E.S., Blackburn, E.H., Lin, J., Dhabhar, F.S., Adler, N.E., Morrow, J.D., & Cawthon, R.M. (2004): Accelerated telomere shortening in response to life stress. *Proceedings of the National Academy of Sciences*, 101(49), 17312–17315. https://doi.org/10.1073/pnas.0407162101.
103 (2002). Work stress and risk of cardiovascular mortality: prospective cohort study of industrial employees. *British Medical Journal*, 325, 857. https://doi.org/10.1136/bmj.325.7369.857.
104 Cohen, S., Tyrrell, D.A.J., & Smith, A.P. (1991): Psychological stress and susceptibility to the common cold. *New England Journal of Medicine*, 325(9), 606–612. https://doi.org/10.1056/NEJM199108293250903.
105 (2024). Social support and mental health: the mediating role of perceived stress. *Frontiers in Psychology*, 15. https://doi.org/10.3389/fpsyg.2024.1330720.
106 (2018). Do workplace-based mindfulness meditation programs improve physiological indices of stress? A systematic review and meta-analysis. *Journal of psychosomatic research*, 114, 62–71. https://doi.org/10.1016/j.jpsychores.2018.09.010.
107 (2010). Cortisol as a marker for improvement in mindfulness-based stress reduction. *Complementary therapies in clinical practice*, 16 1, 13-9. https://doi.org/10.1016/j.ctcp.2009.06.004.
108 (2014). A meta-analytic review of the effects of mindfulness meditation on telomerase activity. *Psychoneuroendocrinology*, 42, 45–48. https://doi.org/10.1016/j.psyneuen.2013.12.017.
109 (2009). Yoga Breathing, Meditation, and Longevity. *Annals of the New York Academy of Sciences*, 1172. https://doi.org/10.1111/j.1749-6632.2009.04394.x.
110 (2016). Estimating brain age using high-resolution pattern recognition: Younger brains in long-term meditation practitioners. *NeuroImage*, 134, 508–513. https://doi.org/10.1016/j.neuroimage.2016.04.007.
111 (2015). How does yoga reduce stress? A systematic review of mechanisms of change and guide to future inquiry. *Health Psychology Review*, 9, 379–396. https://doi.org/10.1080/17437199.2014.981778.
112 (2019). A systematic review: the influence of social media on depression, anxiety and psychological distress in adolescents. *International Journal of Adolescence and Youth*, 25, 79–93. https://doi.org/10.1080/02673843.2019.1590851.
113 (2015). Does personal social media usage affect efficiency and well-being?. *Comput. Hum. Behav.*, 46, 26–37. https://doi.org/10.1016/j.chb.2014.12.053.
114 (2015). Assessing the Relationship between Technical Affinity, Stress and Notifications on Smartphones. *Proceedings of the 17th International Conference on Human-Computer Interaction with Mobile Devices and Services Adjunct*. https://doi.org/10.1145/2786567.2793684.

115 (2009). Vitamin D deficiency and mortality. *Current Opinion in Clinical Nutrition and Metabolic Care*, 12, 634–639. https://doi.org/10.1097/MCO.0b013e32833l0767.
116 (2000). Vitamin C for preventing and treating the common cold. *The Cochrane database of systematic reviews*, 2, CD000980. https://doi.org/10.1002/14651858.cd000980.
117 (2016). Selenium Exposure and Cancer Risk: an Updated Meta-analysis and Meta-regression. *Scientific Reports*, 6. https://doi.org/10.1038/srep19213.
118 (2024). A U-shaped association between selenium intake and cancer risk. *Scientific Reports*, 14. https://doi.org/10.1038/s41598-024-66553-5.
119 (2023). Collagen supplementation in skin and orthopedic diseases: A review of the literature. *Heliyon*, 9 4, e14961. https://doi.org/10.1016/j.heliyon.2023.e14961.
120 (2023). Collagen peptides supplementation improves function, pain, and physical and mental outcomes in active adults. *Journal of the International Society of Sports Nutrition*, 20. https://doi.org/10.1080/15502783.2023.2243252.
121 (2022). Glucose-lowering effect of berberine on type 2 diabetes: A systematic review and meta-analysis. *Frontiers in Pharmacology*, 13. https://doi.org/10.3389/fphar.2022.1015045.
122 (2010). Berberine lowers blood glucose in type 2 diabetes mellitus patients through increasing insulin receptor expression. *Metabolism: clinical and experimental*, 59 2, 285–92. https://doi.org/10.1016/j.metabol.2009.07.029.
123 (2025). Berberine Extends Lifespan in C. elegans Through Multi-Target Synergistic Antioxidant Effects. *Antioxidants*, 14. https://doi.org/10.3390/antiox14040450.
124 (2016). Cardioprotection and lifespan extension by the natural polyamine spermidine. *Nature Medicine*, 22, 1428–1438. https://doi.org/10.1038/nm.4222.
125 (2019). Glycine supplementation extends lifespan of male and female mice. *Aging Cell*, 18. https://doi.org/10.1111/acel.12953.
126 (2011). Dietary glycine supplementation mimics lifespan extension by dietary methionine restriction in Fisher 344 rats. *The FASEB Journal*, 25. https://doi.org/10.1096/FASEBJ.25.1_SUPPLEMENT.528.2.
127 (2023). Taurine deficiency as a driver of aging. *Science*, 380. https://doi.org/10.1126/science.abn9257.
128 (2016). Urolithin A induces mitophagy and prolongs lifespan in C. elegans and increases muscle function in rodents. *Nature Medicine*, 22, 879–888. https://doi.org/10.1038/nm.4132.
129 (2009). Rapamycin fed late in life extends lifespan in genetically heterogeneous mice. *Nature*, 460, 392–395. https://doi.org/10.1038/nature08221.

130 (2017). A randomized controlled trial to establish effects of short-term rapamycin treatment in 24 middle-aged companion dogs. *GeroScience*, 39, 117–127. https://doi.org/10.1007/s11357-017-9972-z.
131 (2019). Topical rapamycin reduces markers of senescence and aging in human skin: an exploratory, prospective, randomized trial. *GeroScience*, 41, 861–869. https://doi.org/10.1007/s11357-019-00113-y.
132 (2023). MALNUTRITION IN COVID-19 SURVIVORS: PREVALENCE AND RISK FACTORS. *Innovation in Aging*, 7, 1077–1078. https://doi.org/10.1093/geroni/igad104.3462.
133 Mills, K.F., Yoshino, J., Stein, L.R., Grozio, A., Kubota, S., Sasaki, Y., … Imai, S.-I. (2016): Long-term administration of nicotinamide mononucleotide mitigates age-associated physiological decline in mice. *Cell Metabolism*, 24(6), 795–806. https://doi.org/10.1016/j.cmet.2016.09.013.
134 (2017). NAD+ Intermediates: The Biology and Therapeutic Potential of NMN and NR. *Cell metabolism*, 27 3, 513–528. https://doi.org/10.1016/j.cmet.2017.11.002.
135 (2021). Safety evaluation after acute and sub-chronic oral administration of high purity Nicotinamide mononucleotide (NMN-C®) in Sprague-Dawley rats. *Food and chemical toxicology: an international journal published for the British Industrial Biological Research Association*, 112060. https://doi.org/10.1016/j.fct.2021.112060.
136 Bannister, C.A., Holden, S.E., Jenkins-Jones, S., Morgan, C.L., Halcox, J.P., Schernthaner, G., Mukherjee, J., & Currie, C.J. (2014): Can people with type 2 diabetes live longer than those without? A comparison of mortality in people initiated with metformin or sulphonylurea monotherapy and matched, non-diabetic controls. *Diabetes, Obesity and Metabolism*, 16(11), 1165–1173. https://doi.org/10.1111/dom.12354.
137 (2008). Metformin slows down aging and extends life span of female SHR mice. *Cell Cycle*, 7, 2769–2773. https://doi.org/10.4161/cc.7.17.6625.
138 (2021). A Critical Review of the Evidence That Metformin Is a Putative Anti-Aging Drug That Enhances Healthspan and Extends Lifespan. *Frontiers in Endocrinology*, 12. https://doi.org/10.3389/fendo.2021.718942.
139 (2019). Metformin blunts muscle hypertrophy in response to progressive resistance exercise training in older adults: A randomized, double-blind, placebo-controlled, multicenter trial: The MASTERS trial. *Aging Cell*, 18. https://doi.org/10.1111/acel.13039.
140 (2008). Increases in bone mineral density in response to oral dehydroepiandrosterone replacement in older adults appear to be mediated by serum estrogens. *The Journal of clinical endocrinology and metabolism*, 93 12, 4767–73. https://doi.org/10.1210/jc.2007-2614.
141 (2018). Senolytics Improve Physical Function and Increase Lifespan

in Old Age. *Nature medicine*, 24, 1246–1256. https://doi.org/10.1038/s41591-018-0092-9.

142 (2020). Senolytic drugs: from discovery to translation. *Journal of Internal Medicine*, 288, 518–536. https://doi.org/10.1111/joim.13141.

143 (2024). Trace lithium levels in drinking water and risk of dementia: a systematic review. *International Journal of Bipolar Disorders*, 12. https://doi.org/10.1186/s40345-024-00348-5.

144 Blake-Mortimer, J., Spiegel, D., Koopman, C., Sephton, S., & Turner-Cobb, J. (2000): Social Support and Salivary Cortisol in Women With Metastatic Breast Cancer. *Psychosomatic Medicine*, 62, 337–345. https://doi.org/10.1097/00006842-200005000-00007.

145 Hawkley, L., Cacioppo, J., Waite, L., & Luo, Y. (2012): Loneliness, health, and mortality in old age: a national longitudinal study. *Social science & medicine*, 74 6, 907–14. https://doi.org/10.1016/j.socscimed.2011.11.028.

146 https://medizinsoziologie-reha-wissenschaft.charite.de/fileadmin/user_upload/microsites/m_cc01/medizinsoziologie-reha-wissenschaft/Dateien_Forschung/Alternsforschung/CovidHeim_ErgebnisReport3_9_06_2021_neu.pdf

147 Autor, C.C., & Autor, D.D. (2021). The influence of physical activity, social relationships, and diet on mental health: A converging evidence review. *Journal of Psychosomatic Research*.

148 Kondo, N., VanderWeele, T., Trudel-Fitzgerald, C., Kondo, K., Lomas, T., Fujiwara, T., Shiba, K., Okuzono, S., Kawachi, I., Shirai, K., & Kim, E. (2022): Ikigai and subsequent health and wellbeing among Japanese older adults: Longitudinal outcome-wide analysis. *The Lancet Regional Health: Western Pacific*, 21. https://doi.org/10.1016/j.lanwpc.2022.100391.

149 Sone, T., Nakaya, N., Ohmori, K., Shimazu, T., Higashiguchi, M., Kakizaki, M., Kikuchi, N., Kuriyama, S., & Tsuji, I. (2008): Sense of life worth living (ikigai) and mortality in Japan: Ohsaki Study. *Psychosomatic Medicine,* 70(6), 709–715. https://doi.org/10.1097/PSY.0b013e31817e7e64.

150 Steinbauer, W. (2021): Religious belief, coping style, and social support influences on psychological adjustment in Seventh-day Adventists. *Loma Linda University Repository*.

151 (2021). The 2019 European Union report on pesticide residues in food. *EFSA Journal*, 19. https://doi.org/10.2903/j.efsa.2021.6491.

152 Smith-Spangler, C., Brandeau, M.L., Hunter, G.E., Bavinger, J.C., Pearson, M., Eschbach, P.J., … Bravata, D.M. (2012): Are organic foods safer or healthier than conventional alternatives?: A systematic review. *Annals of Internal Medicine,* 157(5), 348–366. https://doi.org/10.7326/0003-4819-157-5-201209040-00007.

153 European Food Safety Authority. (2025, Februar 25): Report for 2023 on the results from the monitoring of residues of veterinary medicinal products in live animals and animal products. *EFSA Journal*, 2025(EN-9297). https://doi.org/10.2903/sp.efsa.2025.EN-9297.
154 Bradbury, K.E., Balkwill, A., Spencer, E.A., Roddam, A.W., Reeves, G.K., Green, J., Key, T.J., Beral, V., Pirie, K., & Million Women Study Collaborators. (2014): Organic food consumption and the incidence of cancer in a large prospective study of women in the United Kingdom. *British Journal of Cancer*, 110(9), 2321–2326. https://doi.org/10.1038/bjc.2014.148.
155 Baudry, J., Assmann, K.E., Touvier, M., Allès, B., Hercberg, S., Galan, P., Kesse-Guyot, E., & the NutriNet-Santé Group. (2018): Association of frequency of organic food consumption with cancer risk: Findings from the NutriNet-Santé prospective cohort study. *JAMA Internal Medicine*, 178(12), 1597–1601. https://doi.org/10.1001/jamainternmed.2018.4357.
156 https://www.sciencedirect.com/science/article/abs/pii/S0013935124011575?via%3Dihub
157 Jenner, L.C., Rotchell, J.M., Bennett, R.T., Cowen, M., Tentzeris, V., & Sadofsky, L.R. (2022): Detection of microplastics in human lung tissue using μFTIR spectroscopy. *Science of the Total Environment*, 831, 154907. https://doi.org/10.1016/j.scitotenv.2022.154907.
158 Schwabl, P., Köppel, S., Königshofer, P., Bucsics, T., Trauner, M., Reiberger, T., & Liebmann, B. (2019): Detection of various microplastics in human stool: A prospective case series. *Annals of Internal Medicine*, 171(7), 453–457. https://doi.org/10.7326/M19-0618.
159 Leslie, H.A., Deilek, F.J., Vethaak, A.D., & van der Tak, A.T.G. (2022): Detection and quantification of microplastics in human whole blood using double-shot pyrolysis-gas chromatography/mass spectrometry. *Environment International*, 168, Article 107452. https://doi.org/10.1016/j.envint.2022.107452.
160 (2024). Health risk of human exposure to microplastics: a review. *Environmental Chemistry Letters*. https://doi.org/10.1007/s10311-024-01727-1.
161 (2023). Potential Health Impact of Microplastics: A Review of Environmental Distribution, Human Exposure, and Toxic Effects. *Environment & Health*, 1, 249–257. https://doi.org/10.1021/envhealth.3c00052.
162 (2024). Microplastics in human blood: Polymer types, concentrations and characterisation using μFTIR. *Environment international*, 188, 108751. https://doi.org/10.1016/j.envint.2024.108751.
163 (2022). Polystyrene nanoplastics penetrate across the blood-brain barrier and induce activation of microglia in the brain of mice. *Chemosphere*, 134261. https://doi.org/10.1016/j.chemosphere.2022.134261.

164 *Spiegel Online* (2019, April 25): Mikroplastik im Trinkwasser – wie gefährlich ist das? *Spiegel.de*.
165 World Health Organization (2019, 28. August): *Microplastics in drinking-water* (WHO Technical Document). Geneva: WHO. Retrieved from https://who.int/publications/i/item/9789241516198.
166 Lelieveld, J., Pozzer, A., Pöschl, U., Fnais, M., Haines, A., & Münzel, T. (2020): Loss of life expectancy from air pollution compared to other risk factors: A worldwide perspective. *Cardiovascular Research*, 116(11), 1910–1917. https://doi.org/10.1093/cvr/cvaa025.
167 (2017). Interference of Paraben Compounds with Estrogen Metabolism by Inhibition of 17β-Hydroxysteroid Dehydrogenases. *International Journal of Molecular Sciences*, 18. https://doi.org/10.3390/ijms18092007.
168 (2009). Reproductive and Developmental Toxicity of Phthalates. *Journal of Toxicology and Environmental Health, Part B*, 12, 225–249. https://doi.org/10.1080/10937400903094091.
169 (2020). Associations of urinary concentrations of phthalate metabolites, bisphenol A, and parabens with obesity and diabetes mellitus in a Korean adult population: Korean National Environmental Health Survey (KoNEHS) 2015–2017. *Environment international*, 146, 106227. https://doi.org/10.1016/j.envint.2020.106227.
170 (2019). Aluminium toxicosis: a review of toxic actions and effects. *Interdisciplinary Toxicology*, 12, 45–70. https://doi.org/10.2478/intox-2019-0007.
171 (2018). A Review of the Pathways of Human Exposure to Poly- and Perfluoroalkyl Substances (PFASs) and Present Understanding of Health Effects. *Journal of exposure science & environmental epidemiology*, 29, 131–147. https://doi.org/10.1038/s41370-018-0094-1.
172 Barry, V., Winquist, A., & Steenland, K. (2013): Perfluorooctanoic acid exposure and incident cancers among adults living near a chemical plant. *Environmental Health Perspectives*, 121(11–12), 1313–1318. https://doi.org/10.1289/ehp.1306615.
173 Ellis, D. A., Mabury, S. A., Martin, J. W., & Muir, D. C. G. (2001): Thermolysis of fluoropolymers as a potential source of halogenated organic acids in the environment. *Nature*, 412(6844), 321–324. https://doi.org/10.1038/35085548.
174 (2014). Toxicity Evaluation of Bisphenol A Administered by Gavage to Sprague Dawley Rats From Gestation Day 6 Through Postnatal Day 90. *Toxicological sciences : an official journal of the Society of Toxicology*, 153 1, 212. https://doi.org/10.1093/toxsci/kfw123.
175 Wu, C.-F., Hsieh, T.-J., Chen, B.-H., Liu, C.-C., & Wu, M.-T. (2013): A crossover study of noodle soup consumption in melamine bowls and total melamine excretion in urine. *JAMA Internal Medicine*, 173(4), 317–319. https://doi.org/10.1001/jamainternmed.2013.1569.

176 (1995). Urinary bladder carcinogenesis induced by melamine in F344 male rats: correlation between carcinogenicity and urolith formation. *Carcinogenesis*, 16 11, 2773-7. https://doi.org/10.1093/CARCIN/16.11.2773.
177 International Agency for Research on Cancer (2011, 31.Mai): *IARC classifies radiofrequency electromagnetic fields as possibly carcinogenic to humans* (IARC Press Release No. 208). WHO. Press release.
178 Feychting, M., Schüz, J., Toledano, M.B., Vermeulen, R., Auvinen, A., Poulsen, A.H., Deltour, I., Smith, R.B., Heller, J., Kromhout, H., Huss, A., Johansen, C., Tettamanti, G., Elliott, P., … & Karolinska-Imperial COSMOS Study Group (2024): Mobile phone use and brain tumour risk – COSMOS, a prospective cohort study. *Environment International*, 185, Article 108552. https://doi.org/10.1016/j.envint.2024.108552.
179 National Toxicology Program (2018): Toxicology and carcinogenesis studies in Hsd: Sprague Dawley rats exposed to whole-body radiofrequency radiation (900 MHz, GSM and CDMA) and B6C3F1/N mice exposed to whole-body radiofrequency radiation (1900 MHz, GSM and CDMA). *NTP Technical Report Series No. 595 & No. 596*. Research Triangle Park, NC: U.S. Department of Health and Human Services, Public Health Service, National Toxicology Program. https://doi.org/10.22427/NTP-TR-595.
180 Falcioni, L., Bua, L., Tibaldi, E., Lauriola, M., De Angelis, L., Gnudi, F., … Belpoggi, F. (2018): Report of final results regarding brain and heart tumors in Sprague-Dawley rats exposed from prenatal life until natural death to mobile phone radiofrequency field representative of a 1.8 GHz GSM base station environmental emission. *Environmental Research*, 165, 496–503. https://doi.org/10.1016/j.envres.2018.01.037.
181 Karipidis, K., Baaken, D., Loney, T., Blettner, M., Brzozek, C., Elwood, M., Narh, C., Orsini, N., Röösli, M., Paulo, M.S., Lagorio, S., … & Arpansa WHO RF-EMF Review Team. (2024): The effect of exposure to radiofrequency fields on cancer risk in the general and working population: A systematic review of human observational studies – Part I: Most researched outcomes. *Environment International*, 191, 108983. https://doi.org/10.1016/j.envint.2024.108983.
182 Buijze, G.A., Sierevelt, I.N., van der Heijden, B.C.J.M., Dijkgraaf, M.G., & Frings-Dresen, M.H.W. (2016): The effect of cold showering on health and work: A randomized controlled trial. *PLoS ONE*, 11(9), e0161749. https://doi.org/10.1371/journal.pone.0161749.
183 Namba, M., Okawara, H., Katsumata, Y., Aoki, K., Sawada, T., Nakashima, D., Nagura, T., Nakamura, M., & Iwabuchi, S. (2024): Local alternating heat and cold stimulation affects hemodynamics and oxygenation in fatigued muscle tissue and autonomic nervous activity: a

single-arm interventional study. *Journal of Physiological Anthropology*, 43. https://doi.org/10.1186/s40101-024-00358-3.

184 Cain, T., Brinsley, J., Bennett, H., Nelson, M., Maher, C., & Singh, B. (2025): Effects of cold-water immersion on health and wellbeing: A systematic review and meta-analysis. *PLoS ONE*, 20(1), e0317615. https://doi.org/10.1371/journal.pone.0317615.

185 Chun, E., Joseph, R., & Pojednic, R. (2024, November 22): Whole-body cryotherapy reduces systemic inflammation in healthy adults: Pilot cohort study. *Interactive Journal of Medical Research*, 13, e60942. https://doi.org/10.2196/60942.

186 Robinson, V., Ely, B., & Havens, C. (2020): The Impact of Acute Hot or Cold Water Immersion on Post-Exercise Blood Pressure Regulation. *The FASEB Journal*, 34. https://doi.org/10.1096/fasebj.2020.34.s1.02964.

187 Fantin, F., Nori, N., Mazzali, G., De Caro, A., Rossi, A., Rubele, S., Zoico, E., & Zamboni, M. (2019): Brown and Beige Adipose Tissue and Aging. *Frontiers in Endocrinology*, 10. https://doi.org/10.3389/fendo.2019.00368.

188 Yoneshiro, T., Aita, S., Kawai, Y., Iwanaga, T., & Saito, M. (2013): Recruited brown adipose tissue as an antiobesity agent in humans. *The Journal of Clinical Investigation*, 123(8), 3404–3408. https://doi.org/10.1172/JCI67803.

189 Ahmadi, M., Mohammadi, M., & Raygani, A. (2024): The Effect of Superficial Heat-Cold Application on the Sleep Quality of Patients With Restless Leg Syndrome: A Systematic Review and Meta-Analysis. *Nursing Open*, 11. https://doi.org/10.1002/nop2.70080.

190 Gryka, D., Szarek, M., Pilch, W., Tota, Ł., & Szygula, Z. (2014): The effect of sauna bathing on lipid profile in young, physically active, male subjects. *International Journal of Occupational Medicine and Environmental Health*, 27, 608–618. https://doi.org/10.2478/s13382-014-0281-9.

191 Laukkanen, E., Lee, E., Kunutsor, S.K., & Laukkanen, J.A. (2022): The effects of regular sauna bathing in conjunction with exercise on cardiovascular function: A multi-arm randomized controlled trial. *American Journal of Physiology – Regulatory, Integrative and Comparative Physiology*. https://doi.org/10.1152/ajpregu.00076.2022.

192 Laukkanen, T., Kunutsor, S.K., Kauhanen, J., & Laukkanen, J.A. (2017): Sauna bathing and incident hypertension: A prospective cohort study. *American Journal of Hypertension*, 30(11), 1120–1125. https://doi.org/10.1093/ajh/hpx102.

193 Laukkanen, T., Kunutsor, S.K., Kauhanen, J., & Laukkanen, J.A. (2017): Sauna bathing is inversely associated with dementia and Alzheimer's disease in middle-aged Finnish men. *Age and Ageing*, 46(2), 245–249. https://doi.org/10.1093/ageing/afw212.

194 Putkonen, P.T.S., & Elomaa, E. (1976): Sauna and physiological sleep: Increased slow-wave sleep after heat exposure. *Sauna Studies* (S.270–279). Vammala. ISBN 951-95328-0-0.
195 Gibson, J.L., Horvath, E., & Pethick, D.W. (2020): Autophagy and heat: a potential role for heat therapy to improve healthspan. *Journal of Applied Physiology*, 129(3), 499–507. https://doi.org/10.1152/japplphysiol.00542.2020.
196 Lin, C.-H., Tseng, S.-T., Chuang, Y.-C., Kuo, C.-E., & Chen, N.-C. (2022): Grounding the body improves sleep quality in patients with mild Alzheimer's disease: A pilot randomized, placebo-controlled study. *Healthcare* (Basel), 10(3), 581. https://doi.org/10.3390/healthcare10030581.
197 Müller, E., Pröller, P., Ferreira-Briza, F., Aglas, L., & Stöggl, T. (2019): Effectiveness of grounded sleeping on recovery after intensive eccentric muscle loading. *Frontiers in Physiology*, 10, 35. https://doi.org/10.3389/fphys.2019.00035.
198 Chevalier, G., Melvin, G., & Barsotti, T. (2015): One-hour contact with the Earth's surface (grounding) improves inflammation and blood flow – a randomized, double-blind, pilot study. *Health*, 7(8), 1022–1059. https://doi.org/10.4236/health.2015.78119.
199 Peserico, C.S., Zagatto, A.M., & Machado, F.A. (2019): Effects of endurance running training associated with photobiomodulation on 5-km performance and muscle soreness: A randomized placebo-controlled trial. *Frontiers in Physiology*, 10, 211. https://doi.org/10.3389/fphys.2019.00211.
200 Rodríguez-Fernández L, Zorzo C, Arias JL. Photobiomodulation in the aging brain: a systematic review from animal models to humans. Geroscience. 2024 Dec; 46(6):6583-6623, https://doi.org/10.1007/s11357-024-01231-y.
201 Chan, A.S., Lee, T.-L., Yeung, M.K., & Hamblin, M.R. (2019): Photobiomodulation improves frontal lobe cognitive function of older adults: A randomized, placebo-controlled trial. *International Journal of Geriatric Psychiatry*, 34(2), 369–377. https://doi.org/10.1002/gps.5039.
202 Zhao, X., Du, W., Jiang, J., & Han, Y. (2022): Brain photobiomodulation improves sleep quality in subjective cognitive decline: A randomized, sham-controlled trial. *Journal of Alzheimer's Disease*, 87(4), 1581–1589. https://doi.org/10.3233/JAD-215715.
203 de Souza, G.V. et al. (2022): Photobiomodulation improves serum cytokine response in mild to moderate COVID-19 patients: A randomized placebo-controlled trial. *Frontiers in Immunology*, 13, 929837. https://doi.org/10.3389/fimmu.2022.929837.
204 de Souza, G.V. et al. (2022): Photobiomodulation improves serum cytokine response in mild to moderate COVID-19 patients: A rando-

mized placebo-controlled trial. *Frontiers in Immunology*, 13, 929837. https://doi.org/10.3389/fimmu.2022.929837.
205 Alqualo-Costa, R., Rampazo, É. P., Thome, G.R., Perracini, M.R., & Liebano, R.E. (2021): Interferential current and photobiomodulation in knee osteoarthritis: A randomized, placebo-controlled, double-blind clinical trial. *Clinical Rehabilitation*, 35(10), 1413–1427. https://doi.org/10.1177/02692155211012004.
206 Motta, L.J., Duarte, I.D.S., Galache, T.R., Pretti, K.M.D.S., Neto, O.C., Horliana, A.C.R.T., Silva, D.F.T.D., Pavani, C. et al. (2023): Photobiomodulation reduces periocular wrinkle volume by 30 %: A randomized controlled trial. *Photobiomodulation, Photomedicine, and Laser Surgery*, 41(2), 48–56. https://doi.org/10.1089/photob.2022.0114.
207 Tian, J., Xu, Y., Li, X., Zhang, W., & Shen, Y. (2023): The therapeutic effects of long-term photobiomodulation on aging in mice. *bioRxiv*. https://doi.org/10.1101/2023.08.05.552116.
208 Watkins, R.R., & Seigler, J. (2023, August): Intravenous vitamin injections: where is the evidence? *BMJ Drug & Therapeutics Bulletin*, 61(10), 151–154. https://doi.org/10.1136/dtb.2023.000006.
209 (2024). Ozempic (semaglutide) – review of pharmacological properties, mechanism of action and clinical applications. *Quality in Sport*. https://doi.org/10.12775/qs.2024.16.52659.
210 (2010). Peptide bioregulation of aging: results and prospects. *Biogerontology*, 11, 139–149. https://doi.org/10.1007/s10522-009-9249-8.
211 Zhang, B., Lee, D.E., Trapp, A., Tyshkovskiy, A., Lu, A.T., Bareja, A., … Gladyshev, V.N., & White, J.P. (2023): Multi-omic rejuvenation and life span extension on exposure to youthful circulatory system. *Nature Aging*, 3(9), 948–964. https://doi.org/10.1038/s43587-023-00451-9.
212 Boada, M., López, O.L., Olazarán, J., Núñez, L., Pfeffer, M., Paricio, M., … & Kiprov, D. (2020): A randomized, controlled clinical trial of plasma exchange with albumin replacement for Alzheimer's disease: Primary results of the AMBAR study. *Alzheimer's & Dementia*, 16(10), 1412–1425. https://doi.org/10.1002/alz.12137.
213 Johansen, J., Atarashi, K., Arai, Y., Hirose, N., Sørensen, S.J., Vatanen, T., Knip, M., Honda, K., Xavier, R.J., Rasmussen, S., & Plichta, D.R. (2023): Centenarians have a diverse gut virome with the potential to modulate metabolism and promote healthy lifespan. *Nature Microbiology*, 8(6), 1064–1078. https://doi.org/10.1038/s41564-023-01370-6.
214 Smith, P., Willemsen, D., Popkes, M., Metge, F., Gandiwa, E., Reichard, M., & Valenzano, D.R. (2017): Regulation of life span by the gut microbiota in the short-lived African turquoise killifish. *eLife*, 6, e27014. https://doi.org/10.7554/eLife.27014.
215 (2019). Healthspan and lifespan extension by fecal microbiota trans-

plantation into progeroid mice. *Nature Medicine*, 25, 1234–1242. https://doi.org/10.1038/s41591-019-0504-5.
216 Kootte, R.S., Levin, E., Salojärvi, J., Smits, L.P., Hartstra, A.V., Udayappan, S.D., … & Nieuwdorp, M. (2017): Improvement of insulin sensitivity after lean donor feces in metabolic syndrome is driven by baseline intestinal microbiota composition. *Cell Metabolism*, 26(4), 611–619.e6. https://doi.org/10.1016/j.cmet.2017.09.008.
217 Qiu, X., Zheng, H., Huang, Y., Li, X., & Fang, Y. (2023): Safety and efficacy of oral fecal microbiota capsules in mild cognitive impairment: a pilot study. *Frontiers in Cellular and Infection Microbiology*, 13, 1103189. https://doi.org/10.3389/fcimb.2023.1103189.
218 (2009). Current understanding of klotho. *Ageing Research Reviews*, 8, 43–51. https://doi.org/10.1016/j.arr.2008.10.002.
219 (2019). Klotho: An Elephant in Aging Research. *The journals of gerontology. Series A, Biological sciences and medical sciences*, 74 7, 1031–1042. https://doi.org/10.1093/gerona/glz061.
220 (2023). The current and emerging Klotho-enhancement strategies. *Biochemical and biophysical research communications*, 693, 149357. https://doi.org/10.1016/j.bbrc.2023.149357.
221 (2019). Effects of upper-body, lower-body, or combined resistance training on the ratio of follistatin and myostatin in middle-aged men. *European Journal of Applied Physiology*, 119, 1921–1931. https://doi.org/10.1007/s00421-019-04180-z.
222 (2020). Mobilization-based transplantation of young-donor hematopoietic stem cells extends lifespan in mice. *Aging Cell*, 19. https://doi.org/10.1111/acel.13110.
223 (2022). Stem cell-based therapy for human diseases. *Signal Transduction and Targeted Therapy*, 7. https://doi.org/10.1038/s41392-022-01134-4.
224 Amor, C., Feucht, J., Leibold, J., Ho, Y.-J., Zhu, C., Alonso-Curbelo, D., … Lowe, S.W. (2020): Senolytic CAR T cells reverse senescence-associated pathologies. *Nature*, 583(7814), 127–132. https://doi.org/10.1038/s41586-020-2403-9.
225 Amor, C., Ho, Y.-J., Wang, N., Fernández-Maestre, I., Sadelain, M., Lowe, S.W., & Amor Vegas, C. (2024): Prophylactic and long-lasting efficacy of senolytic CAR T cells against age-related metabolic dysfunction. *Nature Aging. Advanced online publication*. https://doi.org/10.1038/s43587-023-00560-5.
226 Ocampo, A., Reddy, P., Martinez-Redondo, P., Platero-Luengo, A., Hatanaka, F., Hishida, T., … & Izpisua Belmonte, J.C. (2016): In vivo amelioration of age-associated hallmarks by partial reprogramming. *Cell*, 167(7), 1719–1733.e12. https://doi.org/10.1016/j.cell.2016.11.052.
227 Lu, Y., Brommer, B., Tian, X., Krishnan, N., Meer, M.V., Wang, C., … Sinclair, D.A. (2020): Reprogramming to recover youthful epi-

genetic information and restore vision. *Nature,* 588(7836), 124–129. https://doi.org/10.1038/s41586-020-2975-4.
228 Macip, C.C., Hasan, R., Hoznek, V., Kim, J., Lu, Y.R., Metzger, L.E. IV, Sethna, S., & Davidsohn, N. (2023, Januar 4): Gene therapy-mediated partial reprogramming extends lifespan and reverses age-related changes in aged mice [Preprint]. *bioRxiv.* https://doi.org/10.1101/2023.01.04.522507.
229 Yamanaka, S., & Thomson, J. (2016): Tumorigenic risk associated with c-Myc-induced iPS cells in vivo. *Cell Stem Cell,* 18(5), 577–578. https://doi.org/10.1016/j.stem.2016.04.015.
230 Ridker, P.M., Cook, N.R., Lee, I.-M., Gordon, D., Gaziano, J.M., Manson, J.E., Hennekens, C.H., & Buring, J.E. (2005): A randomized trial of low-dose aspirin in the primary prevention of cardiovascular disease in women. *New England Journal of Medicine*, 352(13), 1293–1304. https://doi.org/10.1056/NEJMoa050613.
231 Statistisches Bundesamt (Destatis) (2024, August): *Sterbefälle und Lebenserwartung – Allgemeine Sterbetafel 2021/2023*. Wiesbaden. Abgerufen am 16. Juni 2025 von Destatis.
232 Xirocostas, Z.A., Everingham, S.E., & Moles, A.T. (2020): The sex with the reduced sex chromosome dies earlier: a comparison across the tree of life. *Biology Letters,* 16(3), 20190867. https://doi.org/10.1098/rsbl.2019.0867.
233 Peter, I., & Phillips, M. (2001): Estrogen activates endothelial telomerase via the PI3K/Akt pathway – a mechanism for vascular protection. *Circulation Research*, 88(4), 406–412. https://doi.org/10.1161/01.RES.0000122141.18795.9c.
234 Herzberg, S.D., Motu'apuaka, M.L., Lambert, W., Fu, R., Brady, J., & Guise, J.M. (2017): The effect of menstrual cycle and contraceptives on ACL injuries and laxity: a systematic review and meta-analysis. *Orthopaedic Journal of Sports Medicine*, 5(6), 2325967117718781. https://doi.org/10.1177/2325967117718781.
235 Black, K.E., & Matkin-Hussey, P. (2024): The impact of protein in post-menopausal women on muscle mass and strength: A narrative review. *Physiologia,* 4(3), 266–285. https://doi.org/10.3390/physiologia4030016.
236 Soeters, M.R., Sauerwein, H.P., Groener, J.E., Aerts, J.M., Ackermans, M.T., Fliers, E., & Serlie, M.J. (2007): Gender-related differences in the metabolic response to fasting: A clinical study. *The Journal of Clinical Endocrinology & Metabolism,* 92(9), 3646–3652. https://doi.org/10.1210/jc.2007-0552.
237 Ozaki, S., Shinzawa, M., Yamamoto, R., Yamauchi-Takihara, K., Nagatomo, I., Ide, S., Moriyama, T., Nakanishi, K., Nishida, M., Yoshimura, R., Kudo, T., & Tomi, R. (2021): *Associations of Skipping*

Breakfast, Lunch, and Dinner with Weight Gain and Overweight/Obesity in University Students: A Retrospective Cohort Study. Nutrients, 13. https://doi.org/10.3390/nu13010271.

238 Nas, A., et al. (2017): Impact of breakfast skipping compared with dinner skipping on regulation of energy balance and metabolic risk. *The American Journal of Clinical Nutrition*, 106(3), 490–498.

239 Fuchs, A., Armitage, F., Booth, H., Young, H., & Collins, A. (2011): Investigation into gender differences in the effects of feeding around exercise on energy expenditure and substrate utilization. *Proceedings of the Nutrition Society*, 70. https://doi.org/10.1017/S0029665111004654.

240 Shamsipour, S. (2016): The effects of 8-week regular morning exercises on the Immunoglobulin A and Serum Cortisol in women of Shahre-Kord, Iran Running title: The effect of morning exercises on the indicators of immunity. *International Journal of Humanities and Social Sciences*, 66–74.

Teil 3: Und nun?

1 Li, Y., Pan, A., Wang, D.D., Liu, X., Dhana, K., Franco, O.H., Stampfer, M.J., Willett, W.C., & Hu, F.B. (2018): Impact of healthy lifestyle factors on life expectancies in the US population. *Circulation,* 138(4), 345–355. https:// doi.org/10.1161/CIRCULATIONAHA.117.032047.

2 Pyrkov, T.V., Tarkhov, A.E., & Avchaciov, K. (2021): Longitudinal analysis of blood markers reveals progressive loss of resilience and predicts human lifespan limit. *Nature Communications,* 12, 2765. https://doi.org/10.1038/s41467-021-23014-1.